つくる・あそぶを治療にいかす

作業活動実習マニュアル

第2版

監修 古川 宏

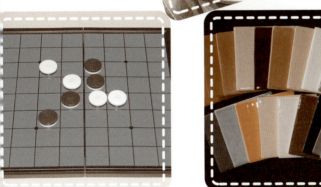
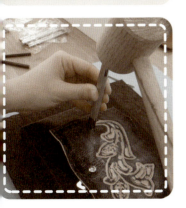
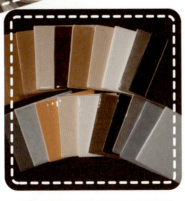
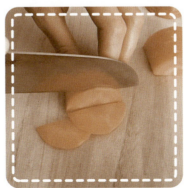
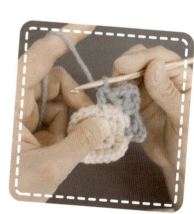
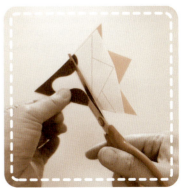

医歯薬出版株式会社

●執筆者一覧（執筆順）

【監　修】古川　宏（神戸大学名誉教授・神戸学院大学名誉教授・大阪人間科学大学特任教授）

古川　宏　同上
野田和恵（神戸大学大学院保健学研究科）
藤原瑞穂（神戸学院大学総合リハビリテーション学部作業療法学科）
四本かやの（神戸大学大学院保健学研究科）
谷合義旦（関西福祉科学大学名誉教授）
長尾　徹（神戸大学大学院保健学研究科）
大喜多　潤（元・兵庫県立総合リハビリテーションセンター）
古川節子（神戸愛生園）
藤本絢子（元・兵庫県立総合リハビリテーションセンター）
大瀧　誠（神戸学院大学総合リハビリテーション学部作業療法学科）
大西　満（びわこリハビリテーション専門職大学リハビリテーション学部作業療法学科）
梶田博之（神戸学院大学総合リハビリテーション学部作業療法学科）

山崎郁子（植草学園大学保健医療学部リハビリテーション学科作業療法学専攻）
森川孝子（神戸学院大学総合リハビリテーション学部作業療法学科）
内田智子（神戸大学大学院保健学研究科）
細谷　実（大阪人間科学大学保健医療学部作業療法学科）
中前智通（神戸学院大学総合リハビリテーション学部作業療法学科）
堀口雅雄（元・国立療養所東名古屋病院附属リハビリテーション学院）
塚原正志（神戸学院大学総合リハビリテーション学部作業療法学科）
大庭潤平（神戸学院大学総合リハビリテーション学部作業療法学科）
加藤雅子（神戸学院大学総合リハビリテーション学部作業療法学科）
中島　綾（元・神戸学院大学総合リハビリテーション学部作業療法学科）

This book is originally published in Japanese under the title of :

TSUKURU/ASOBU-O-CHIRYOU-NI-IKASU
SAGYOUKATSUDOU JISSYU MANYUARU DAI 2 HAN
(Make Good Use of Enjoyable Activities in Occupational Treatment — The Practical Manual of Activity 2nd ed)

Editor :
FURUKAWA, Hiroshi
　Professor emeritus, Department of Medical Rehabilitation, Kobe University,
　Kobe Gakuin University

ⓒ 2012 1st ed.　　ⓒ 2018 2nd ed.
ISHIYAKU PUBLISHERS, INC.
　7-10, Honkomagome 1 chome, Bunkyo-ku,
　Tokyo 113-8612, Japan

第2版の序

　2012年に本書の初版が出版されてから6年の月日が経ちました．その間読者の皆様の支持を受けて第8刷まで発行できたことは望外の喜びです．作業療法の養成校の教科書として，病院・リハビリテーションセンター，施設の作業療法士，他職種の皆様の毎日の臨床場面でのテキストとしてご愛用いただけた結果だと感謝申し上げます．

　この6年間で，作業療法の原点である「作業」「人は作業を行うことで健康になれる」の理論と実践のキーワードは広く認知され使用されるようになりました．

　超高齢社会を迎え，介護保険制度が定着し地域リハビリテーションの必要性に対応するべく，作業療法を実践する場も病院から在宅・施設・地域へと急速に変わってきました．その結果，診療報酬と在院日数は減少しています．

　2014年のWFOT横浜学会では，北欧・カナダ・欧州において生活支援のための作業活動が提唱され，作業活動が文化や企業に影響を与え，「作業遂行能力評価法と介入方法」が実践されていることが広く知られることとなりました．その結果，いっそう作業活動への回帰が加速しました．また，ICFの「活動」「参加」の用語と分類は医療保健福祉分野で周知されています．日本作業療法士協会が原案をつくり国の施策となってきた生活行為向上マネジメント（Management Tool for Daily Life Performance：MTDLP）については，「対象者と作業活動のマッチング」で生活支援の活動目標を対象者と支援者の共同作業で定め，その活動を行う介入方法が講習会を通じて普及してきています．

　これらの時代的背景と「作業科学」研究の広がりで，作業を実践する技術としての作業活動が重視されてきました．

　第2版では，初版をもとに必要に応じて修正する方式で，本の統一性を保つため次のように内容を刷新・整理しました．「第1章　作業活動総論」では，授業で作業活動実習を行う重要性を追加執筆しました．また，最近の作業活動の方向やMTDLPの視点を追加しました．「第2章　作業活動各論」では，全体の見直しに加えて近年新たに登場した道具や物品の紹介，作業分析，治療効果（身体的側面，精神的側面），段階づけ（対象者への助言・指導を含む）などの項目について可能なかぎり整理・修正をしました．執筆者の先生方には，作業活動の種目によっては必ずしもすべてを修正することが難しいにもかかわらず対応していただき，敬意を表します．

　本書第2版は作業療法の変化を加味したうえで養成校における教科書，病院，そして今後重要になる地域リハビリテーションセンター・地域包括支援センターの作業療法士・他職種のテキストとしてご愛用いただけるものとして世に送り出します．

　編集や貴重なアドバイスをいただきました医歯薬出版の皆様にお礼申し上げます．

2018年10月
監修者　古川　宏

第1版の序

「人は作業を行うことで健康になれる」は作業療法の理論と実践のキーワードです．ヒポクラテスの時代から病気や外傷の回復のために作業，運動，レクリエーション，趣味活動を治療的な意味で行ってきました．先人は経験的にこの作業活動がもつ身体的・感情的な治療的効果と達成感を認めていたからこそ，何千年も作業活動を使った治療を行ってきたわけです．

近代になってから作業活動のもつその治療的側面を医療のなかで専門に行う作業療法・作業療法士が誕生しました．作業療法の原点は，「作業」を使うことです．筆者の学生時代は「作業分析，作業の治療的応用」の重要性こそが作業療法の本質であるとの教育を受けました．臨床場面で作業を使った治療を実践してきた欧米の教員から繰り返し「作業療法，作業療法士の本質は作業である」との指導を受けました．当時教科書として使用した欧米の作業療法書も「作業の意味」「作業の治療的な使い方」「具体的な作業を使った実践活動」に満ちていました．

しかし，時代の流れにともない，世界の作業療法が「作業療法の治療的理論」を追求するなかで「作業」の概念のあいまいさ，目に見える効果判定のあいまいさの解消のため，理学療法的な筋・骨の回復の生理学的効果に偏り，感覚統合理論，認知神経心理学的アプローチが主流をなし，作業を使わない作業療法へと向かう傾向になりました．最近では診療報酬と在院日数の減少などの外部要因でますます「作業を使わない作業療法」「理学療法的な作業療法」が増えています．

一方では，高齢化，障害の多様化・重複化，認知症と地域リハビリテーションの必要性，介護保険制度の実施などにより，病人・障害者・高齢者が病院での作業療法から在宅・地域施設での作業療法へとシステム移行するケースも多くなりました．その時代的背景と作業療法の本質である「作業科学」研究の広がりや，QOL，ICF，COPMなど生活支援のための作業活動の「作業遂行能力評価法と介入方法」が作業療法で重要な命題となっています．しかし，長期間にわたる「作業軽視」の結果，作業を実践する技術としての作業技術学の各論の運動，手工芸，芸術，知的作業，ADL・IADL，文化・年中行事，グループ活動，趣味活動，その他を作業療法で治療的に実践した経験をもち，教えることのできる作業療法士が少なくなってしまいました．

本書では，作業活動を重視して長い間実践・指導してきたベテランの作業療法士に，本人の得意種目であり他の作業療法士・学生・当事者に指導した経験のある作業技術について執筆いただきました．その作業の治療的意味，作業の対象者，文章と図を見ればすぐ現場で使用できる親切な作業手順，作業療法士としての工夫，補助具，注意事項，種目によっては症例報告も含めていただいています．どの執筆者も丁寧に作品を作り，写真に写しながら原稿を完成させてくださいました．執筆者の先生方に敬意を表します．

本書は，養成校における「作業活動学」「作業技術学実習」の教科書として，また病院・施設の作業療法士・他職種の座右の書として，自信をもって推薦できる本になりました．最後に，出版のチャンスを与えてくださりご尽力いただいた医歯薬出版の皆様にお礼申し上げます．

2012年3月

監修者　古川　宏

目次

1章　作業活動総論

1　作業と作業療法‥（古川　宏）2
2　臨床場面での作業活動の支援
　‥‥‥‥‥‥‥‥（野田和恵）6
3　作業遂行過程における評価
　‥‥‥‥‥‥‥‥（藤原瑞穂）13
4　個人作業，集団作業の特徴と効果
　‥‥‥‥‥‥‥（四本かやの）24

2章　作業活動各論―基本的作業活動種目

1　革細工‥‥‥‥（谷合義旦）34
2　木　工‥‥‥‥（長尾　徹）52
3　銅板細工‥‥‥（長尾　徹）58
4　木版画‥‥‥‥（大喜多　潤）63
5　陶　芸
　‥‥‥（古川節子・藤本絢子）71
6　籐細工
　‥‥‥（古川節子・藤本絢子）86
7　紙細工‥‥‥‥（野田和恵）97
8　アンデルセン手芸
　‥‥‥‥‥‥‥‥（大瀧　誠）110
9　タイルモザイク
　‥‥‥‥‥‥‥‥（大西　満）116
10　七宝焼き‥‥‥（大西　満）121
11　絵　画‥‥‥‥（梶田博之）126
12　音　楽‥‥‥‥（山崎郁子）131
13　編み物・スプールウィービング
　‥‥‥‥‥‥‥‥（森川孝子）138
14　織　物‥‥‥‥（森川孝子）143
15　刺繍・刺し子‥（森川孝子）146
16　組みひも‥‥‥（内田智子）149
17　マクラメ‥‥‥（内田智子）156
18　パソコン‥‥‥（細谷　実）162
19　ゲーム‥‥‥‥（中前智通）168
20　園　芸‥‥‥‥（堀口雅雄）173
21　散歩・ハイキング
　‥‥‥‥‥‥‥‥（塚原正志）181
22　スポーツ（車いすバスケットボール）‥‥‥‥‥（大庭潤平）186
23　家事（調理）‥（加藤雅子）193
24　家事（育児）‥（加藤雅子）200
25　ブランコ・トランポリン
　（感じる遊び）‥（中島　綾）205
26　ごっこ遊び（演じる遊び）
　‥‥‥‥‥‥‥‥（中島　綾）213
27　年中行事‥‥‥（梶田博之）216

付：国家試験過去問題　‥‥‥‥222

索　引　‥‥‥‥‥‥‥‥‥‥217

1章

作業活動総論

1 作業と作業療法

「作業」とは

　作業療法士にとって「作業」はキーワードであり核心であるが、「作業」ということばのために作業療法がわかりにくくなっている感は否めない．一般的な作業の定義は『広辞苑』（岩波書店）によると，「①肉体や頭脳を働かせて仕事をすること，また，その仕事」「②所行，事蹟，行跡」とある．『角川実用国語辞典』（角川書店）では，「仕事をすること」となっている．いずれにしても手足・身体を使って考えながら仕事をすることである．『広辞苑』では「仕事」は，「①する事．しなくてはならない事，特に職業，業務を指す」「②事をかまえてする事．また悪事」「③力が働いて物体が移動した時に，物体の移動した向きの力と移動した距離との積を，力が物体になした仕事という．単位はジュール（J）」とある．これらをまとめると，一般的には作業と仕事は同意語として使われ，肉体や頭脳を働かせて何かをすることが作業である．

　作業療法の世界では，「人は作業をすれば，身体と頭脳を使うことで元気になり健康になれる」という理論と実践のもと作業が発展してきた．㈳日本作業療法士協会『作業療法関連用語解説集　改訂第2版』では，「作業とは，日常生活の諸動作や仕事，遊びなど人間に関わるすべての諸活動をさし，治療や援助もしくは指導の手段となるもの」としている．世界作業療法士連盟（WFOT）では，「人が自分の文化で意味があり行うことのすべて」としている．これらより作業療法で用いる「作業」とは，対象者自らが文化的・個人的に価値や意味を見出し専心しているすべての活動をいう，としている[1]．具体的には，セルフケア（ADL，IADL），仕事・学業，レジャー・趣味活動などをさしている．

作業療法における「作業」の応用

　作業療法士が作業を治療として用いる場合は，実際の生活のなかで具体的に役立つ技能の習得を目指して行うが，その場合，クライアントがなぜそれを行うのか目的がわかり，納得して行い，興味がある作業で意欲を駆り立てるような作業を選ぶ．さらに個人の状態に応じて段階づけ（簡単なものから複雑なものへ）をし，最終的に実際の生活でその技能が使えるようにさせることが作業療法士の使命である．その場合，生活する環境，文化，価値観，性別，年齢などを考慮することは当然である．

　最近，わが国では診療報酬の制度変更から入院期間が短くなり，急性期病院では1～2週間で退院するケースも多くなった．その結果，作業療法で評価と理学療法的なアプローチ，ADLのアドバイスを行い，退院している例も多いようだが，急性期病院とはいえ作業が介入しない作業療法は考えなければならないと思う．

　一方では作業にこだわっている作業療法もある．カナダ作業療法士協会のカナダ作業遂

行測定（COPM）では，評価時にクライアントにとって意味のある作業を探し，作業療法を行った後で，その作業に対するクライアントの気持ち（満足度）の変化を測定する．初めに面接を通して本人にとっての重要な（意味のある）作業をいくつかあげて，それらの作業について10段階の重要度評定を行い優先順位を決める．次いでこれから取り組む作業を決め，その遂行度と満足度をそれぞれ10段階でスコア化してもらう．ある程度の期間作業療法を行い，再び遂行度と満足度を10段階で評価し，作業についてのクライアントの主観的なとらえ方の変化を確認する[2]．

カナダ作業療法士協会の作業遂行プロセスモデル（OPPM）では，作業療法の流れとして，初期にCOPMを使ってクライアントの作業の問題を決定し，本人の価値観や診断などを考慮して，作業療法の問題を決定し，本人の価値観や診断などを考慮し作業療法の方針を決める（理論選択）．次に問題を引き起こしている理由を探り（原因の評価），あわせて問題を解決するのにプラスとなる要因を評価する（利点と資源の特定）．そして目標を設定し，本人と作業療法士が取り組む行動の計画を立て（目標設定と計画），これを実行する．また，一定期間が過ぎたら再びCOPMなどを使って作業の問題を再評価する[3]．前述のように，作業にこだわって作業療法を行っていることがわかる．さらに国際生活機能分類（ICF）にそって健康状態・心身機能（ADLや身体評価，認知機能，巧緻性，筋力，疾患特有な評価など），活動，参加レベルの評価も行っている．

「作業」を治療的に使うためには

作業療法は，作業を使った治療法であるから治療効果がなければならない．そのためには，個人の分析と作業の分析が行われなければならない．作業療法の目的として，作業のもつ特性を手順，筋力，巧緻性，感覚・知覚，スピード，耐久性などの動作解析を行うことと，作業を行っている過程の心理的な変化，完成したときの喜び，達成感，満足度，作業中の他者との会話と社会性，また，障害のためにできない動作の補完をする自助具，機器の製作，市販品の購入などがあげられるが，何よりもクライアントが能動的に作業に関与することが一番大きな治療的な意味であると思う．そして成功体験を味わえるようになると生活の他場面の作業に応用がきくようになり，自信をもつことができるようになる．そのためには，不成功に終わらないように段階づけと細かな支援，配慮が必要である．もし不成功となった場合はその失敗を分析し，次の成功に結びつけるための貴重な体験と意味づける必要がある．

作業療法に作業を使う場合，ADLのように実際の動作を作業として，一つひとつ動作を単純化してやりやすい動作にして行う場合と，ADL動作の要素を別の作業に見出して行う方法がある．COPMは前者であるが，作業としてactivityを使う場合，例えば陶芸，革細工，ぬり絵などで作品を作る過程は作業そのものに多様性があり，ときには単純作業の繰り返しで良い作品ができたり，種目選択時の自己選択の体験，能動的な作業工程，さらに諸々の身体的側面，認知的側面，心理的側面，グループワーク，作品の交換などの社会的側面がある．さらに，能力が磨かれ仕事となるような技能習得という側面もある．

「作業」を使うことでクライアントから多くの可能性を引き出し，治療的要素によるたくさんの効果をあげられる．作業療法士は，作業のもつ要素に注目して積極的に治療的に使うべきであろう．作業療法士は，その作業種目のプロになる必要はないが，使う作業の基本的な特性，材料，道具，使用場所，工程，工夫，適応，援助法，指導法を学んで，クライアントに改善をもたらさなければならない．

そのためには，本書で取りあげられた「諸々の作業」を治療の持ち駒として増やす必要がある．繰り返すが，「作業と作業療法」を科学として考える習性を身につけることが重要である．作業療法士は「作業」手段を数多くもち，その治療的，効果的な使い方を修得しなければならない．

授業で作業活動実習を行う重要性（この科目をなぜ学ばなくてはならないか）

わが国の作業療法の定義は，次のように変遷してきた．

①理学療法士及び作業療法士法（1965年）「作業療法とは，身体又は精神に障害のある者に対し，主としてその応用的能力の回復を図るため，手芸，工作，その他の作業を行わせることをいう」

②日本作業療法士協会（1985年）「作業療法とは，身体又は精神に障害のある者，またはそれが予測される者に対し，その主体的な生活の獲得を図るため，諸機能の回復，維持及び開発を促す作業活動を用いて，治療，指導及び援助を行うことをいう」

③一般社団法人日本作業療法士協会（2018年）「作業療法は，人々の健康と幸福を促進するために，医療，保健，福祉，教育，職業などの領域で行われる，作業に焦点を当てた治療，指導，援助である．作業とは，対象となる人々にとって目的や価値をもつ生活行為を指す」

以上の定義の共通点は，人々に対して主体的な生活の獲得を図り，健康な社会参加の促進のために諸機能の回復，維持および開発を促す作業活動を用いて，治療，指導および援助を行うことである．

古代から「作業の効用」は認められてきた．ヒポクラテス（紀元前460-370）は「生活の規律」を創る土台として，各種作業，食事，運動，レクリエーション，乗馬，散歩，沐浴などの効用や重要性を説き，治療的な意味で用いたとされる．

専門職として作業療法士になるためには，作業療法の知識および技術の獲得・維持，学問的根拠，倫理的責任，教育水準の維持向上が必要不可欠である．日本作業療法士協会作業療法学研究委員会の答申「作業療法学の構造について　作業療法学の構造―作業療法を実践するために必要な知識と技術―」（1987年）では，Ⅰ「人間の理解に関するもの」，Ⅱ「障害の理解に関するもの」，Ⅲ「作業に関するもの」，Ⅳ「障害が作業に及ぼす影響に関するもの」，Ⅴ「作業能力障害の評価に関するもの」，Ⅵ「作業の適用に関するもの」，Ⅶ「援助者としての態度に関するもの」，Ⅷ「専門職に必要な知識と態度に関するもの」の8つの大項目に分類されている．このうちⅢ「作業に関するものの小分類」では，6つの作業

に関する知識と1つの作業を実践する技術に分けられる．すなわち①作業の概念，②作業の種類，③作業の要素，④作業の学習，⑤作業の教授法，⑥作業と行為の発達，および作業を実践する技術である．本書は第1章作業活動総論で①～④，第2章 各論で⑥作業を実践する技術を記して解説している．

　なぜ学生時代に作業活動実習を行う必要があるのだろうか．作業療法士は，対象者が実施可能で治療目的にあった作業種目を種々の作業活動のなかから選び，対象者に提示する．そのためには，種々の作業の材料・道具・手順を熟知しておく必要がある．体験学習のなかで，体験者として作業活動分析や安全性，危険度，身体的な側面や精神的な側面からみた治療効果，難易度の段階づけ，作業実施時の工夫，疲労度，好き嫌いを体験することで，作業活動を行っている対象者の気持ちを理解できるようになる．学年が進み，人間の理解や障害の理解，作業能力障害が学習されると，対象者がその作業活動ができるようになるためにはどうしたらよいのかがわかるようになり，工夫ができるようになる．それこそが作業療法である．

文献

1) 日本作業療法士協会：作業（作業活動）　作業療法関連用語解説集　改訂第2版．p40, 2011.
2) 日本作業療法士協会：カナダ作業遂行測定 canadian occupational performance measure（COPM）　作業療法関連用語解説集　改訂第2版．p14, 2011.
3) 日本作業療法士協会：作業遂行プロセスモデル occupational performance process model（OPPM）　作業療法関連用語解説集　改訂第2版．p40, 2011.
4) 長崎重信（監修）・浅沼辰志（編）：作業療法学ゴールドマスター・テキスト2　作業学．メジカルビュー社，2010.
5) Anne G.Fisher：Uniting Practice and Theory in an Occupational Framework 1998 Eleanor Clarke Slagle Lecture The *American Journal of Occupational Therapy*, July/August, 52（7）：509-521, 1998.
6) Anne M Carswell：神戸学院大学（元客員教授）　講義および配布資料．
　　［The Canadian Occupational Performance Measure（COPM）］
　　［CANADIAN MODEL OF OCCUPATIONAL PERFORMANCE（CMOP）］
　　［Dementia Assessment］［OCCUPATIONAL THERAPY INTERVENTION DEMENTIA］
　　［The International Classification of Function, Disability and Health　ICF］
7) 日本作業療法士協会作業療法学研究委員会：作業療法学の構造に関する答申　作業療法6（2）：62-69, 1987.

〈古川　宏〉

2 臨床場面での作業活動の支援

　臨床場面で作業活動を用いるとき，多くの知識と技術を駆使しなければ治療効果はあがらず，目標へ到達できなくなる．場合によっては，対象者が作業活動を拒否し，作業活動を使った介入ができないことも生じる．一方，対象者が時間を忘れるほど作業に没頭するフローとよばれる状態になったり，作業活動の時間を心待ちにしたりするような場合は，学習能力や作業遂行能力が向上し，対象者本人や，ときには作業療法士までもが想像しなかった効果（結果）を得られるものである．

　そこで，作業活動を治療的に用いるには作業療法士はどのような技術が必要なのか，"作業活動の支援"という視点から考えてみたい．

対象者と作業活動のマッチング

　作業活動を始める前には，いろいろな準備が必要である．最も大切なことは対象者の諸条件に適合し，介入の目標に合った作業活動が選ばれているかどうかである．例えば医師が薬を処方するときには，患者の症状を改善させる薬を，多くの種類のなかから，患者の体質や合併症を考慮し，その薬の特徴が患者の生命の質をより高めるかといった観点から選んでいる．その選択には医師の知識や経験が反映されている．これを作業療法士が対象者に作業活動を用いて介入することになぞらえてみると次のようになる．

　作業療法士は対象者が実施可能で，対象者の問題点（あるいは伸ばそうとしている点）の改善に役立つ作業活動を，多くの種類の作業活動のなかから選ぶ．作業活動は，対象者の年齢，性別のほかに，対象者の意向・興味関心・経験を考慮し，作業活動に使用できる時間や回数に合ったもので，その施設で実施可能な作業活動のなかから選ばれる．その作業活動によって対象者に不具合が生じないよう事前に検討され，選択や検討には，作業療法士の知識と経験が反映されている．

　また，人は興味がないことを強要されることほど苦痛なことはない．「あなたにとって効果的です」となんとか説得して，対象者が渋々行ったとしても，結果は意欲的に取り組んだ場合と雲泥の差が出ることは明らかで，場合によっては介入拒否という結果になるかもしれない．このようなことを避けるために，複数の作業活動を準備しておく．第一候補の作業活動に興味がない，あるいは「嫌いだ」という場合は第二・第三の候補を提示し，検討するのである．

　生活行為向上マネジメント（Management Tool for Daily Life Performance：MTDLP）を使って介入する場合の「対象者と作業活動のマッチング」は，目標を決める作業のなかで行われるため，活動支援のなかであらためて行うことはない．MTDLPでは，「生活行為聞き取りシート」を使って，対象者が困っていると感じている問題や改善したいと思っていることを聞き取り，生活行為の目標を明らかにする[1]．対象者と作業療法士と連携す

る人（家族や支援者）との共同作業で，生活行為の目標を決める．したがって作業療法対象者は作業療法場面ではすでにその活動を行うことを了承し，活動を行うことを望んでいると思われ，このあと説明する「対象者への説明と同意」も不要である．

作業活動の"味見"──試行と活動分析

　作業療法士の作業活動の知識は，養成校での基礎作業学の時間に基礎的なものを中心に身につけることになる．一方，臨床では対象者ごとに目標が異なるため，さまざまな対象者に合った作業活動を提供するには，学生時代の学習だけでは十分とはいえないかもしれない．介入の手段として多くの作業活動を選択肢としてもつことは，対象者へ質の高い作業療法サービスを提供できることにつながる．作業療法士は常に作業活動へ関心を払い，情報収集や研究を怠らないことが求められる．そして，作業活動を十分に理解しておくことは必須である．今まで作業療法士が経験したことのない作業活動を治療介入に用いようと計画するとき，作業療法士自身が事前に必ずその活動を行ってみることと作業活動分析をしておくことが大切である．頭の中で考えることと実際に行うことには，大きな違いがある．料理人は必ず味見をしてから，客に料理を提供する．名高いシェフでも必ず味見をする．理由は，視覚だけでは味はわからないからである．作業活動も完成品や作業手順を見ただけでは，その過程で起こることがわからない．この事前の"味見"によって，次に述べる，材料・用具の準備，準備する環境，活動の下準備が決まってくる．

材料・道具・場所・進め方の準備

　作業療法士の味見（その作業活動を実際に行ってみることと活動分析）が終わったら，作業活動の中身を考える．座位耐久性の低下，遂行機能障害，半側空間無視，記憶障害といった作業活動に影響を与える症状がある場合も，作業活動のアレンジや環境設定，指導方法の工夫により作業活動が可能となるからである．

　どのような活動にするのかが決まれば，必要な材料や用具の調達をする．材料は作品の出来を左右するだけでなく，作業の「やりやすさ」や段階づけにも大きく影響する．かごを編む場合，籐芯や竹は弾性が強く，かごの形を整えていくには力が必要であるが，広告チラシで作ったアンデルセン棒なら籐芯や竹よりも小さな力でかごの形を整えていくことができる．道具も対象者に合わせて準備すると，作業活動が円滑に楽に行える．手指の変形や関節可動域制限がある人には，握る動作で切ることのできるはさみや握る部分が太柄の道具を準備すると作業がしやすいだろう．高齢者には，事務用の液状のりより，若い頃によく使ったであろう容器に入ったデンプンのりを指先ですくって付けるほうが馴染みがあり，作業がしやすいかもしれない．黒地の布を使って刺繍をした場合，高齢者では他の色より目の疲れを感じるという報告もある．

　作業活動を行う場所は作業の進行を左右するだけでなく，対象者や他患の安全にも影響を与えるため，注意を払うことが作業療法士の務めである．注意障害のある対象者の場合は刺激の少ない環境での作業活動のほうが作業に集中できるであろうし，視機能の低下が

著しい対象者には作業に適した明るさが必要である．特に粉塵・刺激臭・音・振動などが発生する場合は，他患に迷惑とならないよう，また対象者本人の変調につながらないよう配慮（部屋を分ける，場所を離す，他患とは別の時間帯に実施するなど）が必要である．

用具や材料の準備を対象者が実行することが必要な場合を除いて，対象者に合った用具や必要な材料は，作業療法が開始されるまでに作業療法士が準備しておく．机が接着剤や塗料で汚れることが予想される場合は，新聞紙などを机上に敷いておくと後片付けが簡便になる．対象者が知らない作業活動を用いる場合は，完成品の見本や手順が示された手引き書などがあると受け入れやすく，**動機づけ**にもつながる．

段階づけをしたい場合や作業活動の工程に対象者では難しい部分がある場合は，簡単にできるよう作業療法士があらかじめ手を加えておく．例えば，切り取り線を書き足して太くしておく，通すビーズの種類の順番を書き表した図案を1本分ごとに別の紙に大きく書き写しておく，難しいかごの編み始めの部分（根じめ）を作業療法士が済ませておく，菊練りを済ませた粘土を用意しておく，などである．

対象者への説明と同意

作業活動の開始にあたり，作業療法士は次の説明をし，対象者の同意を得る．
- 作業活動の概要（でき上がり作品や材料・用具を見せながら説明すると理解しやすい）
- 作業活動の有効性（目標達成のためにこの作業活動が有効と考えられる理由）
- それを判断した根拠
- この作業活動の実施予定期間と1回の分量
- 中止する場合の基準

作業活動の有効性（薬でいうなら薬効）の説明には，基礎作業学の知識や味見で実施した作業活動分析，そして他の対象者で経験したことが活きてくる．対象者には，この作業活動のどのような部分（どのような行為）が，何に対して有効であり，それができることによって対象者自身にどのような変化が起きると予測されるのか，簡単な言葉で，わかりやすく説明することが肝要である．

作業活動の有効性を理解することは，取り組み・意欲・興味にも大きく影響し，動機づけとなる．人が行動する原因となるものが動機づけであるから，動機づけが働かなければ行動が開始されない．動機づけは「認知」「情動」「欲求」が影響すると考えられている．

材料の選択

対象者の同意が得られたら，作業にとりかかる．まず始めに作業活動の概要を，続いて使用する用具や材料の現物を見せながら簡単に説明する．用具をどのような工程でどのように使うのか，道具の使い方のコツ，道具を使うときに注意しなければならないことなどである．図案が難易度に影響しない場合は，見本を提示して対象者に選んでもらう．材料の色は作品の印象を大きく変え，色の嗜好は作業効率にも影響を与えるので，可能であれば対象者の好きな色の材料を選ぶ機会を作る．ただし選ぶことが難しい場合や混乱する場

合は，作業療法士が適切と思われるものを準備しておいてもよい．なかなか決められない場合は，候補の数を少なく[2]する，あるいは「どちらの色が好きですか？」「この色はお持ちのカバンに合いますね」などと声をかけて援助することも有効である．

作業手順の説明と指導法

　作業手順の説明は，対象者がよく知る作業活動あるいは身近な作業活動であれば簡単な説明で十分かもしれない．馴染みがない作業活動や，複雑な内容が含まれる場合などは細かく説明し，必要に応じて作業療法士が実演をしながら説明する．いずれにしても対象者に合わせたかたちで行う．対象者に覚醒レベルの低下，記憶の障害，高次脳機能障害がある場合には工夫が必要である．

　手順や作業活動に伴う動作の説明には，**学習理論**や指導方法を活用する．学習理論には，**行動変容技法・社会的学習・問題解決**が，指導方法には**集中法・分散法・全習法・分習法・反復練習法**などがある．行動変容技法は行動分析学の原理を用いて，望ましい行動を増加させたり，望ましくない行動を減少させたり，新しい行動を学習させたりする方法をいう[3]．行動変容技法は種類が多く細分化されている[4]が，作業療法場面に有用なものを選んで使うことが大切である．対象者が作業活動に伴う動作を目標が達成できるやり方で行った場合には，ただちに「今のやり方でよい」ことを伝え，賞賛する．**正の強化**である．逆に目標を達成できないやり方で行った場合は，正しい方法になるようアドバイスをする．いずれも間を空けてフィードバックするのではなく，行動の直後に行う．

　動作を学習するとき，口頭指示だけでなく，実演を見せることも効果がある．その場合は，ポイントとなる点を声のトーンをあげて強調したり，繰り返して実演したり，解説を加えたりする．それでも難しい場合は，作業療法士が手を添えて運動を誘導する．本人が理解するまで数回繰り返して誘導して運動を行ったり，誘導しながらの運動と単独での運動を繰り返したりしながら，理解・習得を目指す．実演は対面ではなく，対象者と並び，同じ方向を向いて行うと対象者が混乱せず，理解しやすい．

　手順や作業活動に伴う動作の説明時には，工程を細かく分けて少しずつ説明するか，全体を通して説明するか，対象者の能力や目的によって使い分ける．初めての作業活動であったり，記憶の機能に問題があったり，失敗を回避する必要がある場合は，工程を細かく分け，一つずつ指導する（分習法）ほうがよい．工程を分ける細かさは，対象者の**慣れ**や**学習能力**によって大まかになることもあれば，作業活動の難度や対象者の作業能力によってさらに細かく変更することにもなる．対象者の状態によって日々随時調節していくことが必要である．

　このほかに有効な指導法として，反復練習法や基礎部分だけを事前に練習する方法などがある．習得された技能や知識は一定の時間が経過すると低下するが，それを定着させるものとして反復練習法がある．繰り返して技能などを定着させるこの方法は，次に説明する重要な部分を取り出して別途練習する方法と組み合わせて行われることもある．

　ある部分だけを取り出して別途に練習する方法は，身の回りでもよく行われている．野

球やゴルフ，テニスのスイングの練習，球技でボールを扱う練習などである．作業療法場面では，書字の利き手交換練習をする場合に書字の練習前に文字を構成する要素を練習する，マクラメの結び方を練習してから作品を作る，などである．

作業活動中の対応
——修正・フローへの援助・目的の確認・失敗の予防

　行為を**モニタリング**し，調節や修正のためのプランニングをする機能を**メタ認知**という[5]が，人は遂行している作業活動が目的に沿っているかどうかの判断にこのメタ認知を使っているといわれる．メタ認知は**メタ認知経験**と**メタ認知的知識**からなり，戦略の種類の知識，その戦略をどのように使うかという知識，その戦略が有効に働くための状況やその理由に関する知識を用い，対象となる認知の状態を気づいて評価し（モニタリング），目標を設定・計画・修正する（コントロール）．活動中に対象者本人がメタ認知を使い，目標に沿った活動ができているのか確かめ，修正しながら進めば申し分ないが，実際にはモニタリングがうまくできなかったり，メタ認知的知識が乏しかったりする．そのような場合は，目標に到達できる内容で進んでいるかを作業療法士が随時確かめ，不適切な場合は修正やサポートをする．

　何らかの機能障害や能力障害をもっている対象者が作業活動に取り組む場合，程度の差こそあれ困難や苦痛を伴うことが予想される．健康なときにはらくらくとできた作業活動が，以前と同じようにはできない苛立ちも感じていることであろう．作業遂行時の心理状態として最適状態と意義づけられているのが**フロー（flow）**である．**能力（skills）**と**挑戦感（challenges）**がほどよく一致したときにフローを経験する[6]といわれているが，困難さや苦痛，苛立ちは作業遂行の阻害因子となり，フローを遠のかせる．そこで，作業療法士は乗り越えられる程度の困難さとなるよう作業遂行中に援助することが必要である．

　また，作業活動を行うことで目的とする心身の反応を引き出し，強化や学習をするのであるが，人は往々にしてその結果，つまり作品に注目する傾向がある．本来対象者が取り組まなければならないことは後回しにして，作品の仕上がりをよくすることだけを行う場面がよく観察される．そこで，作業活動中の心身の反応の部分に取り組むよう作業療法士からの働きかけが必要になってくる．この作業活動をする目的は何であって，その目的を達成するには対象者はどのようにしなければならないのか，適宜繰り返して対象者に示し，理解されるよう働きかける．

　また，たびたび間違いが起こったり，手順を忘れたりすることがみられれば，失敗が起こらないよう対処する．折り紙で折り合わせる角の両方に目印をつけたり，クロスステッチで刺し終わった部分の図案に色をつけて終了した部分をわかりやすくしたり，「12目編んだら1目立ち上がり，その後26段編む」など覚えられない情報を紙に書いて机の上に置いておき，必要なときにいつでも確認できるようにしておくことなどである．誤りを指摘されたり，自分の誤りが他者に開示されたりすると対象者は恥ずかしい思いをするだろう．誤りや失敗をする自分に自信をなくし，**有能感（コンピテンス）**は低下し，情動論的

アプローチや欲求論的アプローチの観点からみても好ましくない．対象者の目標が自分の能力を正しく認識する場合は別として，対象者が失敗したり誤ったりすることがないよう作業療法士は努める．対策は複数必要なことが多く，支援の内容は毎回違うかもしれない．作業療法士は対象者をよく観察し，支援を決定する．

時間的制約があるなかでの作業活動

　入院加療期間が以前に比べ短くなっている昨今では，作業療法の一部の時間を作業活動にあてることも多く，作業活動を短い時間で行うことも求められている．このような場合，作業の中断と再開が容易にできる活動を選ぶ必要があるのは言うまでもない．また，完成する前に作業療法が終了となると，対象者は達成感を得られず，残念な気持ちになると考えられる．作業療法実施回数と一日の作業時間から作業活動にかけられる時間を計算し，完成に至る作業活動や作品の大きさを十分吟味する必要がある．

　同じ動作を繰り返す活動は，運動学習に適しており，織物，マクラメ，革細工，モザイクといったクラフトが古くから用いられてきた．しかし，同じ工程を繰り返すことは単調で活動意欲の低下を伴うものでもある．作業活動が短時間の場合，繰り返し動作に嫌気がさす前に終了となり，意欲の低下は起こりにくいと考えられる．活動が短時間であることをうまく利用して，単調な動作あるいは努力が必要で長時間はできない動作を含む活動を導入することも一案であろう．

　一方，作業が短時間であることの短所もある．人は動作を繰り返すという経験により，その動作に慣れて失敗が減ったり，技能を習得したりする．しかしあまりにも短時間なら技能を習得する前に活動が終了となり，習得がうまく進まないことも考えられるため，これを補う対応が必要である．例えば活動開始時には毎回，その活動や動作の説明を簡単にする，作業療法士がその動作をして見せる，はじめの1～2回だけ作業療法士が手を添えて対象者と一緒にその動作を行う，などである．

作業活動終了時に行うこと

　作業活動終了時には，当日の内容を作業療法士と対象者が一緒に振り返り，その日の成果を確認する．作業療法士は，対象者によかった点や遂行中に改善したところなどよいフィードバックを行う．本人の感想を聞くことで，本人がもつ否定的な印象を作業療法士が修正したり，次回の内容を相談したり，目標を確認することにつなげることができる．周囲の患者や他のスタッフの感想などを対象者と一緒に聞くことも対象者の有能感が高まることにつながることが多い．最後に次回の内容を確認し終了する．ここまでが対象者の前での作業療法士の行動である．

　対象者を送り出した後，作業療法士は目標設定が適切であったか，目標の達成に適した内容であったか，準備や活動中の援助は適切であったかを検討し，それをもとに次回の作業療法の内容を計画し，必要な場合は作業活動の準備を行う．

文献

1) 日本作業療法士協会（編著）：事例で学ぶ生活行為向上マネジメント．p19，医歯薬出版，2015.
2) Sheena Iyengar：The Art of Choosing, 2010/ 櫻井祐子（訳）：選択の科学．pp218-220，文藝春秋，2010.
3) 日本作業療法士協会（監修）：基礎作業学　作業療法学全書　改訂第2版．p196，協同医書出版，1999.
4) 日本作業療法士協会（監修）：基礎作業学　作業療法学全書　改訂第3版．p121，協同医書出版，2009.
5) 日本作業療法士協会（監修）：基礎作業学　作業療法学全書　改訂第3版．p79，協同医書出版，2009.
6) 吉川ひろみ：「作業」って何だろう 作業科学入門．p27，医歯薬出版，2008.
7) 岩瀬義昭（編著）：基礎作業学実習ガイド　作業活動のポイントを学ぶ．協同医書出版，2005.
8) Alberto Oliverio/ 川本英明：メタ認知アプローチによる学ぶ技術．創元社，2005.
9) 山根　寛・他：ひとと作業・作業活動．三輪書店，1999.
10) 古川　宏（編集）：作業療法のとらえかた PART2．文光堂，2008.

（野田和恵）

3 作業遂行過程における評価

　作業遂行（Occupational Performance）は，人－環境－作業の相互作用の結果として表れるものであり[1]，具体的に観察することができる．クライアントの作業遂行をよりよいものにしていくために，作業分析（Occupational Analysis）が行われる．作業分析は，それと関連したものに活動分析（Activity Analysis）や作業の編成分析（Analysis of Orchestration of Occupation）などがあり[2]，それぞれ異なる目的や性格をもっている．これらの違いについて，はじめにつる子さん（仮名）の例で簡単にみていこう．

事例

　つる子さんは 60 歳代の主婦である．脳血管障害によって左片麻痺となった．左上肢は Brunnstrom 法でステージⅣ，感覚障害は軽度で，なんとかゆっくりと物をつまむことができた．つる子さんは，明るく豪快で話が好きな人である．他の患者さんが行っていた文化刺繍を見て，「自分もやってみよう」とおっしゃった．①文化刺繍は，リリアンという糸を少しずつほどいて専用の針に通し，それを鉛筆のように握ってぴんと張った布に塗り絵のようにざくざく刺していくものである．リリアンをほどくためには両手を使用した細かな動きが必要になる．作業療法士は，「この作業はつる子さんには少し難しいかもしれない」と考えたが，つる子さんが②「左手のリハビリになる」と意味づけたのを聞いて，作業療法で取り組むことにした．つる子さんは，はじめはうまくできないことが多かったが，いくつかの工夫を作業療法士が提案すると糸をほどいていくことができた．そして左手は，少しずつしっかりと糸をつまむことができるようになっていった．つる子さんはしだいに小さな作品から大きな作品へ挑戦していった．できあがった作品は額縁に入れると非常に見栄えがよかった．③退院後は，自宅で家事を行いながら，お世話になった方へのプレゼントに文化刺繍の作品を作り，完成すると作業療法室に持ってきて見せてくださった．しだいにつる子さんの生活範囲は広がり，自動車の運転を再開するために教習所に通い始めた．

　例えば①活動分析は，文化刺繍という活動の一般的な特徴を知り，それを行うためにはどのような技能や機能が必要で，脳血管障害の人が取り組む際には，どの工程が難しくどういった工夫が必要かということをあらかじめ理解するために行われる．
　②作業分析は，つる子さんにとっての文化刺繍の意味を知り，つる子さんが文化刺繍に取り組むことはどのような経験であり，どのような技能を習得しているのか，またつる子さんがこの作業をよりうまく遂行していくためには何が必要なのかを実際の場面を観察し

ながら分析し，今後の目標やアプローチを検討していくために行われる．

③作業の編成分析は，退院後のつる子さんの生活には大事な作業が複数あり，それらの作業をうまく組み立てていくためにはどうすればよいか，あるいは作業的存在[3]としてのつる子さんを理解し，つる子さんにとって大事な作業ができるようになることを支援していくための方法を検討するために行われる．

本項では作業遂行過程における評価として，Crepeauら[2]の作業分析を中心に紹介していく．

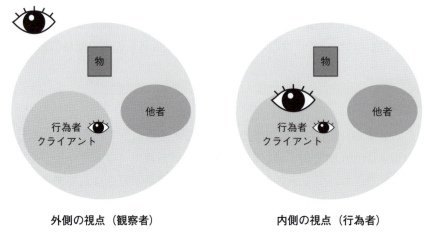

図1　作業遂行分析における2つの視点

分析における2つの視点

作業遂行を分析する際の視点について考えておこう．視点は，クライアントを基点に外側と内側に分けることができる（図1）．作業遂行場面の観察は，クライアントが作業を行っている状況の外側に視点を置くことになる．ここから作業療法士がとらえようとするものは作業療法士の関心や依拠する理論によって切り取られ，あるいはそうした眼鏡によって拡大されたものである[4]．血圧計で測定する血圧，ゴニオメーターで測定する関節可動域，握力計で測定する筋力など，機器を通して測定されるものも含まれる．活動分析は，主としてこの外側の視点から行うことになる．

一方，クライアントが何を感じ，どのように作業を意味づけているかは外側から観察することはできない．クライアントの視線に寄り添い，クライアントが見るもの，感じるもの，生活世界における経験をとらえようとするのが内側の視点である[5]．このときの手がかりのひとつは，クライアントによって語られる「ことば」である．語りはフォーマルなインタビューだけではなく，具体的な作業遂行場面で，ふとしたことからぽつぽつと始まることがある．しかし人は一人では語ることはできない．語るためには「ことば」を受けとめてくれる他者が必要となる．作業療法士はクライアントの「ことば」を受けとめる存在となり，対話を通してクライアントの理解を深めていくことができる[6]．語られた「ことば」は作業療法士のことばで置き換えるのではなく，まずはそのまま書きとめてみよう．

「ことば」にはクライアントのそれまでの生活や経験が包摂されているのだ．作業分析や作業の編成分析は，外側の視点による観察に加え，クライアントの視点に寄り添い，クライアントの主観的経験を記述することが重要となってくる．

活動分析

活動分析は作業療法士が活動の特徴を把握するために行われる．活動に必要な技能や能力の範囲を知り，作業療法の治療・支援・援助における活動の可能性を探索する（表1）．活動分析は，作業療法士自身がその活動を知るプロセスでもあり，クライアントの遂行に先立ち行われる．なかには育児や就労といった経験をすることが難しい活動もあるだろう．そのような場合は，クライアント自身に尋ねたり，その活動が遂行されている複数の場面を観察するなどの追体験を通して分析を行う．

分析の範囲

活動分析を行う範囲を決めてから分析を行う．一般的には，道具や材料を準備するところから分析を行うことが多い．特殊な道具や材料を用いる場合，それらをどのように手に入れるのか，費用はいくらかといったことも含まれるだろう．更衣という活動も，タンスから衣服を取り出すところから分析するのか，目の前にある衣服を着脱するところから分析するのかによって，活動に必要な技能は異なってくる．

活動を行う環境

活動が行われる環境を確認する．作業療法で用いる活動には，目的活動と準備活動がある．目的活動は，食事や整容，調理，手紙を書くなどの活動そのものに意味や目的が含まれるものである．一方準備活動は，目的活動のなかからある特定の工程を取り出し，その工程が要求する技能を繰り返し行い，効率よく習得していくことを目的としている．ペグボードや机上課題などがその例である．

目的活動は，本来その活動が行われる自然な状況下で行われるが，準備活動は作業療法士が設定した人工的な環境で行われる．例えば「箸を使う」という活動は，昼休みに食堂で定食を食べる際に箸を使う場合と，作業療法室で大豆やスポンジを箸でつまむ場合では状況が異なる．自然な状況下か，人工的な環境かを見極めておこう．活動を行う環境は常に遂行に影響を及ぼす．

活動が要求する技能とそれに関連する身体機能と構造

作業療法の実践枠組みや公開されている技能項目を用いて，その活動に特徴的な技能を10種類ほど特定する．どの部分を詳しく分析する必要があるのかは，作業療法士が参照する理論や実践枠組み，またクライアントによって異なってくる．例えば急性期の運動器リハビリテーションにかかわる作業療法士は，関節可動域や筋力，持久力といった心身機能や運動技能の分析を深めるだろう．呼吸器リハビリテーションにかかわる作業療法士は，活動量に関心をもち，負荷がかからないような姿勢や活動量を調整するための活動の柔軟性や段階づけに重点を置くかもしれない．精神科で働く作業療法士は，コミュニケーションと交流技能ならびに活動が要求する社会的相互作用の複雑さに焦点を当てるかもしれない．

表1 活動分析と作業分析のフォーマット

	活動分析（Activity analysis）	作業分析（Occupational analysis）
概　要	活動を1～2文で記述しよう	簡潔に作業を記述しよう．クライアントはその作業を通常どのような環境でどのように行っているのか？
使用する物とその特性	一般的に用いられる道具，材料，備品を記述しよう．当該文化に込められたそれらの潜在的な象徴や意味も書きだそう	実際に使用する道具，材料，備品を記述しよう．クライアントがその物に込めている象徴や意味も書きだそう
空　間	活動が分析される物理的環境を記述しよう．以下の内容を含むこと ・自然な環境か，それとも人工的な環境か？ ・設備備品の配置は？ ・明るさのレベル．変更可能か？ ・騒音の種類とレベル．活動への影響は？ ・感覚に影響を与えるその他の特徴（嗅覚，肌触り，温度）と遂行に及ぼす影響 ・活動に見合った状況か？ もしそうでなければ他のどのような状況がふさわしいのか．他の状況といかに異なっているかに留意しながらこれらを簡潔に記述しよう	作業が遂行される実際の物理的環境を記述しよう（物理的環境がいかに遂行をサポートしたり阻害したりするかを以下の側面から）． ・自然な環境か人工的な環境か？ ・自然あるいは人工的構造やしくみは？ ・構造や設備備品がクライアントの作業にどのような影響を与えるか？ ・明るさのレベル，変更可能か？ 明るさのレベルはどのように遂行に影響するか？ ・騒音の種類とレベルは？ それはどの程度遂行に影響を及ぼすか？ ・クライアントの作業遂行に影響を及ぼすその他の特徴（嗅覚，肌触り，温度） ・上記の文脈に加えて，クライアントは，それ以外のどの場所でこの作業にかかわっているか？ 最初に記述したものとどう違っているかを強調しながらその付加的な文脈をすべて簡潔に述べよう
社会的要請	活動によって要求されたり活動を行うことによって誘発されたりする社会的・文化的な要請やその範囲を記述しよう ・この活動に含まれる他者．それぞれの関係は？ お互い何を期待しあっているか？ ・一般的なルール，規範，期待 ・一般的にこの活動に帰される文化的，象徴的意味 ・活動が遂行される他の社会的文脈を推測しよう．その環境下でルールや期待や意味はどう変化するか？	下記の内容を参考にして，作業を行う際の社会的文化的要請を記述しよう ・この作業に含まれる他者．それぞれの関係は？ お互いに何を期待しあっているか？ ・この作業を行うクライアントにとってのルール，規範，期待 ・クライアントがこの作業に付与する文化的，シンボル的意味 ・作業が遂行されるすべての社会的文脈を考えよう．ルール，期待，意味は設定によっていかに異なるか？
手順，タイミング，パターン	手順をリストアップしよう（15未満）．接着剤が乾く時間やパンがふくらむ時間なども忘れずに ・この活動の手順やタイミングにはどの程度の柔軟性があるか？ ・この活動は通常，特定の時刻に起こったり再び起こったりするか？ それはどのくらいの頻度で？（毎日，毎週，毎月？）	クライアントが行う作業の手順をリストアップしよう（15未満）．接着剤が乾く時間やパンがふくらむ時間なども含む ・この作業の手順やタイミングにはどの程度の柔軟性があるか？ ・この作業は通常，特定の時刻に起こったり再び起こったりするか？ いつどのような頻度で？（毎日，毎週，毎月？）
技能（観察される行為）	作業療法の実践フレームワーク，あるいは他の公表された技能項目を用いて5～10の必要な遂行技能を明確にしよう ・動作，認知，感覚・情緒的認識から要求される技能と，コミュニケーションと社会的行為 ・適応可能な環境から要求される基本的な技能（物理的，社会的，バーチャル）	作業療法の実践フレームワーク，あるいは他の公表された技能項目を用いて5～10の必要な遂行技能を明確にしよう ・動作，認知，感覚・情緒的認識から要求される技能と，コミュニケーションと社会的行為 ・適応可能な環境から要求される基本的な技能（物理的，社会的，バーチャル）

（つづく）

表1 活動分析と作業分析のフォーマット（つづき）

	活動分析（Activity Analysis）	作業分析（Occupational Analysis）
身体的機能と構造	活動を遂行する際に一般的に要求される基本的な能力をあげよう ・活動に必要な身体構造（解剖学的要素）の簡潔なリスト ・重要な心身機能（生理的，心理的）の簡潔なリスト	これまでの分析で明らかにした文脈でこの作業を行うときに要求されるクライアントの基本的な能力を考えよう ・クライアントが用いる身体構造（身体の解剖学的要素）の簡潔なリスト ・重要な心身機能の簡潔なリスト（生理的，心理的）
安全上の問題	活動によって起こりうる安全上の問題を記述しよう．とくに子ども，認知機能や判断に問題がある人，感覚障害のある人々の場合について考えておこう	その作業を行うことによって起こりうる安全上の問題を記述しよう．認知機能や判断の問題や感覚障害などの場合を想定しておこう
参加を促進するための適応	活動を異なるやり方で行うときにどの程度の柔軟性があるのか考えてみよう ・人的変数を基盤とした可能性（人的文脈，障害など） ・外的，文脈的変数（物理的，社会的，暫定的，バーチャル，文化的）	クライアントが異なる方法でこの作業を行うときにどの程度の柔軟性があるか考えてみよう．クライアントと鍵となるステイクホルダー（利害関係者）は異なるやり方で行うことを検討することをどの程度喜ぶか． ・人的変数を基盤とした可能性（人的文脈，障害）など ・外的，文脈的変数（物理的，社会的，暫定的，バーチャル，文化的）
段階づけ	上記で明らかにした人的，文脈的変数との関連を考慮しつつ，課題をよりたやすく遂行する方法を3つあげよう 明らかにした人的，文脈的変数との関連を考慮しつつ，課題をより挑戦的にするやり方を3つあげよう	明らかにされた人的，文脈的変数との関連を考慮しつつ，課題をよりたやすく遂行する方法を3つあげよう 明らかにされた人的，文脈的変数との関連を考慮しつつ，課題をより挑戦的にするやり方を3つあげよう

(Crepeau EB, Schell BAB, 2009, 文献2より)

参加を促進するための適応と段階づけ

　活動はどの年代から可能か，また片手で行う場合にはどの工程が難しく，どのようにすればうまく行うことができるかといった参加の可能性を検討する．課題をより挑戦的に行うための段階づけも検討してみよう．例えば調理では，「野菜を洗って切るサラダ」から「野菜を切って煮る味噌汁」，そして焦げないように手早く混ぜる「野菜炒め」などが挑戦的な課題の段階づけである．

作業分析

　作業分析は，クライアントが実際に作業を行う場面の観察から具体的な治療・支援・援助の手がかりを得ることを目的に行われる．分析する作業はクライアントが行う必要があり，行いたいと思っている作業，あるいは他者からの期待に応えるための作業である．作業分析は活動分析と同じ項目で分析を行うことができる．

作業歴

　クライアントの年齢，性別，疾患名，障害名に加え，クライアントが通常どのような環境でその作業を行っているのかを記述しよう．またその作業をいつ頃からどのように行ってきたか，そのパターン，作業への興味，価値，ニーズと，遂行分析にあたって考慮する

1章 作業活動総論

表2 意思質問紙（VQ）

クライアント：				セラピスト：			
年齢：		性別：		日付：			
診断：				施設：			

項目	場面：				場面：			
1 好奇心を示す	P	H	I	S	P	H	I	S
2 行為や課題を始める	P	H	I	S	P	H	I	S
3 新しい物事を試みる	P	H	I	S	P	H	I	S
4 誇りを示す	P	H	I	S	P	H	I	S
5 挑戦を求める	P	H	I	S	P	H	I	S
6 もっと責任を求める	P	H	I	S	P	H	I	S
7 誤りや失敗を訂正しようとする	P	H	I	S	P	H	I	S
8 問題を解決しようとする	P	H	I	S	P	H	I	S
9 好みを示す	P	H	I	S	P	H	I	S
10 完成や達成のために活動を続ける	P	H	I	S	P	H	I	S
11 活動に就いたままである	P	H	I	S	P	H	I	S
12 もっとエネルギー，感情，注意を向ける	P	H	I	S	P	H	I	S
13 目標を示す	P	H	I	S	P	H	I	S
14 ある活動が特別であるとか意味があることを示す	P	H	I	S	P	H	I	S

キー：P＝受け身的，H＝躊躇的，I＝巻き込まれ的，S＝自発的

（Kielhofner G, 2012, 文献7を改変）

必要がある文脈にも焦点を当てよう．例えばAとBにはそれぞれ1歳になる子どもがあり，「育児」が重要な作業としてあげられている．Aは実母と同居し，困ったことがあればすぐに支援を受けることができるが，Bは一人で子育てを行っているので誰にも頼ることができない．このような「育児」に関する遂行文脈の違いは，作業や要請される技能の違いとして反映される．

認知症や脳障害，ストレスなどによってコミュニケーションに障害があるとき，また言語の発達が十分ではない子どもたちは，作業に対する興味や価値，また「ここはうまくできたがここは難しかった」といった個人的能力の感覚や自己効力感を「ことば」を用いて表現することが難しい場合がある．Kielhofner[7]は，人間作業モデルの理論に基づき，具体的な作業遂行の場面を観察して，そこで表出されるクライアントの意思をとらえるための評価を開発した（**表2，3**）．この意思質問紙は，「好奇心を示す」「挑戦を求める」「問題を解決しようとする」といった内容を含む14項目から構成されている．異なる作業遂行場面を観察することによって，クライアントはどの作業と深く結びついているかを理解することができる．

作業遂行の観察

実際の環境で具体的に作業を行い，作業とかかわる能力や遂行技能の質と遂行パターンを記述する．作業遂行は人－作業－環境の相互作用としての「動き」であり，変化し続け

表3 小児版・意思質問紙（PVQ）

クライアント：			セラピスト：				
年齢：	性別		年齢：				
診断：			施設：				
項目			場面：			場面：	
			P　H　I　S			P　H　I　S	
1　好奇心を示す			P　H　I　S			P　H　I　S	
2　動作を始める			P　H　I　S			P　H　I　S	
3　課題に向かう			P　H　I　S			P　H　I　S	
4　好みを示す			P　H　I　S			P　H　I　S	
5　新しいことを試みる			P　H　I　S			P　H　I　S	
6　関わり続ける			P　H　I　S			P　H　I　S	
7　熟達の楽しみを表現する			P　H　I　S			P　H　I　S	
8　問題を解決しようとする			P　H　I　S			P　H　I　S	
9　効果を生み出そうとする			P　H　I　S			P　H　I　S	
10　技能を練習する			P　H　I　S			P　H　I　S	
11　挑戦を求める			P　H　I　S			P　H　I　S	
12　環境を組織化したり修正したりする			P　H　I　S			P　H　I　S	
13　完成に向けて活動を続ける			P　H　I　S			P　H　I　S	
14　想像力を用いる			P　H　I　S			P　H　I　S	

キー：P＝受け身的，H＝躊躇的，I：巻き込まれ的，S＝自発的

(Kielhofner G, 2012, 文献7を改変)

る．動いているものを記述していくことはじつは難しい．どこを見るか，何を見るか，どう切り取るかは分析者がもつ視点によって決定される．

　AMPS（Assessment of Motor and Process Skills）は観察可能な作業遂行の最小単位に着目し，課題遂行技能の質を評価しようとしている（表4）．運動技能とプロセス技能の評価から能力測定値が算出される．これらは国際的に標準化されている[8]．作業遂行中の他者とのコミュニケーションに関する評価には，コミュニケーションと交流技能評価（Assessment of Communication and Interaction Skills：ACIS）がある（表5）[9,10]．

　遂行パターンは，頻度や時間のほかに個人の習慣化されたやり方も含まれる．例えば「洗濯物はいつも裏側にひっくり返してから干す」といったことが観察されるかもしれない．このような「こだわり」を観察したならば，その意味を尋ねてみよう．「衣類の日焼けを防ぐためで，これは母から教わったこと」という意味がわかるかもしれない．

作業遂行に影響を及ぼす要因の評価

　作業遂行に影響を及ぼす要因を特定するために，身体機能，認知機能ならびに環境の側面から評価を行う．これには既存の評価表が利用できる．評価で得られたデータを解釈して何が遂行をサポートし，何が妨げているか，クライアントの作業遂行能力と制約に関する仮説を立て，クライアントが望む目標をクライアントと一緒に設定する．

表4　運動技能とプロセス技能（AMPSの評価項目）

運動技能	身体の位置	スタビライズ	Stabilizes	身体を安定させておく
		アラインズ	Aligns	身体の軸を垂直にしておく
		ポジションズ	Positions	身体と物の位置を適切にする
	物の取得と把持	リーチズ	Reaches	物に手を伸ばす
		ベンズ	Bends	身体をかがめたり，しゃがんだりする
		グリップス	Grips	物をしっかり把持し続ける
		マニピュレーツ	Manipulates	手の中で物を扱う
		コーディネーツ	Coordinates	身体の2カ所を使って物を扱う
	自分や物の移動	ムーブス	Moves	平面に沿って物を動かす
		リフツ	Lifts	物を持ち上げる
		ウォークス	Walks	ある場所から別の場所へ移動する
		トランスポーツ	Transports	ある場所から別の場所へ物を運ぶ
		キャリブレーツ	Calibrates	力の強さを適切に加減する
		フローズ	Flows	物を扱うときに腕や手の動きが円滑である
	遂行の維持	エンデュアーズ	Endures	疲れず課題を行う
		ペーシス	Paces	速すぎたり遅すぎたりしない
プロセス技能		アテンズ	Attends	課題以外のことに注意がそれない
		ヒーズ	Heeds	課題の完了までやり遂げる
	知識の適用	チュージズ	Chooses	必要な物を選ぶ
		ユージズ	Uses	使う本来の目的に沿った使い方をする
		ハンドルズ	Handles	気をつけて物を扱う
		インクァイアーズ	Inquires	必要な情報を適切に収集する
	時間の組織化	イニシエーツ	Initiates	ためらいなく始める
		コンテニューズ	Continues	中断なく続ける
		シークエンシズ	Sequences	正しい順序で行う
		ターミネーツ	Terminates	終了が早すぎたり，遅すぎたりしない
	空間と物の組織化	サーチ・ロケーツ	Search/Locates	必要な物を見つけ出す
		ギャザーズ	Gathers	必要な物を作業場に集める
		オーガナイズ	Organizes	作業しやすいように作業場を整理する
		レストアーズ	Restores	不用な物を片付ける
		ナビゲーツ	Navigates	ぶつからないようにする
	遂行の適応	ノティス・レスポンズ	Notices/Responds	問題に気づき対処する
		アジャスツ	Adjusts	環境を調整する
		アコモデーツ	Accommodates	やり方を変えて問題に対処する
		ベネフィッツ	Benefits	失敗を繰り返したり，続けたりしない

（吉川，2008，文献10より）

表5　コミュニケーションと交流技能（人間作業モデルの評価項目）

身体性	接触する	Contacts	他者と身体的接触をする
	見つめる	Gazes	他者とのコミュニケーションや交流で目を使う
	ゼスチャーする	Gestures	説明や強調のために身体の動きを使う
	位置を変える	Maneuvers	他者との関係で身体を動かす
	正しく向く	Orients	他者や作業フォームとの関係で身体の向きを変える
	姿勢をとる	Postures	身体的姿勢を決める
情報の交換	はっきりと発音する	Articulates	明確に理解できるように話す
	主張する	Asserts	要望，拒否，依頼を直接伝える
	たずねる	Asks	事実や個人的情報を依頼する
	かみ合う	Engages	交流を始める
	表現する	Expresses	感情や態度を示す
	声の調子を変える	Modulates	話すとき，音量調整や抑揚を使う
	披露する	Shares	事実や個人的情報を与える
	話す	Speaks	ことば，成句，文を理解して使う
	持続する	Sustains	適切な間，話し続ける
関係	協働する	Collaborates	共通の目標に向けて他者と力を合わせて取り組む
	従う	Conforms	明白なものでも暗黙のものでも社会的標準に従う
	焦点を当てる	Focuses	進行に沿って会話や行動を方向づける
	関係をとる	Relations	他者と信頼関係を作ろうとする
	尊重する	Respects	他者の反応や依頼に応える

(山田，2004，文献9より)

参加を促進するための適応と段階づけ

　例えばパーキンソン病では，同じ姿勢で長時間にわたり細かな作業をすることを避けるのが原則である．しかし「編み物をしたい」と希望された場合はどうすればよいだろうか．作業時間と休憩時間を設定し，編み物を行ったあとには十分なストレッチ運動を行うなどの工夫により可能となる場合がある．「はじめは他者が活動と休息のバランスをコントロールする」から，しだいに「自分でコントロールできるようになる」といった段階づけが設定できる．

　クライアントがその作業をよりたやすく行うにはどうすればよいか，またより挑戦的にするにはどうすればよいかを考えるのが段階づけである．AMPS課題には，運動技能とプロセス技能ごとに課題の難易度が提示されているので参考になる[10]．

作業の編成分析

　作業分析は一つの作業に対して行われるが，私たちは日頃，複数の作業を同時に行っている．人々はこれらの作業を組織化し，状況にあわせて効率よく配置や組み合わせを変え，生活を営んでいる．

　例えば「家事」という作業をみてみよう．洗濯と掃除，買い物と夕食作り，風呂の水を

入れるといった作業はそれぞれ直列して行われているわけではない．洗濯機が回っている間に掃除機をかけ，洗濯機が止まると掃除機を止めて洗濯物を干す．途中で電話が鳴ると電話に出る．洗濯物を干し終えると買い物に出かけ夕食を作る．いったん始めた作業も午後から雨が降りそうだったり体調が思わしくなかったりすると予定の変更が必要となってくる．食後の片付けをする前にお風呂の水を入れ始めると洗い物が終わる頃にちょうどお風呂が沸く．来週から娘が保育園に入園するので，そろそろ持ち物に名前をつけ始めないと間に合わないかもしれない，といった将来の出来事を見すえて，今の作業を組み立てていく．

このような作業の編成は，音楽に例えるとリズムやハーモニーと同じである．調和のとれた音は美しい．私たちの生活も，大事な作業が生活のなかで調和のとれた状態であると効率よく，また生活がよりよいものとなる．クライアントのアイデンティティの中心となる大事な作業が生活全体のなかでどのように組織化されているかをみることが作業の編成分析である．これは作業バランスを整えることにもつながるだろう．例えば慢性閉塞性肺疾患や関節リウマチ，パーキンソン病などの人々は，活動と休息のバランスの観点から日常の作業を組み立てていく必要がある．ターミナルケアでは，限られた時間をどのような意味ある作業で満たしていくかが重要な課題となるだろう．作業の編成分析の例を表6に示す．

表6　作業の編成分析（Analysis of Orchestration of Occupation）

作　業	クライアントのアイデンティティとなる中心的な作業を明らかにする．これらの作業をリストアップしよう
意　味	・クライアントにとってこれらの作業はどのような意味のあるものか？ ・クライアントのアイデンティティにとってどれほど中心的な位置にあるか？ ・クライアントにとってその作業がどのくらい重要か？ ・その作業はクライアントの社会的世界（家族，友人，同僚など）にいる他者にとってどのくらい重要か？
目　的	クライアントの生活でそれぞれの作業はどのような目的をもつか記述しよう．自己維持活動，健康，家族の支援，他者や友人の支援，地域貢献，遊びやレジャー，仕事など
技能と自己効力感のレベル	クライアントは，それぞれの作業を期待される時間内に好ましい技能のレベルで遂行できると感じているか？ ・もしそうでなければクライアントの個人的視点から何が問題か？ ・もしそうでなければ社会的世界（家族，友人，同僚など）の人々の視点から何が問題か？
習　慣	この作業を行う際のクライアントのパターンを明らかにしよう どんな作業が毎日起こるか，週単位で起こるか，月あるいは年単位で起こるか？ 特別な日か？　特別な週か？
習慣の組織化	習慣化された作業の日あるいは週単位のパターンはどの程度あるのか．（観察可能で規則的で反復的で日常生活に構造を提供するような行動のパターン．確立された順序のあるルーティーンをもっている作業） ・クライアントはこの組織化されたレベルに満足しているか？　そうでなければなぜか？ ・家族や友人，同僚の期待にどの程度沿うものになるか？ ・クライアントの家族や身体的，情緒的能力，文脈，家族，友人，雇用者からの期待があるならば，これらの期待は，妥当なものだろうか？ ・これらの習慣は，乱れているか，安定的，確固たるものか，その程度を記述しよう
参加を促進するための適応	その作業と習慣は下記の点でどの程度柔軟か ・人的変数；個人的文脈，障害，変化への解放性は？ ・社会的環境（家族，友人，同僚）からの期待 ・環境（参加を促進するために物理的環境が変化する可能性）
ニーズ	どのような作業的習慣がクライアントあるいはクライアントの社会的世界からのニーズを満たすのかを記述しよう．また個人的ニーズを満たすために必要な変化を記述しよう ・クライアントの変化（技能の発達） ・社会的環境の変化（遂行への期待） ・作業の変化（より効果的な遂行を促進するための適応と段階づけ）

(Crepeau EB, Schell BAB, 2009, 文献2より)

文献

1) Law M, et al：The person-environment-occupational model：a transactive approach to occupational performance. *Canadian Journal of Occupational Therapy*, 63：9-23, 1996.
2) Crepeau EB, Schell BAB：Analyzing occupations and activity. In Crepeau EB, et al：Willard & Spackman's Occupational Therapy 11th ed. pp359-374, Lippincott Williams & Wilkins, Philadelphia, 2009.
3) Zemke R, Clark F：Occupational science：the evolving discipline. F. A. Davis, 1996／佐藤　剛（監訳）：作業科学 作業的存在としての人間の研究．三輪書店，1999．
4) 能知正博．質的研究法．p11，東京大学出版会，2011．
5) 村上靖彦：経験の流れを内側から捉える知．看護研究 50（4），2017．
6) Scharon, R（著），斉藤清二・他（訳）：ナラティブ・メディスン　物語能力が医療を変える．医学書院，2011．
7) Kielhofner G　山田　孝（監訳）：人間作業モデル 理論と応用．協同医書出版社，2012．
8) 吉川ひろみ：目的指向的行為と遂行技能〔吉川ひろみ，齋藤さわ子（編）：作業療法がわかる COPM・AMPS 実践ガイド〕．pp29-31，医学書院，2014．
9) 山田　孝：コミュニケーションと交流技能評価（ACIS）．OT ジャーナル，25（増刊号）：526-531，2004．
10) 吉川ひろみ：作業療法がわかる COPM・AMPS スターティングガイド．p53, 104，医学書院，2008．

（藤原瑞穂）

4 個人作業，集団作業の特徴と効果

作業療法における個人作業療法と集団作業療法

　作業療法は，一般的な医療がそうであるように，対象者一人ひとり個別に提供されるのが基本である．そのうえで回復状態や目的に応じて，対象者の作業療法に有効である場合には集団を利用する．すなわち，作業療法を実施する場合には，必ずしも集団作業を使用しなければならないというわけではない．

　しかし臨床では，特に老年期障害や精神障害の作業療法，保健福祉施設ではさまざまな形態で複数の対象者を指導するような集団作業が使用されている場合が多い．また個人作業が基本とはいえ，作業の種類によっては1人ではできない種目もある．集団を用いる際には，集団の特徴を理解し対象者にかかわることが重要になる（表1）．

個人作業

個人作業の構造と特徴

　個人作業とは一般的に1人で行う作業や，1人で作業を行っている状態のことをさす．作業療法では作業を介入の道具または目的として用いるため，対象者が1人で作業をする場合でも，実際には作業療法士がかかわっている．したがって作業療法士のかかわりの有無によらず，対象者が1人で作業に取り組む状態やその作業を個人作業という．個人作業は，作業を行う者（対象者）と作業との関係が中心で，これに時間や場所が加わるという構造である．

　図1のように，まず対象者が材料を見たり触れたりする（対象者から作業への矢印）．そしてその材料は，対象者に硬さやぬくもりなどの感触を伝えつつ（作業から対象者への矢印），その形を変化させていく．加えて，そのような作業遂行が行われる「場」からの

表1 「個人作業と集団作業」と作業療法形態

作業形態	個人作業		集団作業
構成員（対1作業療法士）	1対象者	複数対象者	
作業の仕方	1人で実施	各人で実施[*1]	全員で実施
作業療法士の影響	多い	やや多い〜少ない[*2]	少ない
他構成員の影響	なし	なし〜あり[*3]	多い
作業療法の形態	1対1個人作業療法	並行型個人作業療法	集団作業療法
図	図1	図2	図3，4

*1 1つの作業を各人がばらばらに行う場合と，さまざまな作業種目を各人が行う場合がある．
*2 構成員（対象者）の作業遂行や対人技能に合わせて作業療法士が介入するため，構成員一人ひとりに対する作業療法士の影響は異なる．
*3 構成員の対人技能により，他構成員から受ける影響は異なる．

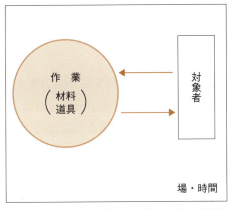

図1　個人作業（作業と人〔対象者〕の関係）

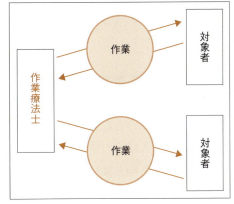

図2　並行型個人作業
対象者同士の関係は自然発生による．

刺激（気温や湿度，音，匂いなど），「時間」からも対象者は影響を受ける．

図2のように対象者は個人作業を行っているが，場を共有することで自然な他者との交流が起こる可能性をもつ作業療法形態（並行型個人作業）は，個人作業療法と集団作業療法の間に位置づけることができる．

個人作業が適した作業活動

ほとんどの作業は個人でも集団でも遂行可能である．しかし個人作業に適しているものは集団で行うことが難しいものともいえる．

1．1人でしかできない作業

① 感覚器入力が中心になる作業：読書・音楽や絵画の鑑賞など
② トレーニング的な作業：計算ドリルなどの問題を解く・パソコン操作技能練習など

2．プライベートな作業

個人的な行為・作業：ADL，例えば調理や排泄などは，やり方が人により異なったり，羞恥心が働いたりするため，個人作業が望ましい．

個人作業が適した対象者

個人作業の場合は，作業療法士の目が1人の対象者に向かい，十分に観察でき即座に対応が可能である．したがって著しく注意を要する対象者の場合は個人作業が望ましい．

1．回復段階が急性期にある対象者

一般に急性期は病状の変化が大きく，注意深い観察とタイムリーな介入が求められるため，作業療法士が複数の対象者に同時に対応することは難しい．

2．高度のリスク管理が必要な対象者

高度のリスク管理は常時観察が必要であり，複数の対象者に介入しながらでは難しい．

3．対人的緊張が高い対象者

他者や環境からの刺激を最小限に抑え，作業療法士との関係構築をねらう場合には，個人作業療法の形態が適している[1]．対人緊張が高いため他の患者に不用意に接近されるような環境では作業が行えない場合もある．対人距離を作業療法士が調整しつつ徐々に関係を作っていくという手法は，臨床でよく用いられる．

集団作業（グループワーク）

集団とは

　集団とは「人や物，動物が集まったまとまり」や「なんらかの相互関係をもつ人の集まり」とされる．しかし例えばJRの団体割引は8人以上，道路交通法での集団危険行為は2台以上という規定がみられるなど，集団を構成するものの数について明確な規定はない．ここでは，2〜3人以上の集まりと考えてよいであろう．

集団作業・集団活動と集団療法

　医療では，一般的に患者1人に対して医療者1人が対応することが多く，それ以外の場合，すなわち2人以上の患者に対応する場合に集団療法や集団活動という言葉が用いられている．

　日本集団精神療法学会は，「3人以上のメンバーが一定期間，決まった時間・場所に集まり，患者個々の治療的変化を目的として行われるフォーマルな集団活動」を集団精神療法と定義している．その集団活動は，集団の心理相互作用が治療的責任を負った治療者によって組織され，保護され，統制されたものをさし，偶然に結果として治療的となるものではなく，当初より治療的となることが意図され，展開されるものであり，自助グループとは明確に区別されている．

　一方，集団での作業は「グループワーク」とも訳され，さまざまな分野で使われている．社会福祉分野でのグループワークは特定の援助技法であり，また教育分野では特定の教育手法をさす．さらに，臨床心理分野では精神療法の手法をさす．したがって，それぞれの専門分野で詳細に意味する内容が異なるため，「グループワーク」という表現を使用する際には注意が必要である．一般的には集団が全体または分担して取り組む1つのまとまりのある作業活動またはその状態をグループワークと呼称している．

集団作業の作業遂行時の構造と特徴

　個人作業では作業を行う者（対象者）にとっては作業の作用が中心であったが，集団作業では集団の構成員との相互作用関係がより重要となり，この相互作用が対象者に効果的に働く場合に集団作業の形態が採用される．

　作業療法士も集団で取り組む作業遂行に参加する，すなわち集団の構成員の立場をとる場合（図3）や，その集団を周囲から支えるような役割をとる場合（図4）がある．

1. 集団の種類

① 集団の目的による種類

- **課題達成集団**：課題，つまり集団のタスクの達成が第一の目標となる．したがって構成員個人の成長は副次的に起こる．企業の商品開発グループ，プロジェクトチームなどである．

- **個人成長集団**：集団のタスクよりも，第一に構成員個人の成長が第一番の目標となる．そのためタスクの達成を急がず，そのプロセスが重要になる．教育場面におけるグループ，クラスや集団精神療法，集団作業療法などである．

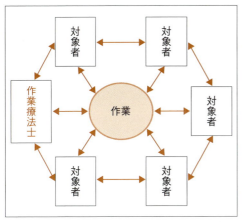

図3 集団作業（グループワーク）の例①
作業療法士は構成員の1人となる．

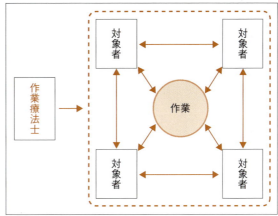

図4 集団作業（グループワーク）の例②
作業療法士は集団を周囲から支える役割をもつ．

② 集団の構成員による種類

• 閉鎖集団：スタッフ・構成員が決まっている集団．決まった構成員が毎回集まり，構成員同士の交流を重ねることにより集団が徐々に成熟していくことが期待できる．活動の期間を決めて行うことが多い．

• 準閉鎖集団：設定された集団の目的や課題に適応可能な固定した人員で構成されるが，少数の一時参加のような構成員の存在がある集団．

• 準開放集団：課題が明確で，課題への取り組みを目的とする参加者で構成される集団．状況によっては構成員がゆっくりと入れ替わっていくこともある．

• 開放集団：スタッフ・構成員ともに固定されず，自由参加の不特定多数によるその場限りの出会いと課題への取り組みを目的とする集団．新しい構成員が加わるという点で，閉鎖集団の場合よりも複雑な集団の交流が起こりやすいが，集団の成長は継続的でないため成熟が難しい．

• 等質集団：同じような特徴をもった構成員によって構成される集団．構成員間の差異が小さい集団．協力や競争がみられ，排除はみられない．

2. 集団作業における個・集団の関係

図5のように，集団は単に個の総和としての力ではなく，それとは別のものとなり，集団の構成員である個にさまざまな影響を与える（①構成員個人に働く集団の力）．また個同士でも（②構成員個人対個人に働く力），個が集団に対してでも（③集団に対する個人の反応），そのような影響がみられる．

また集団はそれ自体で個人とは別に，標準や基準（スタンダード），目標，価値などをもつ．

① 構成員個人に働く集団の力

集団が個人にプラスに働く場合も，マイナスに働く場合もある．プラスの場合は，集団の中に存在することで，所属欲求を満たすことにつながる．また自分の存在を（再）確認できる，あるいは個人が自分を肯定的にとらえることにつながる．

マイナスに働く場合は，集団の価値観に従う，違うことをしないほうがよいという集団

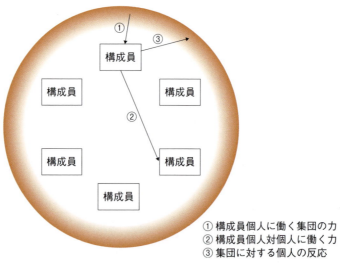

① 構成員個人に働く集団の力
② 構成員個人対個人に働く力
③ 集団に対する個人の反応

図5　集団に働く力

に同調するような力（同調性の圧力）が働き，個人の主体性や独自性を発揮できなくなることもある．

　マイナスの力が働きやすい条件として，未熟な集団，つまり不安定なために違いを受け入れられない，集団が強すぎる基準をもっている場合などがある．マイナスに働く力を肯定的に利用する，例えば同調性の圧力を利用して集団の凝集性を高めるというような利用の仕方ができれば，集団の効果が高くなるであろう．

② **構成員個人対個人に働く力**

　集団を構成している個人がその他の構成員に対して何らかの感情や評価を抱くことは一般的である．その個人への評価から対応が生まれ，集団内における個人と個人の関係につながる．例えば以下のような反応がある．

- 援助，協力，協調，依存，拒否，反抗，競争，共同，模倣，従属，無視，攻撃

③ **集団に対する個人の反応**

　集団内行動特性ともいうが，個人がどのように集団とかかわっているかというパターンである．

- **集団適応**：集団の標準や目標，価値に合わせようとするが，個人の考えと異なる場合には，集団そのものに積極的に働きかけ変えようとする．
- **集団順応**：集団に所属して，その集団の標準，目標，価値に受け身的に従う．従えない場合は拒否的になることが多く，集団には働きかけない．
- **集団協調**：その集団の標準，目標，価値に積極的に従う．
- **集団無視**：集団に関心がなく，集団内に形式的には所属する．
- **集団拒否**：集団を意識するために入っていけず，拒否する．離れる．
- **集団批判**：集団の標準，目的，価値を批判することで自分を集団内で位置づけ建設的な意見はもたない．
- **集団支配**：集団を個人で支配しようとする．支配できない場合は葛藤を起こしたり，

集団拒否をしたりする．
- **作業依存**：集団の行う作業の種類によっては集団に所属できる．あるいは作業をするときだけ集団に所属できる．
- **個人依存**：集団のある個人に依存することで集団に所属できる．
- **反　発**：集団構成員に対して反発することが多く，集団の標準，目標，価値に従うまいとする．しかし集団からは離れない．
- **競　争**：集団構成員に対し，競争的になる．
- **茶化し**：集団にうまく入れず，集団の標準，目標，価値に対して，または集団メンバーに対して茶化した態度をとる．
- **孤　立**：集団を意識しすぎて入っていけず，拒否しているわけではないのに孤立する．
- **集団攻撃**：集団の標準，目標，価値などを集団批判よりもさらに積極的に攻撃する．

3. 集団の成長プロセス

集団には，ある強い力が働くとそれとは逆の力が働くというように，相反する力が働く．例えば，安定しようとする方向の力が働けば，変化を求めて不安定な方向への力も働く．このように正反対に揺れながら発達し成熟していく．その方向は以下の視点である．

① 成熟－退行
② 凝集－解体
③ 統合－分裂
④ 変化（不安定）－安定化
⑤ 組織化－混沌化
⑥ リーダーシップの分散－リーダーシップの集中

4. 集団の効果

集団作業療法の基本的治療構造は，冨岡ら[2]が示している．またYalom[3]は，成熟したグループ（小集団）は，参加する個人に治療的な効果をもたらすとし，この成熟したグループの治療的な効果を11項目あげている．

① Instillation of Hope（希望をもたらすこと）：自分の苦痛や悩みが改善することを諦めていた状態から，改善するかもしれないという希望をもつことができる．

② Universality（普遍性）：孤独感，すなわち「自分ひとりだけ」という気持ちをもっているとき，自分の問題が普遍的で他の構成員にも起こり，分かち合えるものであると気づく．

③ Imparting of information（情報伝達）：（専門家から）教訓的教示を受けたり，構成員同士で意見交換することにより，自分が必要としている情報が得られ，互いに助言し，伝え合うことができる．

④ Altruism（愛他主義）：同じ苦しみや問題を分かち合い，互いにサポート，安心，提案，洞察を提供し合うことで，対象者は他の構成員にとって大変役立つ存在となる．自身の苦悩に思いをめぐらせることにとらわれていたのが，他の人を助けることの有益さに気づいたり，そのスキルを学習したりすることができる．

⑤ Development of socializing techniques（社会適応技術の発達）：役割演技（ロールプレイング）や互いの率直なフィードバックを通じて，不適応な社会行動について学び，社会適応技術をレベルアップさせることができる．

⑥ Imitative behavior（模倣行動）：同じ問題をもつ他の人の行動・反応を，観察したり，模倣したりするができる．例えば抑圧的な人が外交的なふるまいを見て代理学習する．それによって，適応的な行動・反応を学習することができる．

⑦ Catharsis（カタルシス，感情の換気作用）：通常表出することを抑えていた気持ちを，受け止めてもらえる特別な場（成熟したグループ）で表出することで，内面の世界を情緒的に分かち合う．グループの構成員達に受容されることで，苦しい状態から解放され，気持ちを楽にすることができる．

⑧ Corrective recapitulation of the primary family group（初期家族関係の修正的繰り返し）：グループでは，構成員はそれぞれ自分の子どもの頃の家族との関係でのわだかまりや葛藤を再体験することが多い．それらの未処理のわだかまりや葛藤に気づいたり，処理したりして修正的に繰り返すことができる．

⑨ Existential factors（実存的因子）：自分の存在や価値，人生や生きることの意味など実存に関することを意識したり，考えたりする機会・きっかけを得ることができる．グループの過程で他人から受ける指導やサポートには限界があることを認識し，グループの運営や自分の生活についての基本的な責任は自身にあることを見出すことができる．

⑩ Group cohesiveness（グループの凝集性）：成功したグループにみられる複合的で絶対的に肝要な因子とされる．凝集性は受容され理解される状態を提供し，自己開示と危険を引き受けたり，対決や葛藤の積極的表現を促進させる．凝集性の高いグループは，出席率もよく活動的な構成員のかかわりも多くなる一方，構成員交代も最小限であることから，安定したグループとなる．構成員同士が問題を分かち合うゆえに凝集性が高まるともいうことができる．

⑪ Interpersonal learning（対人学習）：人とのやりとりやかかわりについて学習する機会を得ることができる．

- 対人関係の重要性：人格を発達させ，精神病理の発生にも寄与する．例えば堅苦しい家庭で育つ子どもは，感情の表現を抑制されるので自発的な感情を抑えて行動することを学習する．対人関係に現れるその特徴を患者自身は気づいていないので，集団内で学習することは重要である．

- 修正感情体験：個人精神療法の2大原則（強い感情体験と自分の反応が適切でないと気づくこと）が大切である．グループでも十分に安全でサポート的であると対象者が体験できる．

- 社会の縮図としてのグループ：各構成員の基礎的な対人緊張と歪みがグループに現れるので，社会の縮図のようにさまざまな対人関係を学習する機会となる．

5. 集団作業療法の治療因子

集団によってさまざまな力が働くので，治療因子も多様であるが，集団に共通する治

療因子として，香山ら[4] は以下をあげている．

- 受容体験，安心感，現実体験，コミュニケーションの促進，共有体験，学習の機会，回復過程の確認，障害受容

集団作業でなければならない作業活動

1．1人ではできない作業

相手がいなければできないゲームやスポーツ，例えば将棋やテニスなど．この場合対象者の相手を作業療法士が務めることで個人作業療法の形態をとることも可能である．

2．2人以上の相手が必要な作業

例えばマージャンや花札などは，対象者のほかに参加者が数人必要なため，集団作業の形態になる．

3．チームで行う作業

野球やサッカー，バレーボールなどチーム同士で勝敗を競う作業種目は，集団作業でなければできない．

集団作業でなければならない対象者

作業からの刺激だけではなく，作業療法士以外の構成員からの刺激を必要とする場合．

集団の作り方と治療的集団作業（集団作業療法）の具体的な進め方

集団の大きさ

集団の大きさは，作業療法士が集団内のさまざまな動きを見落とさない程度がよいので，作業療法士1人に対し，5～8人が目安であろう．松井[5] は集団を治療的に操作するなら10～15人程度までとしている．複数の作業療法士が1つのグループ内で共働する場合，目が行き届くのは15人が限度と山口[6] は述べている．

対象

最低条件として，集団の中にいることができることが必要である．できれば他者交流を望む者であるとよい．同じ特徴をもつ構成員が集まった同質の集団はまとまりやすいが，不活発となりやすい．グループ内でやりとりを多く期待する場合には，異質的集団のほうがプロセスは豊かになりやすい．しかし，異質的集団の場合，混乱しやすくいつまでたってもまとまらないということも起こりえる．

場所

人数に合った大きさの空間，作業に必要な広さが求められる．雑音や堅苦しい雰囲気がないようにする．

リーダー

リーダーが1人の場合，その集団はリーダーの影響を一方的に受けやすいので，2人のリーダーがいるほうがよい．しかし，主リーダー・副リーダーという従属関係になると，集団の雰囲気が主リーダーの支配的な堅苦しい雰囲気になる．そのため，主リーダーは進行を担当し，副リーダーは全体を見渡せる役割がとれる人が望ましい．リーダー間の意見

や感情の違いの表明により自由な雰囲気が醸成され，活発になることが期待される．スタッフがリーダーになると権威的になりやすく，リーダーの意図がグループに反映されやすいので注意が必要である．

集団プロセス促進のためのリーダーの役割

①**自由度が高いほうがグループ運営の難易度は高いが，相互作用が増える**

リーダーが不安にならない程度に，自由に構成員が意見を言い，グループが活性化することが望ましい．社会生活技能訓練（SST）のように流れが決まっていて課題をひとつずつ進めていくのは，未熟なリーダーでも実施しやすい．言語のみの集団よりも作業を用いることで，一般的には集団の運営がしやすくなる．

②**個人の心理的安全の保障をする**

発言や作業遂行が難しい参加者に対しても，心理的安全すなわち沈黙や静止状態を認める．特にグループへの参加を躊躇する参加者の場合，安全を保障し，グループ内の様子を見聞きできるよう配慮しつつ，時々参加を促す程度のかかわりが必要である．その様子をグループ内外の構成員が見ていることを忘れないようにしたい．

③**権威の殻から脱却する**

スタッフやリーダーがその権威を振りかざすと，彼らの発言を構成員が重視しすぎて，自分の意思を発言することをやめスタッフやリーダーを追従するようになる．これは構成員一人ひとりの自由，選択，責任からの回避につながるため，望ましいグループ活動とはいえない．

④**対立やトラブル発生時の対応は明確にする**

意見の対立はあることが当たり前で，対立点を明確にすることが重要である．できるだけ感情的な対立にならないよう，またグループ外での交友関係に持ち込まないよう，その場で解決することが必要である．怪我などのトラブルには最優先に対処する．口論や暴力の場合には，該当者を落ち着かせることが最優先となる．

参考文献
1) 古川　宏（編）：作業療法のとらえ方. pp235-244, 文光堂, 2005.
2) 日本作業療法士協会（監修）：作業療法全書　改訂第2版　第5巻精神障害. p48, 協同医書出版社, 1999.
3) Irvin D Yalom, et al/ 川室　優（訳）：グループサイコセラピー. pp23-32, 金剛出版, 1997.
4) 日本作業療法士協会（監修）：作業療法全書　改訂第3版　第5巻精神障害. pp89-97, 協同医書出版社, 2010.
5) 松井紀和：精神科作業療法の手引き. pp88-95, 牧野出版, 1978.
6) 山口芳文：作業療法学　ゴールド・マスター・テキスト　精神障害作業療法学　改訂第2版. p162, メジカルビュー, 2015.
7) 鎌倉矩子・他：ひとと集団・場. pp36-61, 三輪書店, 2000.

（四本かやの）

2章

作業活動各論
基本的作業活動種目

1　革細工

　皮革製品は，日用品（財布，靴，コートなど）・スポーツ用品（野球のボールなど）・楽器（太鼓など）など，生活のなかで慣れ親しんで使用されている．

　「革細工」は，道具や材料が比較的入手しやすく誰にでも手軽にできる活動である．また，作品もコースターやしおりなどの小物から，大きめの財布，バッグなど，日常使用するさまざまなものを作ることができる．作品のでき栄えを決めるのは，刻印のできよりもむしろ染色で，好みの色合いが出せたかどうかが満足度に影響する．作業療法士が染色の勉強をすると革細工の愛好者が増えるのではないだろうか．

　「革細工」の作品を仕上げるまでの技法は下記に示すように各種あるが，作業療法の場面でよく用いられる技法はスタンピング，モデリング，カービングである．

〈スタンピング法〉

　各種の刻印を使用して好みの模様を作り上げていく．一般的には刻印を並べて打ったり，組み合わせたりして模様をつくる．モデリング法，カービング法などと併用することもでき，広範囲に使用できる技法である．

〈モデリング法〉

　デザインのまわりをベベラーで叩いてデザインを浮き立たせる代わりに，モデラーを使用してデザインのまわりをへこませてデザインを浮き立たせる技法．木槌で刻印を叩くことができない人，または難しい人に向き，片手のみでできる方法である．

〈カービング法〉

　革に写したデザインを回転ナイフで切り込み，各種の刻印でデザインを浮き彫りにして仕上げていく技法である．アメリカンスタイルの彫刻法が一般的である．本項ではこの技法を中心に紹介する．

〈パッキング〉

　土台となる皮革の上に，床革や革くずを切ったものを貼り付けて凸凹を作り，上から植物タンニンなめしの薄めの革をかぶせて模型を浮き立たせる技法である．

〈ろうけつ染め〉

　液状のロウを革の上に塗ると，その部分だけが染まらない（防染）という性質を利用した技法である．ロウが固まるときにできる亀裂が特徴の一つである．比較的柔らかい皮（革）を使用することが一般的である．

材　料

〈革〉

　「皮」とは，なめし剤で処理していない「原料皮」をさす．動物から剥がしたものを「生皮」といい，そのままでは腐ったり硬くなったりしてしまうので，塩づけし乾燥させたも

1　革細工

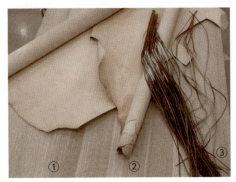

図1　①植物タンニンなめし革，②アメ豚革，③革レース

のを「原料皮」という．この原料皮をなめし剤で処理し，安定するように加工したものが「革」である．「革」は場所によって脂分が異なり，なめし処理後でも品質のムラが大きく，1枚ごとに，また革の場所ごとにもムラがある．吸水性に富み，カビが生じやすく変色しやすいが，成形はしやすく丈夫で耐久性のある素材である．

「革」は面積（単位はデシ→1デシ：10×10cm）で取引される．大きな革の裏に書かれている数字は面積を表している（例えば126は126デシで，10×10cmが126枚分）．

革細工では，一般的に植物タンニンなめし革，アメ豚革，革レースの3種類の革材料を使用する（**図1**）．これらの革は吸水性，可塑性に富み，軟らかくなって形がつけやすい革である．なめし工程が終わった革の表面はきれいで，道具や爪などで傷がつきやすいため，爪で傷がつかないよう慎重に取り扱う．

保管する場合は，表面を内側にして丸め，さらに紙で包み，暗く湿気の少ない高所に横に寝かせて置く．また，作業を中断する場合は，ビニール袋などに入れずに，そのままの状態で風通しのよい場所に置く（密閉状態にするとカビが生じ変色してくるので注意する）．

〈染　料〉

革細工用染料　各色

作業工程（手順と道具の使用方法）
―カービング法でキーホルダーを製作する―

カービング法でキーホルダーを製作する工程には，革の裁断から金具の取り付けやレザーレーシング，そして染色まで，革細工の基本となる工程が含まれる．ここでは，その工程ごとに道具の使用方法と手順を説明する．

1　革の裁断

道　具

- 型紙：作品の外形を厚紙や木板などで形にしたものを製作しておくと便利である．
- ビニール板：革を裁断するときに使用し，革の下に敷いて机などが傷つかないようにする．
- ゴム板：ビニール板の代わりに使用できる．
- 曲尺：作品の型紙づくりや革の裁断に使用する．
- 裁革刀（革包丁）：直線や曲線など，型どおりに革を裁断するときに使用する．
- はさみ（革切り用）：裁革刀がうまく使用で

2章　作業活動各論—基本的作業活動種目

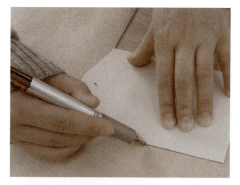

図2　革の裏面に型紙をトレースする

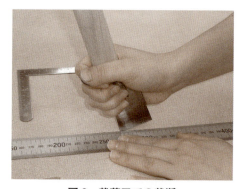

図3　裁革刀での裁断

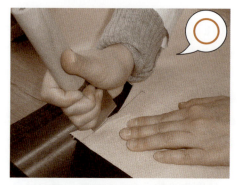

図4　裁革刀の正しい持ち方

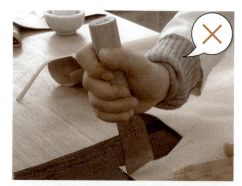

図5　裁革刀の誤った持ち方

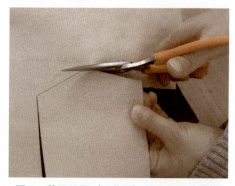

図6　革切り用（工作用）はさみでの裁断

② 曲尺や定規を使用して裁革刀（革包丁）で裁断する（**図3**）．定規に刀の背を垂直に当て，刃先で裁断する．このとき刀の腹部をしっかり握り，刃先で力強く一度で切ると革の端がきれいに裁断できる（**図4**）．裁革刀の柄の部分を持つと刃先に力が伝わりにくい（**図5**）．

③ 裁革刀の代わりに革切り用はさみを使用してもよい（**図6**）．革を傷つけないよう固定すれば片手作業も可能となる．

2　図案のトレース

道具

・図案：各種の図案を用意しておくと便利．大きさを変えたい場合は，拡大・縮小コピーをして対応する．

・スポンジ：刻印を始める前に革を湿らせるために使用する．

・トレーシングペーパー：図案を間接的に革にトレースするときに使用する．

・ラップ：トレーシングペーパーの代わりに使用する．

・トレースモデラ（モデラの反対側）：図案を写す際に用いる．

ないときに裁革刀の代わりに使用する．はさみの大きさや形にはいろいろな種類がある．

・カッターナイフ：裁革刀の代わりに使用できる．切れ味が鈍ってきたら刃先を切り落し，新しい刃にすると一定の切れ味を保つことができる．

・革スキ：革の厚さや端などを薄くそぎ落とすときに使用する．また，革ひも（レース）をつなぎ合わせるときにも使用する．

手順

① 革の裏面に型紙（キーホルダーの型）に沿ってトレースする（**図2**）．型紙の上に重石を置けば片手作業も可能となる．

1 革細工

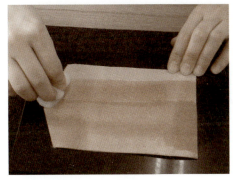

図7 図案トレース準備
（裏面をスポンジで湿らせる）

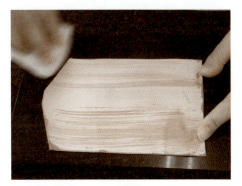

図8 図案トレース準備
（表面をスポンジで軽く湿らせる）

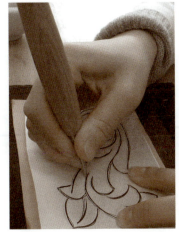

図9 トレースモデラを用いた
図案トレース

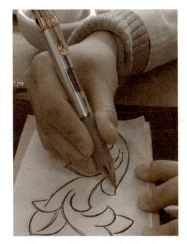

図10 ボールペンを用いた
図案トレース

- ボールペン：トレースモデラの代わりに使用できる．

手順

① たれない程度にスポンジに水を含ませて，裏面から少しずつ湿らせる（図7）．裏面から湿らせる理由は，裏面が表面よりも吸水性が大きいためである．

② 裏面から表面ににじむ程度に湿らせるのがよいが，湿り具合が足りない場合は表面も軽く湿らせる（図8）．革は伸縮性があるため刻印する場所のみでなく必ず全体を湿らせる．

③ トレースモデラ（モデラのもう一方）を使用して図案を写す（図9）．ラップなど透明で軟らかいものを図案に重ねてカバーすると，図案が長持ちする．

④ モデラの代わりにボールペンを使用して図案を写してもよい（図10）．ボールペンのインクが革の表面に付かないように注意する．ラップなどで図案をカバーするとよい．

③ 革の彫刻（カービング法）

道具

- フェルト：打ち台（ゴム板）の下に敷き，音を和らげる．モデリング法にも使用できる．
- ゴム板：両面が使用できるようになっているが穴あけで使用した面は凸凹になり，刻印の作業がしにくくなるうえ，革にも傷ができる．カービング法・スタンピング法・モデリング法などの刻印作業をするときの面と，穴あけ・カシメやホック止めの作業に使用するときの面を使い分ける．
- 木槌：カービング法・スタンピング法の刻印など，叩く作業に使用する．
- スポンジ：図案のトレースや刻印などのため革を湿らすときに使用する．革は伸縮性があるため刻印する場所のみを湿らして作業するとその部分だけが歪んでしまう．したがって日時をあけて再

37

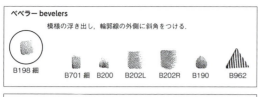
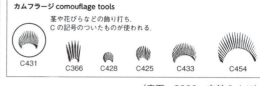
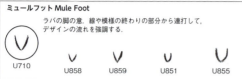
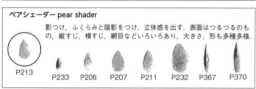

図11 主な刻印とその特徴

（森下，2000，文献2より）

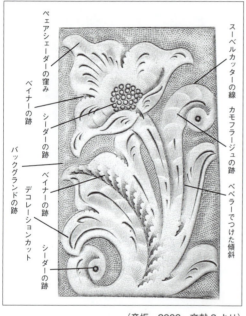

（彦坂，2002，文献3より）

図12 作品の中での各種刻印の活用

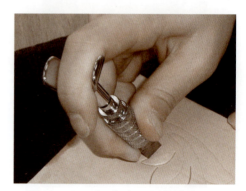

図13 スーベルナイフでの図案カット

開する場合は，必ず全体を湿らせて作業する．
- スーベルナイフ（回転ナイフ）：カービング法の図案カットと仕上げのデコレーションカットに使用する．また，モデリング法の図案カットをするときにも使用する．図案カットのときは均一な力でカットするが，デコレーションカットでは，最初は力を強く入れ深くカットし，徐々に力を抜いて線に強弱をつける．
- 各種刻印（図11）：カービング法の基本刻印は，ベベラー，シェーダー（ペアシェーダー），ベイナー，カムフラージ，ミュールフット，バックグ

ランド，シーダーの7本である．図案によって大きい刻印，小さい刻印を使い分けたり，他の刻印を加えながら行う．スタンピング法ではいろいろな模様の刻印を揃えておくとおもしろい作品ができる（図12）．
- トレースモデラ：刻印で叩くことができない場合に，溝の外側をこすってへこませ，立体感を出す（深さは革の厚さの1/2が目安であるが，好みで決める）．

手順

① スーベルナイフ（回転ナイフ）を使用して図案をカットする．示指をナイフの頭に置き，母指と中指でナイフの胴を挟み図案に沿うように回転させながらカットする（図13）．刃先でカットし，常に革に直角に面し図案に沿って均一な力で溝を作るようにする．カットする深さは革の厚さの1/2が目安である．革の裏面にカットした図案が現れる程度がよい（図14）．

② ベベラーで図案の輪郭線の外側をつぶし，

図14　図案カットした革の裏面

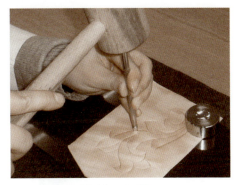

図15　ベベラー

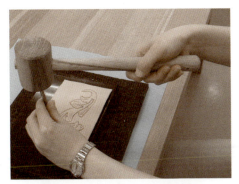

図16　木槌の持ち方（柄を握る）

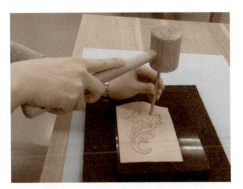

図17　木槌の持ち方（示指を柄の上に添える）

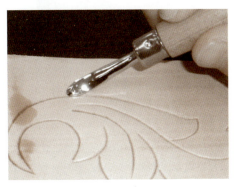

図18　モデラー

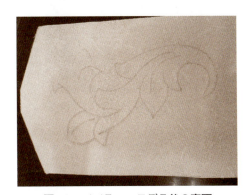

図19　ベベラー・モデラ後の裏面

模様を浮き出させる（**図15**）．ベベラーの持ち方は，母指・示指・小指の3点支持で中指・薬指は添える程度とする（これは刻印時の基本である）．ベベラーには斜角がついている．厚みのあるほうを輪郭線の外側に垂直に置いて木槌で叩いて使用する．刻印の全体を使用したり，一部を使用したりする工夫ができる．作品が小さいと革が動いてしまうので，重石で固定すると作業がしやすい．

③ 木槌の持ち方は，柄を握る場合はおもに橈屈・尺屈運動で行い（**図16**），示指を柄の上から添える場合はおもに手関節の屈曲・伸展運動を行う（**図17**）．

④ モデラで輪郭線の外側をへこませて立体感を出す（**図18**）．ベベラー・モデラ後の裏面を見ると，図案がはっきりと写っているのがわかる（**図19**）．

⑤ ミュールフットでの刻印を行う．図案の線の終わり部分に打つことによりデザインを強調する（**図20**）．

⑥ ペアシェーダーでの刻印を行う．陰影をつけることで模様にふくらみと立体感をもたせる（**図21**）．表面がつるつるのもの，横すじ，縦すじ，編目が入っているものなどがある．

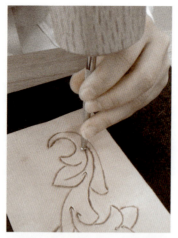

図20 ミュールフットでの刻印

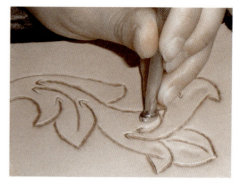

図21 ペアシェーダーでの刻印

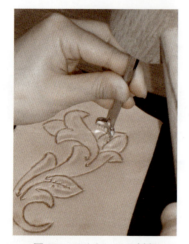

図22 ベイナーでの刻印

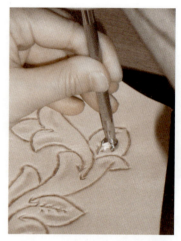

図23 カムフラージでの刻印

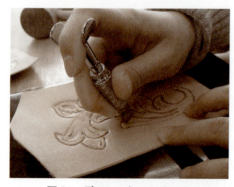

図24 デコレーションカット

⑦ベイナーでの刻印を行う．葉脈の脈つけ（外側）や渦巻きの飾りなどに使用する（図22）．

⑧カムフラージでの刻印を行う．葉脈の脈つけ（内側）や茎，花びらなどの飾りに使用する（図23）．

⑨デコレーションカットを行う．スーベルナイフ（回転ナイフ）で，図案の不足を補ったりアクセントをつけたりしていく．最初は力強く深くカットし，徐々に力を抜いていく（図24）．

4 染 色

染色する前に，布きれで表面の汚れや脂などをよく拭き取る．染色方法には，筆や刷毛による方法と，布タンポによる方法の2つがある．薄い色は濃くすることができるが，濃い色は変えることができないので注意する．下塗りやへこみ部分には薄い色が適している．なお，染色せずに革の質感をそのまま保って仕上げる場合は，革用ラッカーやワックスを用いる．

道具（図25）

- エプロン：染料は衣服につくと取れないので汚れを防ぐために使用する．
- 新聞紙：染色作業や染料置き場など，作業環境に敷きつめる．
- ボール：筆や刷毛を洗う．
- 雑巾・古布：洗った筆や刷毛の水分を拭き取る．
- ビニール手袋：指に染料がつかないようにする

1 革細工

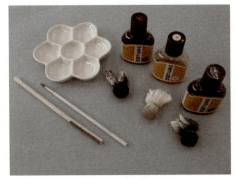

図25 染色道具

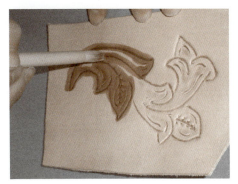

図26 筆を使った染色

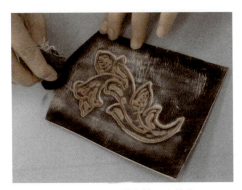

図27 布タンポを使った染色

ために使用する．指など皮膚についた染料は石けんなどでよく洗うと2～3日で落ちる．
- 染料：天然染料と合成染料があるが，普通は色の数が多い合成染料がよく使用される．
- 布タンポ：適当な（木綿の）布に小さな木綿の布を包んでてるてるぼうず状にして口を輪ゴムなどで締める．
- 梅皿・小皿：染料を小出しにする．または染料の濃さを確かめる．
- 彩色筆：おもに図案部分のみを染色する際に使用する．
- 面相筆：おもに図案の細かい線を描く際に使用する．
- 刷り込み刷毛：染料をしっかり塗りこむのに使用する．
- 平刷毛：下塗りや全体を同じ色で染色するのに使用する．
- 金巻き刷毛：下塗りやラッカー仕上げなどに使用する．
- 顔料による着色：顔料自体が着色力をもたないのでラッカーやアクリル樹脂で溶かし，塗料や絵の具として用いられる．

手順

① へこみ部分に，黄色など薄い色を塗る．筆を使用して塗りムラのないように行う（図26）．

② 布タンポで表面を塗る．まわりを濃く，中を薄く塗るとボカシになる（図27）．

5 アメ豚革（裏革）貼り

道具

- 鉛筆・ボールペン：裏革の裏に型紙でトレースする．
- 裁革刀（革包丁）：トレースした裏革を型どおりに裁断するときに使用する．
- はさみ（革切り用）：裁革刀の代わりに使用できる．裏革を貼り合わせた後，はみ出た裏革を切り落とす．
- ゴムのり：接着面（彫刻・染色した革と裏革の裏面）を貼り合わせるために用いる．
- ガラス板：貼り合わせるときに使用する．

手順

① 型紙に沿って，アメ豚革にトレースする（図28）．

② 染色が終わって乾かした革の裏面とアメ豚革の裏面に薄くゴムのりを塗る（図29）．塗る面が小さい場合は指で，大きい場合はブラシで塗る．指で塗った場合，手をこすればゴムのりはきれいに取り除ける．ゴムのりの容器の蓋はしっかり閉める（空気に触れると硬くなって使えなくなる）．

③ 表面が乾いたら（手で触ってつかない程度），接着する面の端をしっかり合わせ，貼り合わせる．ガラス板でこすりながら貼るとしっかり接着できる（図30）．しかし，はがしにくくなるので慎重に行う（図30）．

④ ガラス板がない場合は，角をきれいに丸く

41

2章　作業活動各論—基本的作業活動種目

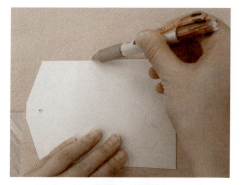

図 28　アメ豚革への型紙トレース

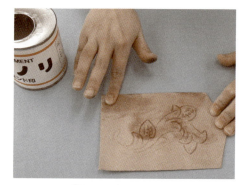

図 29　ゴムのり付け

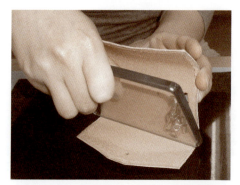

図 30　アメ豚革貼り（ガラス板を使用）

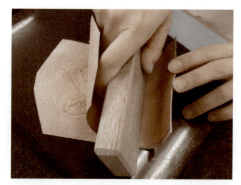

図 31　アメ豚革貼り（木片を使用）

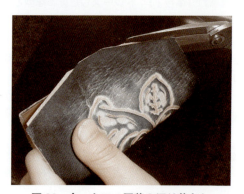

図 32　余ったアメ豚革の切り落とし

した木片を使用してもよい（**図 31**）．なお，作品の完成像にあわせて曲げながら，隙間やシワができないように形を整えながら行う．

⑤ 曲がる部分がある作品はアメ豚革が余ってはみ出すので，はさみで切り落とす（**図 32**）．

6　穴あけ

道具（図 33）

- ゴム板：穴あけ専用の面で穴をあける．
- ディバイダー：穴をあける位置に印をつける．革の端からどのぐらいの位置に穴をあけるかを決め，ディバイダーの針の一方を穴あけ位置に，他方を革の端に当てて線を引いていく．
- 三本目打ち：ディバイダーで引いた穴をあける線の上に目打ち（三本・一本）を置いて，木槌で叩いて穴をあける．最初の穴あけ位置は，革のコーナーか革の重なりを考慮して場所を決める．裏の面を見て革を突き抜いていることを確認する（五本目打ち・七本目打ちもある）．
- 一本目打ち：穴の位置の調整および作品のカーブの部分などの穴あけに使用する．
- 木槌：目打ちで穴をあける作業に使用する．
- ハトメ抜き：穴あけ作業に使用する．

手 順

① ディバイダーでレーシング位置の印づけをする．針の一方を革の端に当て，もう一方の針で等距離に印をつける（**図 34**）．

② ディバイダーでつけた印の上に沿って穴をあける．一目を重ねてあけると等間隔であけられる（**図 35**）．ゴム板は穴あけ用の面を使用し，革をつき抜けていることを確認する．

③ 金具（キーホルダー）を取りつける場所に一本目打ちで印をつける（**図 36**）．

④ ハトメ抜きでキーホルダー金具取りつけの穴をあける（**図 37**）．パンチを使用すれば片手

1　革細工

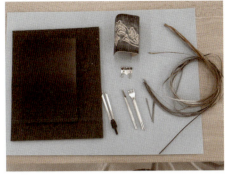

図33　穴あけ・レザーレーシングの道具と材料

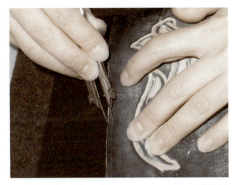

図34　ディバイダーによるレーシング位置の印づけ

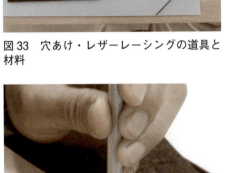

図35　穴あけ

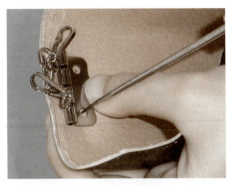

図36　一本目打ちによる印つけ

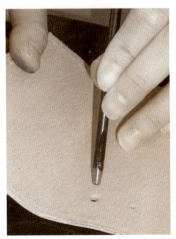

図37　ハトメ抜きによる穴あけ（金具取り付け用）

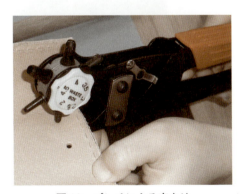

図38　パンチによる穴あけ

でも穴をあけられる（図38）．

7　金具の取り付け

道具（図39，40）
- フエルト：打ち台（ゴム板）の下に敷き，音を和らげる．
- ゴム板：穴あけ・カシメやホック止めの作業に使用する．
- 丸ギリ：金具の取りつけ位置の印をつけたり，レースの編み目を整えたりするのに使用する．
- 木槌：穴あけ・カシメやホック止めの作業に使用する．
- ハトメ抜き：穴あけ・ハトメ止めに使用する．止め具の穴の大きさによって穴の径が異なる．
- 打ち台：カシメ・ホック止め作業に使用する．
- カシメ打ち：カシメ止め作業に使用する．
- ホック打ち：ホック止め作業に使用する．

43

2章 作業活動各論—基本的作業活動種目

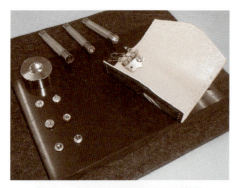

図39 カシメ・ホック止めの道具

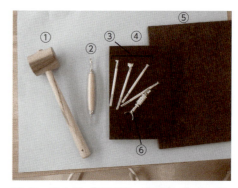

図40 ①木槌，②モデラ，③刻印，④ゴム板，⑤フエルト，⑥スーベルナイフ

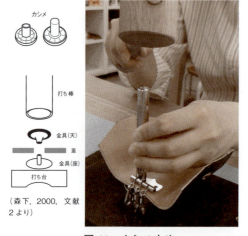

（森下，2000，文献2より）

図41 カシメ止め

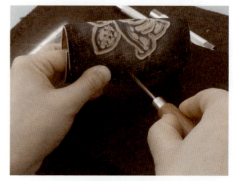

図42 表面ホックの印つけ

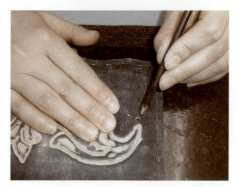

図43 表面ホックの穴あけ

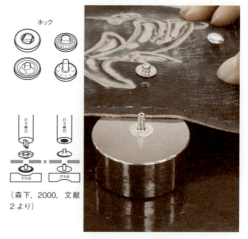

（森下，2000，文献2より）

図44 表面ホックの金具セット

手 順

① カシメ止めをする．打ち台にカシメの一方を置いて，金具に通したもう一方のカシメをセットし，カシメ打ちを垂直に固定して木槌で叩いて金具を止める（**図41**）．

② ホック止めの印づけをする．革を完成時の形にして，止め具の場所に一本目打ちで印をつける（**図42**）．

③ 印の上からホック用の穴をあける（**図43**）．

④ あけた穴を挟むようにして金具をセットする（**図44**）．

⑤ 打ち台を逆に（平面を上に）使用してスナップつぶしで止める（**図45**）．

⑥ 打ち金は垂直にして木槌で叩いて止める．強く打つと頭がつぶれすぎるので注意（**図46**）．

⑦ 裏面ホックの大きさの穴をあける（**図47**）．

⑧ 裏返して打ち台にホックの頭をのせ，革を

1 革細工

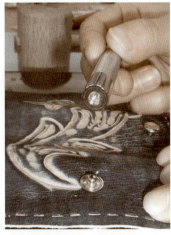

図45 表面ホックのスナップつぶし

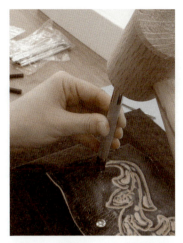

図46 表面ホックの木槌打ち

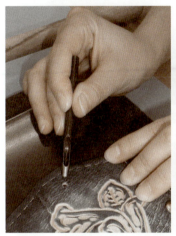

図47 裏面ホックの穴あけ

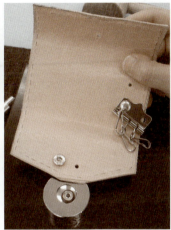

図48 裏面ホックの金具セット

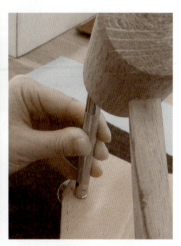

図49 裏面ホックの木槌打ち

挟んでホックをセットする（図48）．

⑨ ホック打ち棒を木槌で叩いてとめる（図49）．強く叩きすぎるとバネの部分が開きすぎてとまらなくなるので注意する．

※注意：金具の組み合わせと位置を間違わないように確認してから作業にとりかかる．ホック打ちで山の部分をつぶしすぎないように，バネの部分を開きすぎないように注意する．

8 レザーレーシング（Leather Lacing）

レザーレーシングの目的は，革の端をレースで隠し，きれいに仕上げることである．革の端の状況によってはレーシングをしないで，ウイップのように端の一部を露出する場合もある．

右利きの場合，レーシングが左から右に進んでいく．またレーシングは強すぎず弱すぎず，一定の力で行うと編み目が揃ってきれいに仕上がる．

道具と材料

- ゴム板：レース（革ひも）の先端を薄くするときやレースを置いてそぐときに使用する．
- 裁革刀（革包丁）：レースをつなぐために先端を薄くそぐときに使用する．レースを針にしっかり固定するために裁革刀の柄の部分で軽く叩く．
- 革スキ：裁革刀に代わってレースの先端を薄くそぎ落とすときに使用する．
- レース針：2枚の鋼でレースを挟むように固定する．鋼を開きすぎると戻りが悪くなり固定力が弱くなる．鋼が開きすぎないように針の取り扱いは慎重に行う．
- レースギリ：レースの編み目を整えたり，レース針が穴に通りやすくしたりする目的で使用する．
- 木槌：レースした部分を上から軽く叩くと編み

45

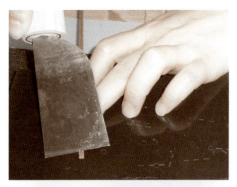

図50　レース先端のそぎ落とし

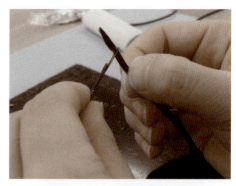

図51　レースを針にセット

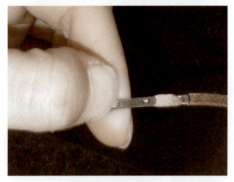

図52　レースの挟み込み

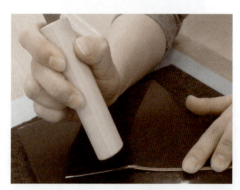

図53　レースの固定

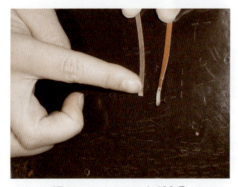

図54　レースのつなぎ方①

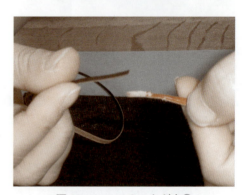

図55　レースのつなぎ方②

目が揃ったり整ったりする．
- ゴムのり：レースをつなぐときに使用する．

手　順

① レースの先端を裁革刀を使用して薄くそぐ（図50）．

② レースを針にセットする．針の種類によってセットの仕方が異なる（図51）．

レースの先端を2枚の鋼の間に挟むように固定する．2枚の鋼を開けすぎると固定力が弱くなるので注意しよう（図52）．

③ 2枚の鋼の間に挟んだレースを裁革刀の柄で軽く叩いて止める（図53）．

④ レースをつなぐときは，一方の表面と，もう一方の裏面をそぎ，そいだ先端にゴムのりをつける（図54）．ゴムのりが乾いてから貼り合わせ，裁革刀の柄で軽く叩いて固定する（図55）．

⑤ レースは必ず表から裏へ通す（図56）．好みの編み方で端を仕上げていく．レースにはいろいろな色があるが，無地のものなら好みの色に染色できる．

革が1～2枚程度の場合，ダブルレーシング（クロスにしたところの2本をすくう）できれいに仕上がる．一般的な編み方である．「一目進んだら半目戻る」を繰り返す（図57）．

1 革細工

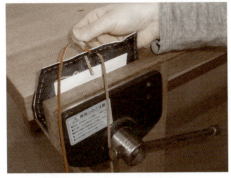

図56 レースは表から通す

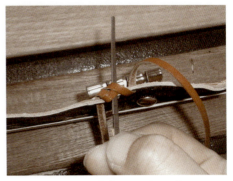

図57 ダブルレーシング

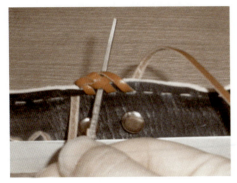

図58 トリプルレーシング

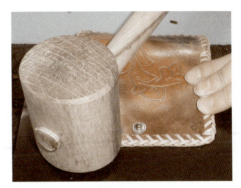

図59 レース終了後，木槌で軽くたたく

革が3枚以上の場合，トリプルレーシング（クロスしたところの3本をすくう）をするときれいに仕上がる（**図58**）．

⑥ レーシングの仕上げをする．2枚以上の革でレースする場合は，レースの最後が革の間で見えないように接着剤で固定したり，挟んだままで始末したりする．1枚の革の場合は解けないように始末をして目立たないよう裏で固定する．

レーシング終了後，木槌で軽く叩くと網目が揃い形が整う（**図59**）．

レザーレーシングの種類と方法

- ランニングステッチ：針で布を縫うときと同じ方法で行う．穴の数は偶数にする．
- ウイップ（巻きかがり）：レースを針につけて，表から裏へかがる．穴の大きさによってはレースの先端を細くすれば針をつけなくてもできる．
- フローレンスステッチ：薄くて幅広のレースを使用して巻きかがりと同じ方法で行う．
- ダブルレーシング：表から裏に穴を通して1回かがり，2回目は表から裏にレースの下をくぐらせる．1回目ははっきりしないが，2回目からはレースが交差する場所（交点）をくぐらせる．

2本のレースをかがるのでダブルレーシングという．革の端が隠れるようにきれいに仕上げることが目的であり，革が1～3枚程度の場合に適する．
- シングルレーシング：ダブルレーシングと同じ方法で1本のレースをかがる．
- トリプルレーシング：ダブルレーシングと同じ方法で1つ後ろの交点をくぐらせ，3本のレースをかがる．革が3枚以上で厚くなる場合に適する．

9 仕上げ

染料を革に定着させる色止めや，つや出し，色落ちを防いで防水効果をもたせるために行う．

道　具

- エマルジョンバインダー：下塗り用で色止めとして使用する．
- ラッカーエマルジョン：上塗り用（仕上げ用）として使用する．
- ワックス：布に少しつけて伸ばすようにして塗っていく．
- 平刷毛：バインダーやラッカーを塗るときに使用する．

47

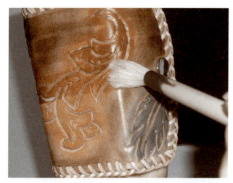

図60　筆によるレザーコート

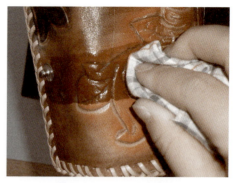

図61　布で泡をふき取る

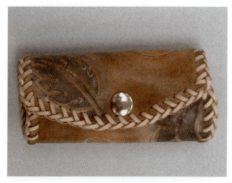

図62　完成作品

- 金巻き刷毛：バインダーやラッカーを塗るときに使用する．
- 布切れ：ワックスを塗るときやバインダーやラッカーの泡を取り除くときに使用する．
- へり磨き：コースターなどレースをしない革のへり（端）を磨くときに使用する．

手　順

① レザーコートやラッカーは，刷毛を使用して均一に塗る（図60）．表面に泡ができたら息を吹きかけて泡を消す．息を吹きかけても泡が消えないときは布で軽く叩くようにして取る（図61）．泡をそのままにするとクレータ様に残ってしまう．

② ワックス仕上げをする．布にワックスをつけ，作品に塗りこむ．泡は出ないため均等に塗る（図62）．

作業分析（表1）

1．身体的側面

目と手の協調性，巧緻性はどの工程においても必要である．
肩・肘・手・手指関節の運動が必要である．

2．精神的側面

すべての工程において，計画性・創造性（図案の選定や考案，染色方法など），判断力・集中力・耐久力などが求められる．

機能に合わせた工夫例

片麻痺などがある場合，対象物（革・定規・刻印など）をうまく固定できれば片手での作業が可能である（図63，64）．また，麻痺側で行う場合は，上肢の機能の向上（随意性の回復，手指の巧緻性の改善など）が期待できる．

把持力や上肢の筋力低下がみられる場合は，木槌や刻印の柄の部分を太くすることにより作業がしやすくなり（図65），肩関節周囲筋や肘関節屈筋・伸筋の強化および手関節の橈屈・尺屈と屈曲（掌屈）・伸展（背屈）などの改善が期待できる．

1 革細工

表1　革細工の作業分析

作業内容	主な関節運動	筋力
1. 裁断：　○裁革刀	肩関節：屈曲・伸展 肘関節：屈曲 前腕：回内・回外 手関節：掌・背屈，橈・尺屈 手指関節：屈曲	 ◎ ◎
○鋏	肘関節：屈曲 前腕：回内・回外 手関節：掌・背屈，橈・尺屈 手指関節：屈曲・伸展	 ◎
2. トレース：	肘関節：屈曲 前腕：回内 手関節：掌・背屈，橈・尺屈 手指関節：屈曲	
3. 刻印：　○スーベルナイフ	裁断（裁革刀と）同じ	◎
○ツール（保持）	肘関節：屈曲 手関節：固定（ツールを保持した位置） 手指関節：屈曲	 ◎
○木槌でハンマリング	肩関節：屈曲・伸展 肘関節：屈曲・伸展 手関節：掌・背屈，橈・尺屈 手指関節：屈曲	 ◎ ◎
4. 染色：	トレースと同じ	
5. アメ豚革（裏革）貼り：	肩関節：屈曲・伸展 肘関節：屈曲・伸展 前腕：回内 手関節：固定（ガラス板の保持） 手指関節：屈曲	
6. 穴あけ：	刻印・ハンマリングと同じ	
7. 金具の取り付け：	刻印・ハンマリングと同じ	
8. レザーレーシング：	肩関節：屈曲・伸展 肘関節：屈曲・伸展 前腕：回内・回外 手関節：掌・背屈，橈・尺屈 手指関節：屈曲	 ◎
9. 仕上げ：	トレースと同じ	

＊①筋力はすべての運動において，3レベル以上が必要
　②◎印の工程はより強い筋力が必要

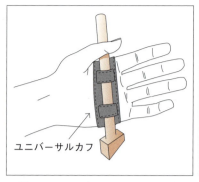
図63　ユニバーサルカフでの刻印の固定

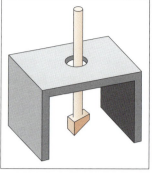
図64　刻印固定枠での刻印の固定

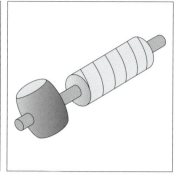
図65　柄を太くした木槌

治療効果

1. 身体的側面
① 目と手の協調性，巧緻性の改善
② 肩・肘・手・手指関節可動域の拡大および筋力増強

2. 精神的側面
① 計画性・創造性（図案の選定や考案，染色方法など）の育成
② 判断力・集中力・耐久力などの改善

段階づけ

1. 精神機能面の段階づけ
① 作品は視野に入る程度（10～20cm四方）の大きさから状態に応じて大きくする．
② 図案は単純で解りやすいもの，認識しやすいものから徐々に複雑にする．
③ 使用する道具・工具が少ない方法から徐々に道具・工具を増やしていく．

2. 作品による段階づけ
① 固定しやすい大きさでそのまま使用するもの（10×10cm程度：例えばコースターなど）
② 小物（10～30cm程度：小銭入れ・キーホルダー・メガネケース・ペンケースなど）
③ 中物（30～50cm程度：ブックカバー・セカンドバッグなど）
④ 大物（50cm以上：カバン・ショルダーバッグなど）

3. 皮革細工技法の段階づけ
① 用途に応じて皮革を裁断し，そのままミシン縫いやレースなどで組み立てる．
② スタンピング（植物・動物・幾何学模様などのツールを使用してデザインする）
③ モデリング（モデラーを使用し，デザインの外側をこすって浅い凹凸をつけ立体的に仕上げる）
④ カービング（回転ナイフを使用して複雑な凹凸と模様をつけ立体的に仕上げる）
　＊デザインは簡単なものから複雑なものと対象者の能力に合わせて選択する．

4. レザーレーシングの段階づけ

① レースなし（皮革の端をきれいに切り落として，側面をそのままで仕上げる）
② レースなし（皮革の端をきれいに切り落として，側面を染色して仕上げる）
③ シングルレース（皮革の端を隠すために行う）
④ ダブルレース（ダブルでも皮革の側面が隠れない厚さの場合にトリプルで行う）

5. 染色の段階づけ

① 染色せず，ワックスや革用ラッカーで仕上げる．
② すべて一色で仕上げる（色止めのバインダーの後ワックスや革用ラッカーで仕上げる）．
③ 多色で仕上げる（凹凸の部分やデザインによって筆や布タンポで染色し，色止めのバインダーの後ワックスや革用ラッカーで仕上げる）．

安全管理への配慮

アメ豚革を貼ったり，レースをつないだりするときに使用する「ゴムのり」は有機溶剤を含んでいる．

① 引火性が高いので火気に近いところでの使用は避ける．
② 気分が悪くなることもあるので換気に心がける．
③ 強い目刺激やめまいなどを起こす恐れもあり，呼吸器疾患や神経性疾患には十分な注意が必要である．
④ ゴムのりや染料が手について皮膚に異常を感じたらただちに洗い流す．

革細工が適さない症例（疾患・症状）

① カービングでの作業は木槌で叩く工程が多く，手指への振動が継続的に加わるため関節リウマチなどのリウマチ性疾患には適応しにくい．モデリング法で行うことも考えられるが，手指の痛みや変形などへの影響を十分考慮して実施しよう．
② 協調性・巧緻性が要求される作業であり，振戦や不随意運動のある症例には適応しにくい．
③ 進行性疾患では筋力の状態により実施期間が限定されることが予想される．

文献

1) 日本作業療法士協会（編）：作業—その治療的応用．協同医書出版社，1985.
2) 森下雅代：はじめての革モノづくり．美術出版社，2000.
3) 彦坂和子（監修）：革の手芸．クラフト社，2002.
4) 谷合義旦：革の保管法．理・作・療法，4（4），1960.

（谷合義旦）

2 木工

　木工は古くから行われている活動であるが，作業療法の治療手段として用いる場合は，作業療法室に用意されている道具・材料や，木工室の有無などの環境によって作品が決定される．比較的狭い空間で実施できるうえに繰り返し動作が多いサンディング活動は，紙やすりを巻いたブロックで板の表面を磨くという木工の一活動であったが，現在は木工として利用される場面に出逢うことはなく，要素的活動としてその動作のみが用いられている．そこで本項では，比較的少数の道具と材料で仕上げることができ，塗装を必要としない作品として「状差し」を取り上げて解説する．

材料・用具・道具の役割と使用方法

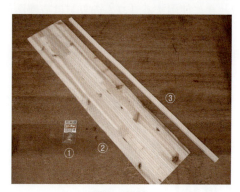

図1　材料
①真ちゅう釘，②杉集成材，③杉角材．

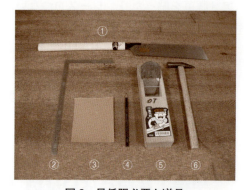

図2　最低限必要な道具
①替え刃式のこぎり，②曲尺，③紙やすり，
④鉛筆，⑤鉋，⑥金槌

材料（図1）

- 木材：板材（杉集成材：9×200×910mm），角材（杉：12×18×975mm）

杉板は目に沿って割れやすいが，木目を楽しむことができる．丈夫な作品にしたい場合は，合板（ベニヤ板ともよばれる）やパイン材（棚などの家具に用いられる）を利用する．合板を利用する場合は仕上げに塗装が必須となる．

- 釘（今回は真ちゅう釘：1.4×16mm）

一般的に接合する板の厚さの約3倍の長さが必要である[1]が，今回は木工ボンドにて接合するため，板のずれを防止する程度でよく，約2倍の長さとした．

最低限必要な用具・道具（図2）

- 紙やすり（240番）：荒削りの際に100番以下を用い，素地磨きには180〜240番で磨く．塗装後には400番程度の耐水ペーパーを用いるが，その後さらに鏡面仕上げを行う場合には800〜1000番を用いる[1]．
- 鉛筆
- のこぎり：両刃のこが一般的であるが，最近は建築現場においても替え刃式のこぎりが多く用いられる．目立ての必要がないばかりか，縦引き・横引きを気にしなくてもよいため重宝である．
- 金槌
- 鉋（かんな）
- 曲尺（かねじゃく）（「さしがね」という呼び方もある）

用いると便利な用具（図3）

木工ではさまざまな道具が市販されている．

- 50cm程度の金属製の定規：曲尺は長手（長い

2 木工

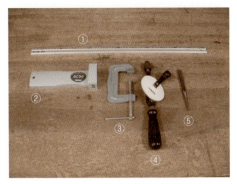

図3 用いると便利な道具
①50㎝アルミ定規，②のこぎりガイド，③クランプ，④ハンドドリル，⑤釘しめ

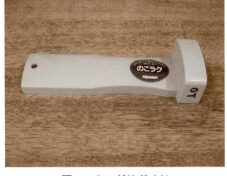

図4 のこぎりガイド

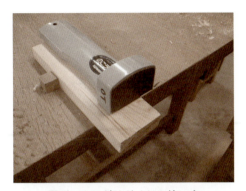

図5 のこぎりガイドの使い方
板材の切り始めに合わせて配置する．

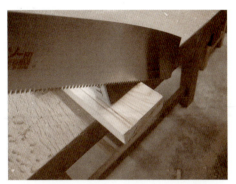

図6 のこぎりガイドを用いたのこ引き
のこぎりガイド右面の黒い部分はゴム磁石になっていて，のこぎりの刃がそっと張り付く．そのままのこぎりを押し引きすることで，板に対して横方向・深さ方向に対して直角が保てる．

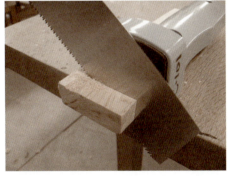

図7 のこぎりガイドを用いてのこ引きが進んだところ
切り進めても磁石の作用でのこぎりの刃がぶれることなくまっすぐに切ることができる．

ほうの辺）が50～60㎝のものもあるので，これを用意しておけば50cm定規は不要である．
• ハンドドリル：釘の下穴あけには錐を用いてもよいが，ハンドドリルを用いることで細く深い穴を開けることができる．
• 釘しめ：打ち込んだ釘をさらにたたき込んだり，板に金槌の打撃痕を残したくないときに利用する．
• クランプ：板を切るときに机面や工作椅子に固定する（必ず端材を当てて挟み，作品の表面に傷を付けないようにする）ことで作業時間の短縮が期待でき，切断が正確になる．
• のこぎりガイドなど：板の切り始めから作用が終了するまで利用できる道具であり，板に対して直角にのこ引きを進められる便利な品である．板の切断方向にも，厚みの方向へも直角が保てる（図4～7）．

53

作業活動の手順

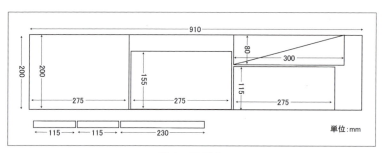

図8　けがき
切断によって必要な部材の大きさが縮小されないよう，2mm以上の隙間を空けてけがく．上が板のけがき，下が角材のけがき．

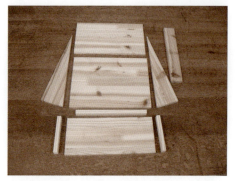

図9　部材
のこ引きを完了し，材料の大きさを確認する．辺や角は鉋や紙やすりで整えておく．

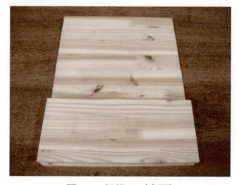

図10　仮組み（表面）
部材を重ねて大きさや向きを確認し，組み立ての工程をシミュレートしておく．

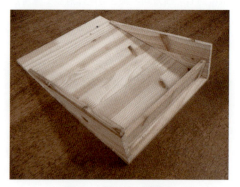

図11　仮組み（裏面）

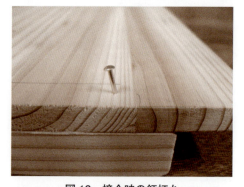

図12　接合時の釘打ち
木工ボンドで貼り合わせ，ずれを防ぐために釘打ちする．釘は基本的に板に対して直角に打つが，図のように少々斜めに角度をつけて打ち込むことで抜けにくくなる．図では左に傾いているが，対となる反対の接合部に釘打ちするときは逆に右に傾けて打ち込む．ちょうど「ハ」の字型になる（逆ハの字型でもよい）．

① 板と角材にけがく（板に切断線と仕上がり線を入れる）（**図8**）．
② 板と角材をのこ引きする．
③ 鉋で削って板の切断面を直線に整え，仕上がり線に合わせる．このとき，角を落とす（面取りという）を行う（**図9**）．
④ 紙やすりで角などを素地磨きする．
⑤ 仮組みをして材料の大きさや向きを確認し，

2　木　工

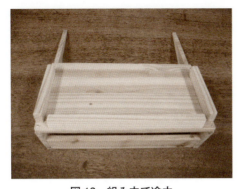

図13　組み立て途中
　下辺の角は釘打ちのための隙間，かつ埃抜きのために少し空ける．釘を用いないで貼り合わせのみで組み立てる場合は，左右の角材を下辺まで下ろして組み立てる．

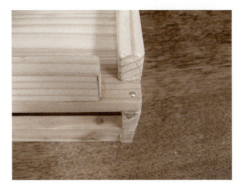

図14　下辺の角（拡大図）

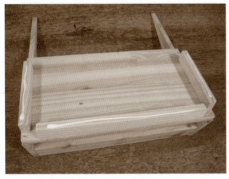

図15　組み立て
　接合面に木工ボンドを塗ったところ．指やへらでしっかりと伸ばしてから貼り合わせる．

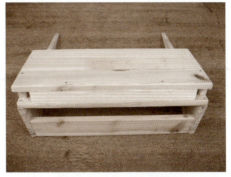

図16　組み立て最終段階
　貼り合わせが終了し，釘打ちしたところ．この後，上部に板を接合し完成となる．

組み立ての工程を計画する（図10，11）．
6　木工ボンドで貼り合わせ，釘を打って固定する（図12〜16）．
7　好みによりニスなどの塗装を行う．

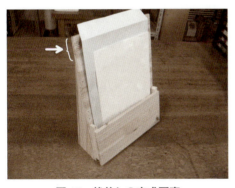

図17　状差しの完成写真
　広報誌と角2封筒を立てた．作品背面にある直角三角形の部材の最上点より，背板が高い（矢印部分）．強度を高める場合は直角三角形の部材を背板の上部に合わせた設計に変更してもよい．

作業分析と作業療法士としての注目点，治療効果

木工はどのような作品を作るかによって，要求される身体能力や認知機能が異なる．細かい細工や緻密な釘打ちが必要な場合は巧緻性が要求されるし，大きく頑丈な作品を作る場合は筋力や大きな動作が要求される[2]．

1. 認知機能・精神的側面

① 設計や組み立ての作業では，計画性と構成能力が要求される．計画性と構成能力が低い場合には作品が思いどおりに完成しないため，失敗経験を与えてしまう．

② 昨今は材料から作製するより購入したほうが効率的であるが，うまくできた場合は実用性が高く，制作者にオーダメイドのような適合感，大きな満足感や達成感をもたらす．

2. 身体的側面

① 身体的には比較的大きな動作や筋力が必要であり，繰り返しの多い動作を組み合わせて完結する．筋力を増強するのではなく，筋持久力の向上を目的とする場合には有用である[2]．繰り返し作業は，リズミカルな運動が基本となり，上肢（ときには体幹・下肢も）の協調性が求められる．目と手の協調性も大切な要素である．

② 比較的作業時間が長いため，作業耐久性は必要であり，高度な立位バランスが要求される．障害が重度な場合は導入に工夫が必要となる（例えば車いすで実施する場合は，板をクランプで固定したうえで，板の手前からのこ引きする）．

③ 身体のダイナミックな動きや作業耐久性，上肢協調性，計画性，構成能力，職業準備性，達成感などが低下している症例に対してそれらの向上を狙って用いることができる．

段階づけ

この作業における段階づけは幅が広い．木材加工は応用性が高いことがその背景にあり，作業療法場面で利用されてきた「サンディング」は，板をブロックに巻き付けたサンドペーパーで磨き上げるものであった．木工における1工程であり，難易度が低い活動として利用されていたという歴史を有する．一般的に段階づけにおいては，単純なものから複雑なものへ作品を変更する．単純なものとしては引き出しの中の小物を仕切ることを目的とし，板材を長方形に加工するだけで実用的な活動が実施できる．また，複雑なものとしては椅子や机の作成，さらには犬小屋や住居の一部を作成するという，いわゆる「日曜大工」も含まれ，実用性が十分に期待できる．

安全管理への配慮

① のこ引きや，鉋がけでは切傷に注意することは記載するまでもない．金槌の使用では釘をつまんでいる手を打たないようにするなど一般的な注意事項を守る．

② 塗装する場合，油性塗料であれば換気を欠かさない．

③ のこ引きや，やすりがけ時には，切りくずや削りくずが飛散するため呼吸器系に問

題を有する場合はマスクの着用を勧める．

木工が適さない症例（疾患・症状）

　①呼吸器疾患を有する症例には適さない．木くずや埃状の浮遊物を吸引することで症状を誘発・悪化させる可能性がある．同様に揮発性塗料を用いる場合も，症状の誘発・悪化が懸念される．

　②失調症の症例で作業耐久性が低い場合も適応外となろう．ゆっくりと大きな動作で活動している間はよいが，疲労や測定障害が増大した状況では工具が凶器となりうる．

　③自傷行為がある症例も工具が凶器となるため適さない．

文献
1) 岩瀬義昭（編著）：基礎作業学実習ガイド．pp5-44, 協同医書出版社, 2005.
2) 日本作業療法士協会（編集）：作業－その治療的応用　第2版．pp23-32, 協同医書出版社, 2003.

（長尾　徹）

3 銅板細工

　銅板細工は宝飾品などの小さく立体的な作品から，オブジェのように大きく立体的な作品までさまざまなものがある．しかし，これらの作品作りには高度な技術とたくさんの道具やバーナーなどの高熱を発生させる道具が必要となる．作業療法室ではこのような道具や環境が整っていることは少ないため，簡便に取り組める銅板打ち出しの利用が現実的である．入門者でも取り組める活動として，「銅レリーフ合板」を用いた打ち出し作品を例にあげて解説を行う．

材料・用具・道具の役割と使用方法

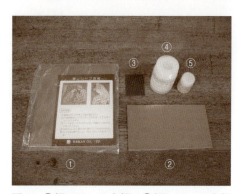

図1　①銅レリーフ合板，②銅レリーフ合板を175×95mmに切ったもの，③紙やすり，④銅板工芸用仕上げ液，⑤いぶし液

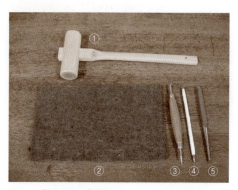

図2　①木槌，②厚手フェルトの下敷き，③モデラ，④釘の先を丸めテーピングテープを巻いて滑り止め加工をしたもの，⑤釘しめ

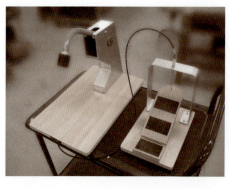

図3　足踏み式刻印ハンマー
　長い臨床歴をもつ作業療法室では，図のような道具を作成していた．手指機能の低下などにより叩く動作が困難な場合や，片手片足で活動する際に用いる．図の左が刻印用のハンマー部分，右は足踏み式のペダル部分であり，ペダルを踏むとワイヤーを介して力が伝達し，ハンマーが降りる仕組みである．革細工の刻印用にも流用できる．

最低限必要な材料・用具・道具（図1）
- 銅板：学校教材として市販されているレリーフ用の銅板を用いると，容易に加工できる（軽微な力で刻印が可能となる）．
- いぶし液：仕上げに用いる
- 銅板工芸用仕上げ液（ニスでもよい）：表面をコーティングする．
- 紙やすりまたはスチールウール

3 銅板細工

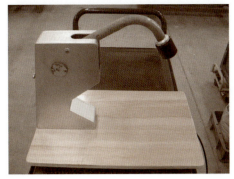

図4　足踏み式刻印ハンマーのハンマー動作①
ペダルを踏んでいない状態.

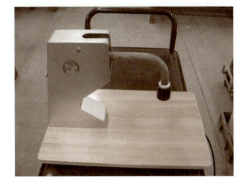

図5　足踏み式刻印ハンマーのハンマー動作②
ペダルを踏んだ場合，図のようにハンマーが下がる.

用具・道具として必要なもの（図2）
- 釘（尖端を丸めておく）：太くて長いものを使う.
- 木槌
- 下敷：防音・防振のために用いる．厚手のフェルト製がよい.

用いると便利な用具
- 鏨：彫金としての作品を目標とした場合や革細工の刻印のように模様を打ち込みたい場合に必要である．鏨は必要な太さのものを購入し，鉄鋼やすりなどで削って必要な形に仕上げる．頭の丸い坊主鏨，長方形の頭を持つなめくり鏨，花弁の形に仕上げた定鏨などがある[1]．入手しやすい道具を流用する場合は，釘しめを用いてもよい．活動の工程すべてを片手動作で行う場合は，鏨を固定するための自助具が必要であるが，木槌で叩く動作を足踏み式で代償する道具（図3～5）も開発されている.
- モデラ
- カーボン紙
- ウレタンやスポンジの筒状フォーム：釘などを把持しにくい場合に有用である.

作業活動の手順

1. 銅板と同じ大きさの下絵を作成する.
2. 下絵を銅板に写す．カーボン紙を用いて転写してもよいし，モデラやボールペンでなぞってかたどってもよい.
3. 浮き出たせたい部分を残して，釘や鏨を用いて木槌で叩き，へこませる（図6～8）.
4. そのまま仕上げとしてもよいが，いぶし液に浸して硫化（黒化）させ，紙やすりやスチールウールで磨くとコントラストが向上する．いぶし液に浸す前には，家庭用洗剤などで表面の油分（手で触った後など）を落としておかないと，指紋が残ったりムラに仕上がったりする（図9～11）.

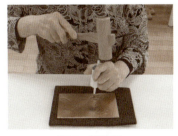

図6　刻印①
フェルト製下敷きの上に銅板を置き，木槌を用いて釘を打ち込んでへこませる.

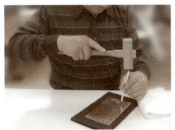

図7　刻印②
手関節の掌背屈がコントロールできない場合は，材料を斜めに配置して刻印先を見やすくする.

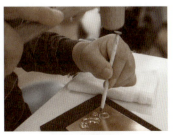

図8　刻印③
拡大図．まずは端切れなどを利用して練習してみるとよい.

2章　作業活動各論—基本的作業活動種目

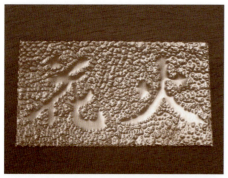

図9　釘と釘しめを利用して打ち終わったところ

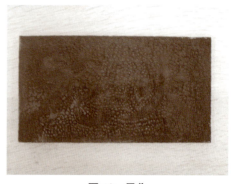

図10　黒化
打ち終わった銅板をいぶし液につけて黒化させた．いぶす前には表面に付着している油分やごみなどを取っておかないと，いぶし液がはじかれてしまい，ムラができるため注意が必要である．

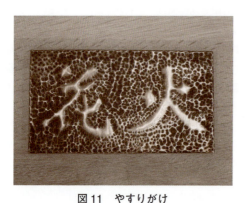

図11　やすりがけ
紙やすりで凸部のみこすると文字や模様が浮かび上がる．スチールウールを用いると磨かれる部分が拡大し，黒化部分が少なくなる（スチールウールは紙やすりに比べてへこみの中まで磨くことができるため）．

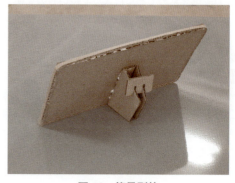

図12　簡易型枠
段ボール紙を切り，貼り合わせてフレームを作った．飾る際の目安として利用し，本格的に展示する場合は，木材やプラスチックで作製し，そこへ貼り付けるとよい．

⑤　仕上げには，ニスまたは専用の銅板工芸用仕上げ液を塗布する．
⑥　額（フレーム）に装着して飾る（図12，13）．

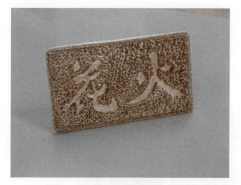

図13　完成
フレームに貼り付けて確認する．

作業分析と作業療法士としての注目点，治療効果

①　銅板は厚みによって強度が異なる．銅レリーフ合板を用いれば銅が薄く，モデラな

60

どで押さえるだけでへこむ．この場合，木槌は不要となる．

　②デザインと銅版の大きさによって作業の難易度が大きく異なる．文字を題材として表札なども作成できるが，たとえ形をなさない幾何学模様であっても作品として成り立つため，非構成的に作業を進めることができる．

　③たくさんの作品を組み合わせて壁画のように仕上げることも可能であり，集団で目標をもって仕上げてもおもしろい．

　④身体的には木槌を振るという繰り返し動作が主となるため，目と手の協調性が要求される[2]．さらに両手の協調性も必要であり[2]，木槌を打つ上肢と鏨を持つ上肢の固有受容覚による調整は作品のできばえを左右する．

　⑤作業耐久性も求められる．姿勢変換はほとんど必要がなく，机上作業として用いるため，座位保持が必須である．座位耐久性を向上させたい場合にも適合する[2]．

　⑥総じて繰り返し動作の多い座位での机上作業であり，目と手・両手の協調性が要求される活動である．これらの能力が低下した症例に対してその向上を目的に利用できる．

段階づけ

　①段階づけは，デザインを単純なものから複雑なものへ変更することで可能となる．本項で紹介した文字（表札）は，段階づけとしては比較的難易度の低いものと考えられ，文字ではなく風景や動物などを下絵にすると難易度が向上する．

　②作品の大きさを小さいものから大きなものへ変更することでも段階づけが可能となる．

　③さらに難易度が高い技術を要求するのであれば，刻印する銅板のへこませ方を一様ではなく強弱をつける（深さを調整する）ことで，立体感を表現するように計画すれば，難易度の高い活動として用いることができる．

安全管理への配慮

　①木槌を使用する際，誤って他方の手を打たないよう協調性の確認が必要である．

　②木槌で打つときに打撃音が発生する．同席者が騒音を嫌う場合は活動する場所や時間帯への配慮が必要である．

　③ひとたびへこませた部分は，裏面から叩き出さないと修正はできない．修正しても殴打前の状態まで戻すことは難しいため，一打の失敗がその後の製作意欲を失わせることになりやすい（今回利用した「銅レリーフ合板」は裏面に合板が貼り付けてあるため，裏面からの打ち出しは困難である）．

　④銅板の縁は切傷の原因となるため磨いておくか，セロハンテープなどで覆っておく必要がある．

　⑤いぶし液などの薬品は希釈して使うが，皮膚についた場合は十分に洗い流す．誤飲などの事故を起こさぬよう細心の注意を払う．

銅板細工が適さない症例(疾患・症状)

① 失調症の症例には適さない．主に刻印作業において，鏨を持つ上肢を木槌や金槌で殴打する可能性がある．振り上げる際に自らの頭部に当てたり，継続的な把持能力を維持できない場合は木槌を飛ばしたりする可能性もある．銅板細工を用い，あえて協調性の向上を目指す場合は，これらの危険回避を十分に検討したうえで用いる．
② 自傷行為のある症例には監視が欠かせない．

症例

　脳卒中片麻痺で左手に中等度の運動障害をきたした維持期の女性に対し，両手動作能力の向上を目的に銅板打ち出しを用いた．

　利き手は右手であり，Brunnstrom 法ステージ上肢 V，手指 V である．釘を把持する能力が不足しているため，ウレタンの筒を用いて補った（**図 15**）．デザインの転記，刻印は症例自らが行い，いぶしの工程とフレームへの貼り付けは作業療法士が行った．麻痺手を補助手として用いることは可能であるが，おおむね机上面や大腿に置いて薬袋をつまむなどの動作に利用することが多い．銅板打ち出しでは把持部（手）が机上面から離れ，空間位での使用が求められる．障害側は耐久性に欠けるため，前腕部を机の辺に当てることを勧めた（**図 16**）．作業時間は合計 80 分程度（1 回 20 分）であったが，空間位での上肢利用という習慣を促した．症例は空間位での上肢保持は短時間可能であったが，補助手として長時間利用することはなかったため，そのきっかけを得たことになる．

　以後，表札作りを自ら希望し，準備が始まった．

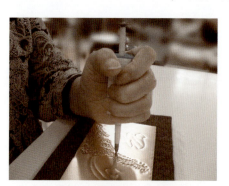

図 15 把持部の工夫
釘にウレタンフォームを巻いて，把持能力を補っている．

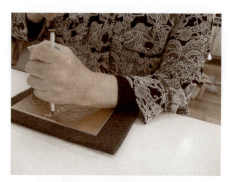

図 16 上肢肢位の工夫
肘関節屈曲位で手部を空間に保持することが困難な場合は，図のように前腕を机の端に当てて，てこの原理を利用してもよい．

文献
1) 木全　本：彫金　第 10 版．美術出版社，1977．
2) 日本作業療法士協会（編集）：作業―その治療的応用　第 2 版．pp87-93，協同医書出版社，2003．

（長尾　徹）

4　木版画

　古来より木版画は印刷の原点の1つであり，また美術絵画的要素もあわせもち日常生活全般に行きわたっている．身近なところでは，年賀状や暑中見舞いのはがき，暦・古文書などで目にする機会が多い．この季節の挨拶状が復職に一役買った経験もあり，手術のために他院に移った患者へのお見舞いなどとして，電子メールにはない作業療法室発の連絡手段として役立っている．

材　料

- 版木：桜・朴（ほう）・桂（かつら）・シナベニヤ

　桜：浮世絵などでよく使われた堅い材質で，数多く摺る場合に向いているが，逆に彫るのに力が入り，彫刻刀の刃も鈍りやすい．

　朴：桜材に比べて材質が軟らかく，良質のものは木目も均一で夏目と冬目の差が少なく彫りやすい．はがきサイズのものが手に入れやすく価格も手頃である．ただし，厚さ1cm以下のものは反りが起きやすいため，厚手のものがよい．

　桂：厚木が少なく大判のものは得にくい．高額である．

　シナベニヤ：建築用のいわゆる化粧ベニヤと違い，第1層（表層）のシナの部分が厚い（約2倍）．その下層も彫りやすく配慮（板の繊維・材質・隙間が少ないなど）されている（図1）．厚さも，大きさも各寸法が揃っている．特に大きさは注文すれば，木目の縦横に合わせて90cm×180cmから希望に応じて裁断可能である．

- 版画紙：楮（こうぞ），ミツマタ，雁皮（がんぴ）などを漉（す）いた，いわゆる和紙と相性がよく，用途に合わせて厚手のものが選ばれる．ただし水性の絵の具などを用いる場合は，にじみ止めをしておかなければ水分が多いとにじんでしまい，作品としての価値を失いかねない．版画用として市販されているパルプ材が混入されたものや，はがき用版画紙・郵便はがき（普通紙・インクジェット用）などは，このにじみ対策が施されている．市販されている薬品を使って，ドーサ引きを行うことによってもにじみ対策ができる．

- 絵の具：身近で手に入れやすい水彩絵の具が発色もよく，摺り写すのに向いている（図2）．作風に合わせて透明絵の具・不透明絵の具を使用するが，基本的には重ね摺りの効果に合わせて透明絵の具を用い，必要に応じて部分的に不透明絵の具を用いるなど，使い分けも可能である．黒については扱いやすく，発色がよいなどの理由から墨もよく用いられている．

　油性インクはローラーなどで版に伸ばしやすく，細かい部分を表現しやすい．大量に摺るのに向いている（黒版についてはオフセット印刷インクが扱いやすく安価で入手しやすい）．

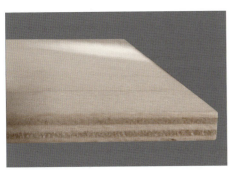

図1　シナベニヤ（9mm）の断面

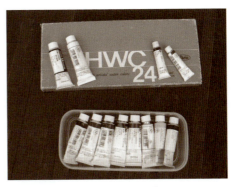

図2　水彩絵の具

用具

- 彫刻刀：版下から版木に写しとられた線に沿って彫ったり，いらない部分を除去したりするのに用いる．刀によっては形を少し変えたものや刃幅の違うものが数種類用意されている（図3）．

  <u>彫刻刀の基本的な持ち方</u>

  ほとんどの彫刻刀は，鉛筆を持った形を少し変え（図13），力を入れやすくして持つ．場合によっては柄の頭の部分を手のひらに押し当てて用いると刃先に力がかかりやすい．切り出しと平刀は握り状態で刀を立てて持ち，前者は線に沿って切り出す場面（図11）に，後者は見当線の切り込みにも用いる．いずれももう一方の手を刃先近くに添え，正確性を確保するとともに力を補うと作業性が上がる．

- バレン：江戸から明治時代に用いられたものと同様の本格的なものは，細々と手作りされているが大変高価である．これに代わって，ほぼ同じ構造で作られた代用バレン（図4）や同じ効果を狙って近代的な工法で作られたものが出回っている．旧来の方式で作られたものは，表面を竹の皮（真竹の竹の子の皮）で包んだもので，摩耗するたびに取り換える必要がある．

- 絵の具皿（パレット）：日本画で用いられる小さいものから場合によっては水彩絵の具で用いられるパレットなど白色の入れ物であれば何でもよい．作品制作数や大きさによって容量を考えて選ぶ．できれば，筆が転ばないよう縁に灰皿のような凹凸があれば重宝する（図5）．

- 刷毛（筆）：浮世絵などでは絵の具を版面まで持っていく運び筆（図5），これを版面で伸ばし広げる刷毛ブラシなど，用途に応じて用意されているが，小さな版では筆型の刷毛ブラシ（図6）のみでまかなえる．このブラシの構造上，毛を束ねた元の部分は洗い落しが十分できないため，同系色の色に分けて準備しておく必要がある．水彩画用の絵筆も小作品では利用できるが，コシがないので塗り伸ばしに手間がかかる．

- トレーシングペーパー：やや厚手のものが使いやすい．版下の絵を写しとり，裏返して鏡像状態にして版に写すために用いる．

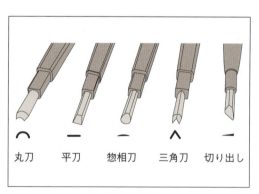

図3　彫刻刀

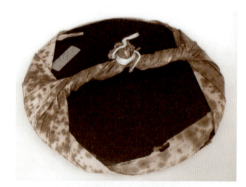

図4　代用バレン（直径13cm）

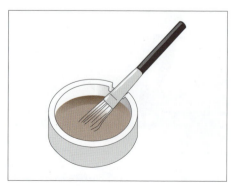

図5　絵の具皿（直径90m/m）と運び筆

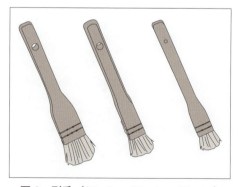

図6　刷毛（24m/m・20m/m・15m/m）

- カーボン紙：トレーシングペーパー上の線をなぞり版面に写すために用いる．片面仕様と両面仕様があり，色は赤と黒が代表的で版面に写したときに他と区別がついて目立ちやすいほうを選ぶ．

- 筆洗い：摺りの作業中に版面を湿らせるために用いたり，絵の具を溶いたり，刷毛を洗ったりと多目的に使用するため，容量が多いものを用意する．

作業活動の手順

1 原画を描く

 取材現地でのスケッチや題材をもとにしたデッサンから原画を描く（図7）．

2 下絵を描く

 版面の大きさを決めて，それと同寸法で原画をもとに色数（版の数）・構図を考える．絵の要点をまとめ一つひとつの色に置き換えて単純化する（図8）．絵となる部分の外周（余白）に「見当」の印をつけておく．

3 版下を作る

 下絵の上にトレーシングペーパーを置き，押しピンまたは接着テープで仮固定し，見当線を含め下絵の輪郭を写しとる（色の乗る部分が島になって残るように書く，図9）．作業中に時々トレーシングペーパーを仮固定したままめくって，写し残しがないか確認しながら進める．

4 版木への版下の転写

 版下のトレーシングペーパーを左右に裏返して，ピンまたは接着テープで版木に仮固定する．さらに版木との間にカーボン紙をインク面が版木

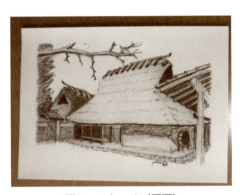

図7 スケッチ（原画）

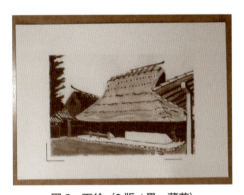

図8 下絵（2版／黒・薄茶）

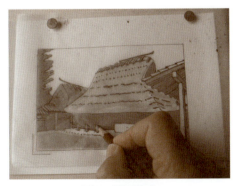

図9 版下作成

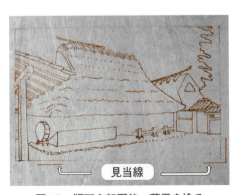

図10 版下を転写後，薄墨を塗る

に当たるように挟み,「見当の線」とともに版下の線を鏡像(左右が逆になった版下)状態で版木に写す(**図10**).色ごとに新たな版木を用意して,見当を含め同じ色の部分を写しとる.続いて,カーボン紙で写された線が見分けられる程度に薄めた薄墨を版木全面に塗る.これは,彫り進んだところが木肌の色となって現れ,手をつけていないところと比べてはっきりと差が出るので,彫り残しや彫る場所と残す場所の間違いを少なくするのに効果的である.

5 彫り

うっかり削り取ってしまい後から作業ができなくなって失敗しないためにも,まず見当を版画紙の縁が当たるところに,長さ1.5〜2cm,深さ1.5mmに平刀で彫っておく.はがきなど厚手の堅い版画紙であれば,ダイモテープを張り付けて見当とすることができる.

枠の外側に切り出しで溝を彫り,その外側を2cmほどの幅に丸刀・平刀(あるいは惣相刀)を使って広げる(見当の場所は残す,**図10**).続いて,写しとられた線が残るよう線の外側(削り取ってしまう側)を切り出しで彫る.このときの残される部分が裾広がりの台形に残るよう(**図12**)切り出しを30°ほど横に傾けた状態で進める.

線に沿って切り出したところを,切り出しを逆に傾けて切り進め,V字形に切り取った後,丸刀と平刀を使って外側をさらって(**図13**)広げる.

彫り方には個々に特徴があり,使う彫刻刀の種類によっても彫り進め方によっても仕上がりに変化が現れる.慣れてくれば結果を意図して作業するようになる.

6 摺り

①版,②絵の具,③絵の具皿,④刷毛,⑤筆洗い,⑥版画紙,⑦バレン,⑧濡れ布巾,⑨ティッシュペーパーを用意して,色の薄い版から濃い版の順で摺る.最初に版一面に水を引き,版が水を吸って湿った状態になるのを待ってから刷毛(または筆)で版面に絵の具を塗り広げる.絵の具を水で溶く加減によって版画紙への写り具合が大きく変わる.また絵の具を版面に置いた後,刷毛での伸ばし方によっては,版面にムラなく広がらずに摺ったときにかすれたり,面の端(角)に絵の

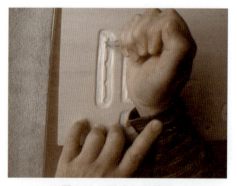

図11 切り出しの使用

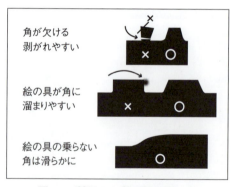

図12 断面から見た版の彫り方

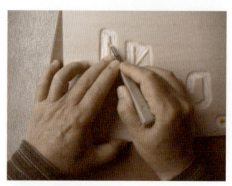

図13 丸刀によるさらえ

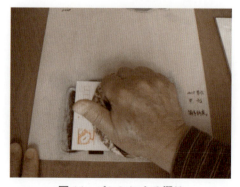

図14 バレンによる摺り

具が溜まったまま摺ると滲んだりと，作風や仕上がり具合の良し悪しとして現れる．

　版面が乾かないよう素早く見当に合わせて版画紙を置き，その上からバレンで摺る（**図14**）．絵の具を伸ばした箇所全面に行きわたるように，ムラなく前後左右にまた小さな円を描くように摺る．途中で版画紙の端を押さえて固定し，他方の端を持ち上げて摺り具合を確かめ，場合によっては絵の具を足すこともできるが，版に対して版画紙がずれないように慎重に行う必要がある．

　はがきの場合はここまでを行い，次に乾燥・額装などの作業が続く．

作業分析と治療効果

　彫りと摺りの動作は，手掌内筋群（内在筋）および手掌外筋群（extrinsic muscles）の抵抗負荷が大きい．これら動作に応じる固定筋として肘関節・肩関節周囲筋群の参加がみられる．手指および上肢の筋力増強と協調性，把持能力の強化，巧緻性の向上（注：主たる動作範囲が机上の作業範囲であるが，筋力負荷としては他の机上作業中で最も大きい）が得られる．

　認知面・心理面への影響としては，図柄を単純化し色に分解して再構成して作り上げる必要から，構成能力・創造性・集中力が要求され，すべての工程を積み重ねて作品が完成に至る．この一つひとつの過程をふむことにより達成感をもち，作品としての満足感も（鑑賞される絵画として，他からの評価も含め）得られる．

自助具の工夫

　①版木の代用として，ゴム版，消しゴム（小版用に開発されたもの）を用いて，作業性や抵抗負荷の段階を落とす．

　②突き当て固定具（**図15**）：小さな版木を彫り進める場合，版木に力がかかると逃げてしまい，固定が難しいうえ，刃物の進行方向側を持って手で押さえることになり危険が伴う．これらを防ぐとともに固定性を高める．

　③版画紙を乗せる台：**図16**のように版面から版画紙を浮かせた状態に保つことができ，大きな版画紙を片手作業で見当合わせをしながら版面に置くことが可能となる．

　④はがき全面印刷の場合の見当合わせ：はがきなどに余白なしに摺る場合，版に見当を設けることができないため，可動式の見当（**図17**）を用いて版に対する位置決めをする．

　⑤原画または下絵から直接版木に転写する方法：親子二代版画作家の川西祐三郎氏が入門コースで用いられている方法である．原画または下絵（種類が限られる）をトナー使用のコピー機（例えばゼロックスなど）で濃度を少し上げてコピーする．それを印刷面が版木の面に向かうように置き，小さくたたんだティッシュペーパーにラッカーシンナーを少量含ませたもので裏面から摺ると，印刷面のトナーの部分が左右逆の鏡像状態で転写されたものができる．この方法は，すぐに彫りの作業にかかることができるため，かなりの手順を省略でき，作業療法活動を提供する場面によっては時間や手間が省けて便利である．

　⑥電動の彫刻機：術後の回復初期などで補助に用いると便利（多少重いため利用場面は限られる）．

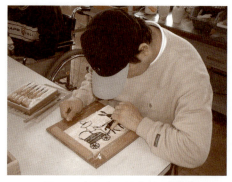
図15 突き当て固定具の使用

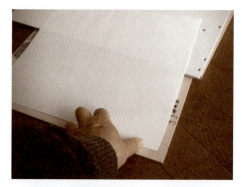
図16 版画紙を版面より浮かせる台

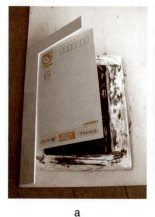
a

b

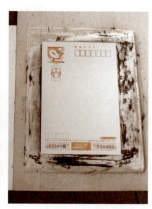
c

図17 可動式の見当

安全管理への配慮

①よく切れる刃物は使用の際に無理な力がかからず，結果として手指によるコントロールがしやすいため安全である．筋力の低下があったり作業に不慣れであったりするクライアントに初めての作業活動として用いる場面も多いことから，刃物はよく切れることが肝要である．切れ味が鈍ると必要以上に力がかかり，作品の仕上がりが悪くなるばかりでなく，刃先の進み具合をコントロールしにくくなる．はずみでそれた場合には，力がかかっている分，勢い余って刃先が思わぬ方向に行き，他方の手を傷つけるなどの事故が起こりやすい．現場では，作業療法士が道具の手入れにかけられる時間が限られるので，刃先の手入れには素早く簡単にしかも確実に行える電動シャープナー（図18）や，ダイヤモンド砥石（図19）などの工具が欠かせない．

②水彩絵の具は，色によっては有毒なものがあるので，表示をよく確認し口などに入れないように配慮が必要である．

③油性の絵の具を使用して長時間作業する場合，揮発性の溶剤を使用するため換気や作業場所を考慮する．

④水彩絵の具は膠などの接着力を高める材料を含んでおり，版木・刷毛・筆・溶き皿・

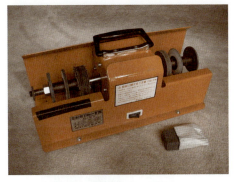
図18　電動シャープナー

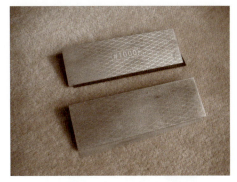
図19　ダイヤモンド砥石

筆洗いなどは使用後，早めに水洗することが肝要である．油性インクを使用した場合も乾燥すると拭き取りに手間取るため，早めに油絵具の溶き油を用いて処理するとよい．

木版画が適さない症例（疾患・症状）

①木版画は手指を中心とした負荷抵抗の大きな作業であるため，関節リウマチや手指機能低下が著しいケースには禁忌となる．

②作風にもよるが繊細な線に沿って彫り進めるにあたって高度な目と手の協調性が要求され，手指筋のコントロールおよび視力（矯正視力を含む）の低いクライアントでは難しい場面がある．

③版面を削りすぎると修正がきかず，かなり前の手順の「版下への転写」まで戻ってのやり直しとなる．摺りの作業における版画紙の位置決め(見当線に合わせて置く)，バレンによる押し（摺り）の加減にも協調動作と集中力が要求されるため，高次脳機能低下の進んだケースや作業内容の結果を予測できにくい低学年の児童には一般的に不向きである．

④幼児・児童に対しては，類似の「紙版画」が適切で，用具・材料なども文房具の範囲で済む．

症例

27歳の男性，頸髄損傷（C6）．残存筋群が効率的に働くよう，また素手による作業性向上を目標として，把持用のスプリント・彫刻刀への補助具を使用せずテノデーシスアクションのみによる彫刻刀の把持で彫り進めた．把持能力は弱く，唯一よく切れる三角刀が対応できた．版木として最初は軟らかいゴム版を試したが刃先が一度に深く入り込んでしまうため，朴材の版木に変え浅く何度も刃先ですくうようにした結果，作業性がよくなった．残存筋群による上肢動作は限られ，突き当て台を工夫して，版を彫る方向によってこまめに回して向きを変え，常に力が最大限彫刻刀にかかるようにして進め，小品ながら完成にこぎつけた．作業活動としては少し難度が高めであるが，本人のやってみたいという希望もあって選択・挑戦した．

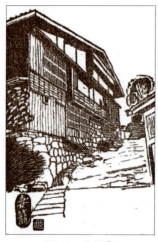
図20　作品①

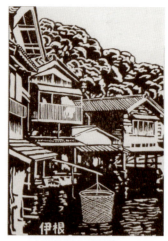
図21　作品②

症　例

　23歳の男性．手部外傷術後，ピンチ計・握力計によるグラフ表示で毎日の測定値を表示して本人のモチベーションを高めた結果，術後の痛みを忘れ，作業療法治療時間を超過して治療訓練に励むようになる．鋸を中心とした木工作業に併用して，腱移行術を含む手指筋群の再教育と筋力回復を目的として版画（彫りの作業）を加えた．その結果，手掌内・外筋群への抵抗負荷が適度に加わり，患側上肢全体にわたって治療効果を上げることができた．

症　例

　41歳の男性，左片麻痺（高次脳機能障害）．作業に対する本人の興味が大きく，健側片手作業で版画の摺りの作業を含め完成まで意欲的に進められた．発症して入院するまで印刷関係の仕事をしていたため版について基本的な知識があったが，いきなり多色（3版）刷りに挑戦したこともあって，少し図柄が複雑になると混乱が起きた．なかでも原画と版が左右逆の鏡像関係にあることが印刷の知識としてわかっていながら，高次脳機能障害の影響で彫り間違いをたびたび起こした．一度摺りまで進め，できあがった作品を見て自分の間違いを確認し，再度版を作り直して完成にこぎつけた．やり直し過程での作業補助として，版下をパソコンの画像処理ソフトを用いて左右反転の鏡像状態にした補助画像を作成し，これと彫りの作業中の版と見比べ，間違いがないか確かめながら進めた．

文献
1) 林　和一：プロの技で楽しく学ぶ　はがき木版画．日貿出版社，2009．

（大喜多　潤）

5　陶　芸

作業の特徴

　陶芸作品は，初心者からプロまで，また子どもから大人まで幅広い層で作ることができ，楽しむことができる．作品は実用的なものから壁飾り，オブジェまで幅広い作品を自由に作ることが可能で，性別を問わず活用できる．

　使用する粘土，釉薬（ゆうやく）などは日常で入手しやすい材料ではないため取り寄せなどの準備が必要である．また粘土，水，釉薬を使用するため，周囲が汚れる作業でもある．

　作品が完成するまでの工程が多く，時間も日数もかかる．全工程を一人で行うには心身機能に加え技術と経験が必要となり困難な作業であるが，準備された粘土で成形したり，下絵付けをしたり，釉がけを分担するなど部分的な工程を行うことで，それぞれのニーズに合った作業として楽しむことが可能となる．

　作業は一定の工程に従って行われるが，作る物は自由であり何をどのようにして作ればよいか考えなければならず，完成までの時間もかかり，窯出しするまで作品の結果がわからないので不安も多い．完成品は壊れていなければ使うことができ，ゆがんでいても「味」となることが多く，焼成（しょうせい）後の発色の楽しみもある．

　作業は工程や方法により中断できる場合とできない場合がある．手びねりの成形では乾燥などの粘土の管理ができれば中断も可能となる．電動ろくろでは，成形の途中で止めることはできるが，一度中断し，また後で仕上げるということは困難である．下絵付けや釉がけは中断可能であるが，焼成は中断できない．

作業環境

　手びねり成形，下絵付け，釉がけは安定した作業台で行い，椅座位，車いす座位，座位，立位など身体状況に応じて場面設定が可能である．

　粘土，水，釉薬などを使用し汚れるので，病室や居室，ベッド上での作業は困難である．また，窯は作業室とは別に設置されている場合が多く，広さや段差などにより車いすでは接近できない場合が多い．電動ろくろでは，ろくろの前で椅座位，体幹を前傾させた姿勢で行うため，身体状況に応じた場面設定が難しい．

材　料

粘　土

　多くの種類があるが，扱いやすく調整された粘土から使い始めるのがよい．

- 信楽水簸粘土（しがらきすいひねんど）：成形しやすく扱いやすい．白く焼き上がる粘土で，小物や食器に向いている．
- 古信楽細目粘土：信楽水簸粘土と同様だが，水簸粘土に比べて粒度がやや粗い．
- 赤信楽水簸粘土：扱いやすい．鉄分を含む赤土．
- 黒泥：酸化焼成で真っ黒に焼き上がる粘土．

化粧土

　半乾燥時に素地の上の装飾に使う泥状の粘土である．

- 白化粧土：焼き上がりを白く見せたり，白い刷毛目（はけめ）を付けたり，象嵌（ぞうかん）に使用したりする白色の

粘土.
- 色化粧土：白化粧土に着色原料を混ぜた色付きの粘土.

絵具

- 下絵具：焼成温度が高い着色料で，釉薬をかける前に素焼きの素地に直接描く（下絵付けという）．鉄，呉須も下絵付け用の顔料である.
- 上絵具：焼成温度が低い（約820℃）着色料で，釉薬をかけて本焼した後に描き，再度低温焼成する（上絵付けという）．発色がよい．金彩・銀彩も上絵付けである.

釉薬

素焼きの素地の表面にかけて，装飾と水分の吸収を防ぐためのガラスコーティング剤である.「うわぐすり」ともいう．長石類や灰類，金属成分などを調合して作られている．金属成分が熱による化学変化で発色する.

透明，織部，天目，黄瀬戸釉など多くの釉薬が市販されているが，各釉薬の焼成目安温度を合わせて購入することが重要なポイントとなる.

その他の材料

- 撥水剤：釉薬がかかってほしくないところ（高台，底の部分など）に，釉がけ前にあらかじめ筆で塗っておく液体.
- シリコーン：焼成後に容器内の内側に流しかけ，水が染み出てくるのを防ぐ液体.
- アルミナ：酸化アルミニウムが主成分．耐火度が高く，本焼きのときの剥離剤として使われる．棚板やツク（支柱）に塗りコーティングしておくと釉薬が棚板まで流れたとしてもはがすことができる．粉末は水で溶いて刷毛で塗る.

道具土（童仙傍／どうせんぼう）

耐火度が高く，収縮しにくい粘土．主に窯づめのときの道具として使用する．釉薬が溶けて流れ，作品が棚板にくっつくのを防ぐために，薄い敷物状に作り，作品と棚板の間に敷いて使用する.

用具・道具の役目と使用方法

焼成設備と道具

- 電気窯：コンピュータ制御で安定した温度管理ができる．音が静か，排気が出ないなどの理由で電気窯が一般的に使いやすい．窯変などの意外性はない（図1）.
- ガス窯：ガスの炎で焼く大型の窯である．酸化，還元による焼成（※）ができ，窯変も期待できる．焼成コストが安く一度に多くの作品が焼ける．焼成中に音と煙が出るので設置場所に制限がある.
  - ※酸化焼成：酸素が十分にある状態での焼成.
  - ※還元焼成：酸素が不足した状態での焼成.
- 灯油窯：焼成コストが安く，炎で焼くので酸化，還元による焼成ができ窯変も期待できる．窯は大型で価格が高い．CO_2 を排出するので排気が必要となり設置場所に制限がある.
- 登り窯：薪を使って焼成する伝統的な窯．炎の当たり方や灰のかかり具合で予期しない窯変が起きる．焼成に時間（1〜2週間）や手間，費用がかかり，温度管理が難しい.
- 棚板と支柱
- パイロメーター：窯用の温度計
- 童仙傍粘土で作った薄い平らな敷板：流れやすい釉薬をかけた作品の下に高台よりひとまわり大きい敷板を敷くと，釉薬が流れたときに棚板を傷つけずに作品をはがしとることができる.
- 木槌，金槌，タガネ：窯出し時，棚板とツクを離す際に木槌を使って軽く棚板の四隅を叩く．焼成後，棚板に付着した釉薬を木槌とタガネを使ってはがす．その後はアルミナを塗って補修する.

成形のための道具（表1）

絵付けの道具

- 筆，刷毛：大小いろいろな種類があり用途に応じて選ぶ.
- 乳鉢，乳棒：ダマになりやすい絵具や顔料を擦る.

釉がけの道具（表2）

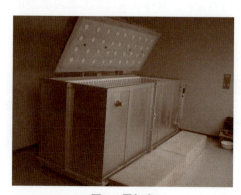

図1　電気窯

5 陶芸

表1 成形のための道具

道具	使用方法など	図
作陶台	ぐらつかない作業台．作業台の高さは作業姿勢に合わせる	
ろくろ	手ろくろ	図2
	電動ろくろ	図3
粘土練り板	厚さ10〜15mm程度のシナベニヤ板．表面塗装仕上げのテーブルや机では粘土は練れないので練り板を使用する．作品の乾燥用にも使用できる	
たたら板	厚さ2〜10mmくらいまでの細長い板．粘土の塊の左右に置き，粘土を均一な厚さに伸ばしたり，ワイヤーを渡してスライスするために使用する．同じ厚さの板2枚1組で使用する	図4
のし棒	粘土を伸ばすために使用する	
たたき板	大物作りや型作りのときに，たたいて形を作ったり土を締めたりするために使用する	
へら	細かい細工や表面をならすのに使用する	
細工ベラ	象嵌などの細かな模様，細工をするために使用する	図5
平線カキベラ	表面を削ったり高台を削り出したりする	図6
木ゴテ，柄ゴテ	作品の形を整えたり表面を整えたりする	図7
カンナ	仕上げの削りのときに使用する道具．「曲がり」ともいう	
クシ	彫る，模様をつけるために使用する	図8
弓	口縁を切りそろえるために使用する	
ポンス	穴を開けるために使用する．ストロー，筆のキャップなどで代用可能	
針	穴を開けたり，粘土を切ったりするときに使用する	
歯ブラシ	粘土を接着する際に使用する	
切り糸	粘土を切るために使用する．針金，ピアノ線，釣糸，シッピキ（ろくろ専用の糸）など	図8
なめし革	口縁や表面を滑らかにしたり，締めたりするために使用する	
スポンジ	表面を滑らかにしたり，水の補給，ろくろに付いた粘土（ドベ）を取り除いたり，釉薬を拭き取る際に使用する	
ものさし，パス	作品の大きさ，厚さなどを計測する	

表2 釉がけの道具

道具	使用方法など	図
釉薬を入れる容器	密閉できる容器	
撹拌器	沈澱している釉薬をかき混ぜる	
ふるい	釉薬を溶かす際や施釉前に，釉薬をふるいに通す．粒子を均質にしたり，不純物を取り除いたりするために使用する	
ひしゃく	釉薬を流しかけるときに使用する	
釉ばさみ	作品を点で支えて釉がけができるので，指跡が付かない	
釉薬用霧吹き	釉薬を吹きかける	
釉はがし刷毛	余分な釉薬をはがす	図9
ろうと	口が小さい器の中に釉薬をかけるときに使用する	
スポンジ	むら（斑）を作る釉がけに使用したり，高台に付いた釉薬を落としたりするのに使用する	
スポイト	釉で模様を描くときに使用する	

2章　作業活動各論―基本的作業活動種目

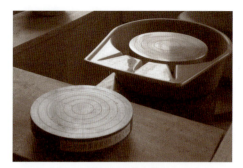

図2　手ろくろ

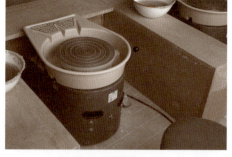

図3　電動ろくろ

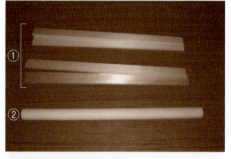

図4　たたら板（①）とのし棒（②）

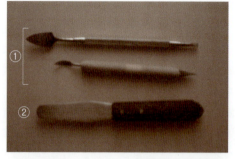

図5　細工ベラ（①）と陶彫ナイフ（②）

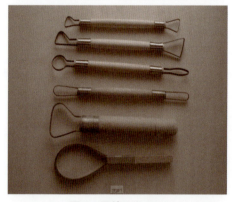

図6　平線カキベラ

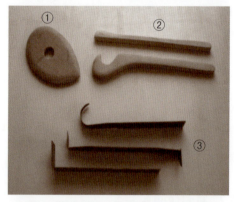

図7　①木ゴテ，②柄ゴテ，③カンナ

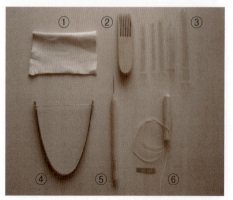

図8　①なめし革，②クシ，③ポンス代用品，④弓，⑤針，⑥切り糸

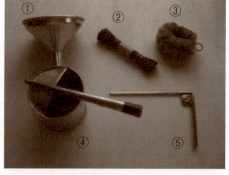

図9　①ろうと，②釉はがし刷毛，③タワシ，④，⑤釉薬用霧吹き

5 陶芸

作業活動の手順

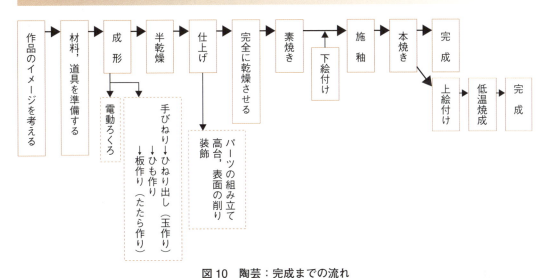

図10　陶芸：完成までの流れ

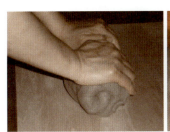

① 粘土を作業台の上に置き，両手で均等に力を入れながら，前に滑らせるように強く作業台に押しつける．粘土の手前が浮き上がるくらいまでしっかり押しつける．

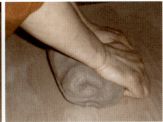

② 粘土を起こして上から折るようにして再び押しつける．

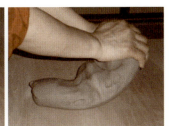

③ ①〜②を土が横長の形になるまで繰り返し，横長になったら向きを縦に変える．

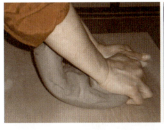

④ 粘土を立てて，先端を上から折るようにして押しつけ，横長になるまで繰り返す．

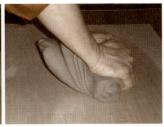

⑤ ①〜④を粘土の硬さが均一になるまで繰り返し練り込んでいく．必要以上に練りすぎると，粘土がフワフワした感じになり，粘りがなくなるので注意する．

図11　荒練り

1 作品のイメージを考える

何を作るのか,作品の形,大きさ,粘土の種類,成形方法,釉薬について考える.

2 材料,道具を準備する

- 選んだ成形方法に必要な道具をそろえる.
- 材料（粘土）を準備する．成形する前に土の硬さを均質にするために荒練り（図11）を,土の中の気泡を取り除くために菊練り（図12）をする（図13,14）.

3 成形（手びねり）

手びねりによる成形と電動ろくろによる成形に大きく分類される．電動ろくろは量産品を効率よく生産するために進化してきたものである．上達すれば手びねりより早く作ることができるが,電動ろくろ上で粘土を自由に操作できるようになる

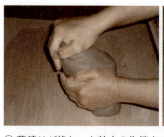
① 荒練りが終わった粘土の先端を右手掌で斜めに支えて持つ．

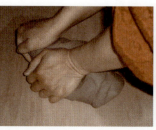
② 左手で粘土の真中あたりを内側に折り込むように作業台に押しつける．

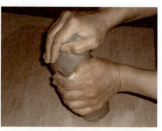
③ 右手掌で土の先端を軽く左に回しながら起こす．

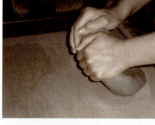
④ 左手を土の真中あたりに当て,②と同様に押しつける．③〜④を繰り返して菊の花の模様を作り出していく．

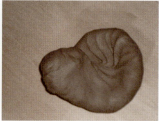
⑤ 右手で支えていた土の塊が練り込むにつれて小さくなり,粘土の形が菊の花の形をした円形に近づいてきたら菊練りは完成となる．

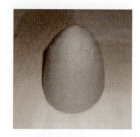
⑥ 左手の押す力を弱めて土を回していくと砲弾形にまとまり,土練りが完成する．

図12　菊練り

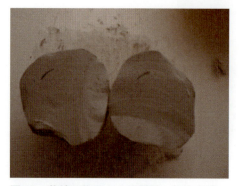

図13　荒練り後の土の切断面．気泡が残っている

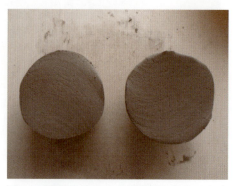

図14　菊練り後の土の切断面．気泡はなくなっている

には訓練が必要である．最初は技術のある人からきちんと基礎を学ぶほうがよい．

ここでは，作業療法場面ですぐ使える手びねりについて詳しく述べる．

手びねりによる成形方法には粘土のかたまりからひねり出して形を作る方法と，粘土のひもを作って積み上げていくひも作りの方法，粘土を板状に作って型で成形する板作りの方法がある．

たたいて締めた粘土のかたまりをたたら板の厚さに合わせて切って複数の板を作る場合，できた板を「たたら」といい，たたら作りとよばれている．

作業療法場面では，たたら作りは均一に土を締め，切るのが難しいため，1枚の粘土の板を作って作品に仕上げる板作りのほうが無難である．

> ひねり出し

ぐい飲み，湯のみ，小鉢などの小品作りに適した方法である（図15，16）．

> ひも作り

小品から大きな物まで，自由な形を作ることができる方法である（図17）．ひもは空中で撚る方法と，台上で転がしながら作る方法がある（図18）．どちらも力を入れすぎないで少しずつゆっくり伸ばし，太さが均一になるように作る．ひも作りの手順は図19に示す．

> 板作り

型を使って成形することが多い．同じ形の物を複数作ることができる（図20～23）．

4　半乾燥

作品の下に布や新聞紙を敷き，乾燥台や板に作

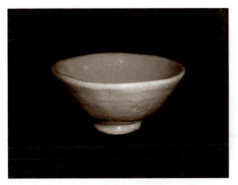

図15　ひねり出しで作製した器

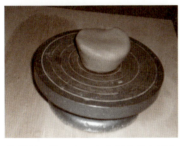

① 菊練り後の土から必要な量を切り糸で切り取り，切り口をたたいて砲弾形にし，その先端を手ろくろの中心に押しつけ固定する．

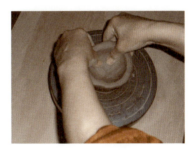

② 土の中心に母指で穴を開け，母指と他の手指でつまむようにして土を伸ばし，土の厚みが均一になるように確認しながら形を整えていく．

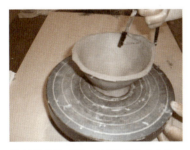

③ 口縁を弓で切って高さをそろえる．

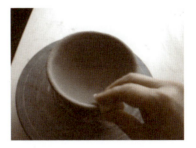

④ 口縁の土をなめし革で締め整える．

図16　ひねり出し

2章　作業活動各論―基本的作業活動種目

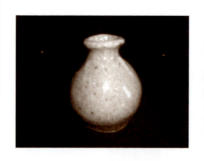
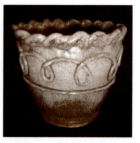

図17　ひも作りの作品例

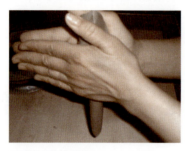
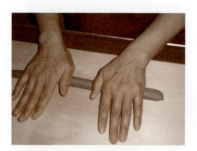

① 空中で撚る方法　　　　　　② 台上で転がしながら作る方法

図18　ひも作りの技法

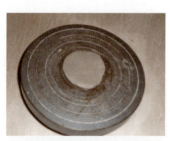
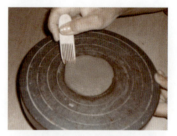

① 器の底になる粘土を手ろくろの中心に，手掌でたたいて平らに密着させる．　　② ひもを積む場所に歯ブラシやクシで傷をつけ，水をつけてドベを作り出す．

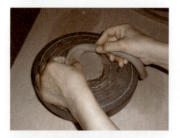
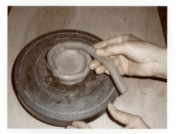

③ ひもを乗せ接着する．　　④ ひもはやや内側に積み，しっかり接着させて，土を締めながら形づくっていく．

図19　ひも作り

5 陶芸

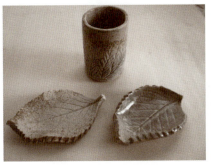
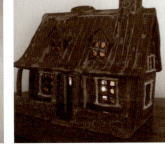

図20 板作りの作品例

図21 型紙を作りパーツを切り出して組み立てた作品例
　全パーツが変形しない状態で同じ硬さになるように半乾燥させ，ドベでしっかり接着させる．接着部分の隙間はひび割れの原因になるので，こより状の細い粘土ひもを作り，隙間に埋め込んで補強する．型紙に従って自由な形の物を作ることができる．

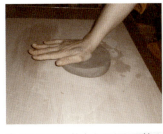
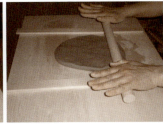
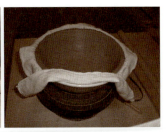

① 菊練り後の粘土をたたいて締めながら伸ばす．
② 必要な厚さのたたら板を土の両側に置き，のばし棒で前後左右といろいろな方向に均一に伸ばし整える．
③ 型の内側に入れて成形し，そのまま半乾燥させる．

図22 板作り（型の内側で成形する方法）
　ビニール，布，ガーゼなどを伸ばした粘土の上にかけ，練り板ごと裏返して，ボールや器，皿などの型になる容器の内側に押し入れ，形を整える．内側に入れれば半乾燥するまで取り出さなくても縮んで割れたりひびが入ることはない．

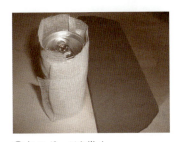
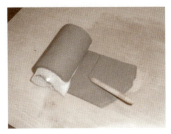

① 缶にガーゼを巻く
② 粘土の板を巻き付けて余分な部分は針で切り，貼り合わせる

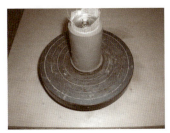
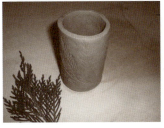

③ 底を貼り合わせる
④ 型にした缶とガーゼを取り外し，半乾燥させる

図23 板作り（型の外側で成形する方法）
　瓶や缶などに布やビニールなどを巻き，その上に伸ばした粘土を1回巻きつけ，余分な土を切り取り，しっかりドベではり合わせる．底もしっかりつける．この場合，乾燥させる前に型にした瓶や缶などをまず取り出し，次に布，ビニールなど巻きつけた物を，作品の形が崩れないように注意深く取りはずす．作品としては，一輪挿し，ペン立て，コップなどに用いられる．持ち手を付ければカップ，ジョッキなどになる．また，大きく作り，くり抜きを入れると「灯り（灯具）」にもなる．

79

品が接着するのを防ぐ．乾燥するに従って作品は縮むが，板に作品が接着していると縮む動きを妨げるため，ひび割れやゆがみを引き起こすことになる．

作品全体の乾燥具合を均一にすることが重要なポイントなので，全体にビニールや，湿らせた布をかけるなど工夫してゆっくり全体を均一に半乾燥させる．

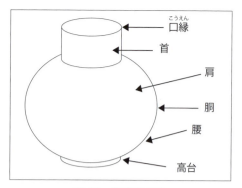

図24　陶器の名称

5　仕上げ

粘土に爪が立つくらいの硬さで粘りがなくべた

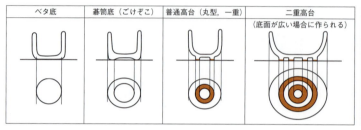 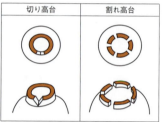

図25　高台の形
　作り方による分類
・削り高台：厚めにとった底に，高台を削りだして作る．
・付け高台：削りだせない薄い底に高台をつけて作る．

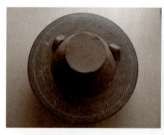 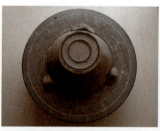 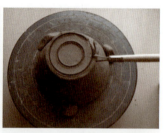

① 底の厚さを測ってから，手ろくろの中心に作品を伏せて置き，三方向を土で止め固定する．
② 高台の外径と内径の位置に針などで印をつける．
③ 平線カキベラで外径から作品の腰（※）あたりまでを削る．

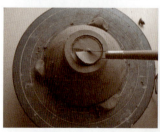 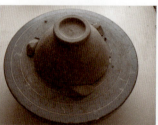 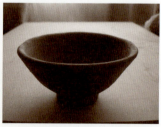

④ 高台の内側の半径くらいの大きさのカキベラで高台の内側を削る．削りすぎて穴が開かないように底の厚みを確かめながら注意して削る．
⑤ 削り高台の完成
⑥ 完成した器

（※陶器の名称は図24を参照）

図26　高台の削り方

つかない状態が，仕上げ作業を行う最もよい状態である．
① パーツを組み立てる．
② 高台（**図25, 26**）を削りだしたり，表面を削ったりして仕上げる．
③ 装飾をする．
1) 作品に凹凸をつける（**図27**）
- 線刻，彫る，削る
- 引っかく（櫛目）
- たたく（模様をつけたたたき板でたたく）
- はりつける
- 印を押す，型，布などを押す

2) くり抜く：素地をくり抜いて装飾する．灯具や香炉などに多く使われる技法だが，菓子鉢や花入れなどにも使われている（**図28**）．
3) 象嵌：線刻や印刻などで模様をつけ，へこんだところに色の違う粘土や化粧土を埋め込み，余分な土を削って模様を出す方法（**図29**）．
4) 化粧土による装飾：作品の表面に異なる色の土（白化粧土，色化粧土）で装飾する．
- 化粧かけ：素地に化粧土をかける装飾（**図30**）．

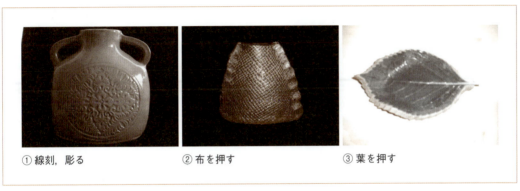

① 線刻，彫る　　② 布を押す　　③ 葉を押す

図27　作品に凹凸をつける装飾をした作品例

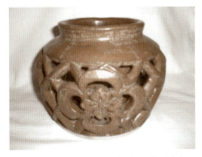

図28　くり抜いた装飾の作品例

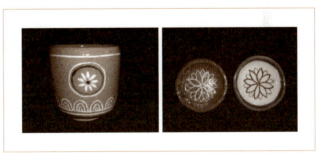

図29　象嵌の装飾をした作品例

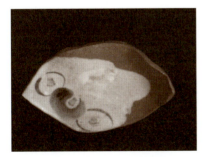

図30　化粧がけの作品例

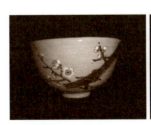 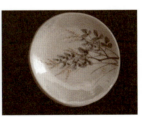

① 下絵付けの抹茶碗　　② 下絵付けの皿

図31　下絵付け

- 刷毛目：粗めの刷毛を使って描く装飾．
- かや目：蚊帳の上から化粧土を刷毛塗りして，かやの目を素地に移す．麻布，レース地，網戸の網でもできる．

5）かき落し：化粧土を施したところをかき落して素地を出し模様を描く．
6）飛びカンナ：化粧土を施し半乾燥したところで専用のカンナを弾ませながら削って模様をつける．
7）いっちん描き：化粧土をスポイド（いっちん）で押し出して細い立体的な線を描く．

6 完全に乾燥させる

　半乾燥の状態から陰干しをし，その後十分に天日干しをする．粘土から水分を完全に抜く．水分が残っていると焼成時にひびが入ったり割れたりする．

7 素焼き

　700〜800℃くらいまで6〜8時間かけてゆっくり温度を上げて焼く．焼き始め2時間ほどは窯の蓋を少し開けて水蒸気を逃がす．窯内に作品を効率よくたくさん詰めると温度の変化が緩やかになる．作品は重ねてもよい．また成形終了時より1割程度縮小する．窯の中の温度計（パイメーター）が作品に触れないように注意する．

8 下絵付け

　素焼後，釉薬をかける前に好みや必要に応じて呉須，下絵具などで描き装飾する．絵具の濃度が濃すぎると釉薬が縮れてしまうことがあるので注意を要する．絵具だけでなく陶芸パステルでクレヨンのようなかすれた味を出すこともできる（図31）．

9 施釉（釉がけ）

①釉薬をよくかき混ぜてふるいを通す（釉薬の粒子を均質にする）．
②作品の埃などをブラシで落としたり固く絞ったスポンジでふきとったりする．
③釉薬をかける．
④釉がけ後の処理
　焼成時に釉薬が溶けて棚板にくっついてしまうのを防ぐため，底の部分の釉薬は完全に拭き取っておく．釉薬が溜まって盛り上がった「薬だれ」は削り取る．またピンホールを指でならして消しておく．

釉薬のかけ方
1）浸しかけ（ズブかけ）：作品を釉薬の中に沈めて施釉する方法
2）流しかけ（ひしゃくかけ）：ひしゃくで釉薬を作品に流しかける施釉法
3）塗りかけ：筆や刷毛で釉薬を塗る施釉法
4）吹きかけ：霧吹き，スプレーガンを使って行う施釉法

10 本焼き

　流れやすい釉薬や厚かけした作品には，作品の底または高台よりひとまわり大きい童仙傍などの道具土で作った敷物を敷いて窯づめする．
　作品と作品は触れ合わないように窯づめする．ツクや上に重ねていく棚板も作品に触れないように注意する．
　1,230〜1,250℃くらいまでゆっくり温度を上げて，その後ゆっくり冷ます．電気窯の大きさや作品の量により変化するが，本焼きには約10時間程度を要する．
　釉薬が溶けて色がつき，ガラス状の被膜を作り防水性が高まる．本焼後は成形後に比べて2割程度縮小する．

11 窯出しをして完成

　窯内の温度が100℃以下に下がってから窯出しをする．窯出し時には軍手をし，火傷をしないように注意する．ツクが棚板から離れたのを確認してから棚板を持ち上げる．ツクが棚板にくっついている場合には，棚板の角を木槌で軽く叩くとはずれる．

12 上絵付け

　上絵付けをする場合は，本焼後，釉薬の上に絵付けをして，再度820℃前後で焼成する．低温焼成のため，絵具の発色がよいのが特徴である．
　金彩，銀彩，有田焼，九谷焼などが上絵付けをされたものである．

作業活動に必要となる能力・機能

1. 身体的側面

　土練りは上肢の筋力を要する作業である．一般的には立位で下肢を前後に開き，体重移動をさせながら，肘伸展，手関節背屈位で体重負荷するため，肩甲帯，肩関節，上肢筋群の同時収縮が必要である．菊練りはそれに加え技術を要し，両手の協調性も必要となる．

　ひねり出しは，三点つまみが主要な動作である．ひも作りでは手掌での触圧コントロールが必要である．粘土ひもを接着していく際には三点つまみに加え母指や示指を伸展させ，ひもをなでつけ，ならしていく動作が加わる．

　板作りは手掌で叩き締める必要があるので，手指伸展位，手関節背屈位を保持し，上肢の筋力が必要となる．

　手びねりのどの方法も，上記に加え巧緻性，両手および目と手の協調性が必要であり，形を作り上げるためには，構成能力や注意力が必要となる．

　高台などを削り仕上げる際には削りの道具を保持し使いこなす巧緻性，目と手の協調性のほかに，削りすぎないように適切に削るため，注意深く力をコントロールする必要があり，集中力を要する．

　作品の形を作り上げるまでには時間を要するため，座位または立位耐久性，作業に対する耐久性が必要となる．

　釉がけでは，準備された釉薬を筆や刷毛で塗ったり，小作品を浸しかけしたり，霧吹きで釉薬を吹きかける作業は片手動作でも可能である．霧吹きで吹きかけるには十分な呼気が必要で，肺活量および力強く吹く力が必要である．

　電動ろくろで成形する場合，片手動作では電動ろくろ上での粘土の操作はできない．両手動作のみである．足で電動ろくろのペダルを踏み回転スピードをコントロールしなければならない．ろくろの回転スピードに負けないよう肩関節内転位，両上肢を大腿部で固定し，形や粘土の厚みを感覚フィードバックしながら，手関節，手指筋力，目と手および両手の協調性をコントロールしていかなければならない（**図32**）．そのため自由に粘土を操れるようになるには訓練が必要になる．作品のできあがりは手びねりより早い．

　窯づめ，窯出しは，窯の型や大きさにより動作が変わってくるが，棚板は重いので持ち

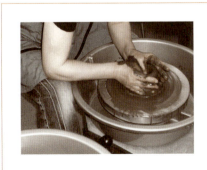
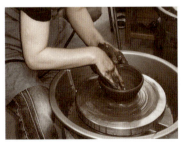

図32　電動ろくろでの成形

運びや積み上げ，はずしには両手動作，両上肢および体幹の筋力，注意力を要する．また出し入れにしゃがむ必要がある窯の型の場合は，下肢体幹の筋力が特に必要になる．作品を正しく窯づめする知識と構成能力，注意力を要し，作品を破損させないように扱う注意集中力が必要である．

2. 精神的側面

造形以前の感覚遊びとして導入できるが，粘土を口に入れるなど誤操作しないように注意しなければならない．

造形には構成能力，注意集中を要する．また作る喜びと，できあがったときの達成感が得られ，作品を飾ったり使ったりする喜び，楽しさがある．

作業分析と治療効果

作業工程を通して，肩甲帯から上肢，手指筋群の筋力強化，筋持久力の改善に効果がある．また，注意集中力，構成能力の向上が図れ，手指筋力強化，手指巧緻性，目と手および両手の協調性の改善が期待される．

作業時間の調整により作業耐久性の向上も図れる．

土の再生や土練りは力を要し，筋力強化のほかにストレス発散の効果もある．作る喜び，使う喜びから意欲向上が図れる．

段階づけ

① 小さな作品→大きな作品
② 板作りで平面的な型押しの作品→立体的な型による成形の作品→ひも作りによる立体的な作品
③ 表面装飾なし→装飾あり
④ 土練りができた準備された粘土を使用→土練りから準備

などの段階づけができる．

作業実施時の工夫

① イメージや企画力を援助するために，見本を示したり手順を示したりする．
② 土の再生工程では粘土を乾燥させ，丈夫なビニール袋などに入れ，たたき板やのし棒などで叩くと，土の飛散を防ぎ周囲を汚さないですむ．
③ 上肢が欠損または筋力低下のために十分使用できない場合でも，下肢でのし棒が操作できる場合には，板作りで平面的な皿を作ることが可能である．また，口で筆を操作し下絵付けをすることも可能である．
④ 一般的な作り方にこだわらない．

例
- 土鈴：乾燥した小さな粘土玉を芯にして，その上を紙で覆い，丸めて玉にする．紙玉の上に板作りの粘土をかぶせて土鈴の形を整える．素焼で紙は燃え尽き，芯の粘土玉だけが残る．
- 壺：風船に板作りの粘土を貼り合わせて作る．
- 花瓶：軟らかい粘土をガーゼに塗り，ギプスを巻くように粘土つきガーゼを風船によくなでつけながら貼る．貼り終ったら風船の口に近い部分に細い針で小さな穴を開けておく．粘土が乾燥するにつれて縮み，風船内の空気が押し出されていくので，半乾燥するまで取り出さずにすむ．

安全管理への配慮

① 粘土はビニール袋に入れ，乾燥を防ぐため密閉できる容器に入れ保存する．

② 硬くなってしまった土は，完全に乾燥させた後，金槌で叩いて砕き，水に漬けて溶かす．素焼や石こう鉢に流し入れ，乾燥具合を見ながら練り上げ再生する．

③ 平線カキベラは使ううちに切れ味が落ち，削りにくくなるので，刃の根元を作業台などに押し当てて固定し，刃にやすりを当てて一定の角度で水平に動かし研ぐ．やすりは市販されている一般的な金属用中目～細目のやすりセットでよい．

④ 切り針，カキベラなど道具の数が多いので，紛失・持ち出しに注意する．

⑤ 釉薬は粘土によって発色が異なるので，粘土と釉薬をかけ合わせて焼成した「色見本」を作っておく．

⑥ 品や棚板が十分冷えてから軍手をして窯から出す．火傷に注意する．

陶芸が適さない症例（疾患，症状）

① 関節リウマチなどにより上肢，手指関節に炎症や痛みがあり関節に負荷をかけられない場合，粘土を扱うことが困難となるため不適当である．

② 高位頸髄損傷，筋ジストロフィー，ギランバレー症候群などにより四肢体幹の筋力低下が著しい場合，粘土を練る，成形するなどの動作が困難となるため不適当である．

③ 手に熱傷，外傷などがあり，衛生上粘土を扱うことができない場合は実施が難しい．

④ 認知機能低下などにより，粘土を口に入れてしまうなどの誤操作がみられる場合や，粘土で手が汚れるのを極端に嫌がる場合は実施が難しい．

文献
1) 福本高宏・他：基礎からわかるはじめての陶芸．学研パブリッシング，2009．
2) 小川雄一：陶芸教室で教える作陶のポイント．誠文堂新光社，2008．
3) 日本作業療法士協会（編）：作業 その治療的応用．協同医書出版社，2003．

（古川節子・藤本絢子）

6 籐細工

作業の特徴

籐細工は，平面的ななべ敷き，立体的なかご，つぼなど日常的に使える実用的なものから，壁飾りや家具などまで幅広い作品を作ることが可能で，性別問わず活用できる．1種類の編み方で編む際には単調な繰り返し動作となるが，編み方などで変化を楽しむことができる．また，一定の手順に従って行う作業のため絵画や彫刻などと比較して自由度は限られ，どのように作ればよいのかという不安は少ないが，完成した際に，間違った箇所や形のゆがみなどは明確に現れる．作業は任意に中断できるが，乾燥や湿潤など籐の管理や準備が重要となる．

作業環境

安定した机で行い，車いす座位，座位，立位での作業が可能である．水を使用し，編む過程において籐を広げられる空間が必要なため，ベッド上での作業は難しい．

材料（籐）の種類

籐は熱帯性のヤシ科に属す，つる性の植物である．太さや加工によって以下の種類に分けられる．
- 丸籐：皮をはぐ前の丸いままの籐で，太さ5～30mm位までのものがある．15mm以上のものを民といい，主に椅子，テーブルなどの骨組みとして用いられる．
- 丸芯：丸籐の皮をはぎとったもので，太さ1～10mm位までのものがある．2～3mmのものがよく使われる．未ざらし（自然なまま）のもの，一度漂白した半ざらし，二度漂白した本ざらしの三種類があり，漂白するに従って軟らかさが増す．
- 半芯：丸籐を半分に割ったもので，幅は5～8mm位までである．
- 皮籐：籐のはがした皮をいう．幅は1.2～6mm位までである．

用具と使用方法

- 容器：水を入れる容器．巻いて束ねた籐を漬け込むことができる大きさが必要である．
- はさみ：先端がよく切れ，厚みの薄いものが使いやすい．
- 目打ち：編み目を揃えたりかごなどの持ち手を付けたりするときに使用する．
- ペンチ：たて芯を立てるときに折り癖をつける．
- ライター：編み上がった作品のけばを焼きとる．
- メジャー：採寸するために使用する．
- 霧吹き：作業途中で編み芯が乾いたときに湿らせる．
- テープなど：たて芯や編み芯を一時的に固定する際に使用する．

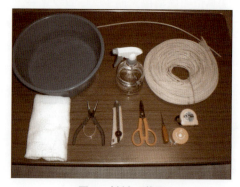

図1　材料・道具

86

編み方の基礎

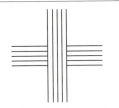 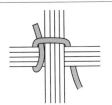 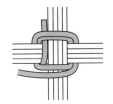 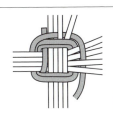

① 横に並べたたて芯の中央に縦方向に芯を並べる

② 左横のたて芯に編み芯の短いほうが上になるようにかけ，長いほうの編み芯でたて芯を上下にかけ一周する

③ ②と同様に繰り返し二周し，たて芯が緩まないように締めて固定する（根じめ）

④ 3周目からは，たて芯2本取りのざる編みをする

図2　十字組み

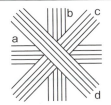 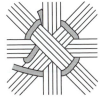 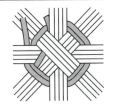 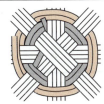

① たて芯の中心を合わせ，a〜d の順に重ねる

② 編み芯の先を3cm折り曲げ，たて芯に対して上下にかけて1周する

③ ②と同様に繰り返し2周し中心を揃え，たて芯の長さが揃うように調整する

④ 3周目は一度下下と編んで③と反対の編み目になるようにし4周目を編むとたて芯が上下から押さえられしっかり固定する

図3　米字組み

1　たて芯と編み芯について

　椅子やテーブルなどの大きな作品を除いて，籐細工はたて芯と編み芯で構成されている．一般的に，たて芯と編み芯は同じ太さのものを使う．たて芯は作品の柱となりその間を編み芯で編んでいくため，たて芯は同じ太さのものの中から堅くて丈夫なものを，編み芯は軟らかいものを選び使用する．

　籐は乾燥した状態では折れやすいが水分を含むと軟らかくなり編みやすくなる．

　たて芯は原則として濡らさずに使用するが，折れるのを防ぐため必要に応じて霧吹きで湿らせる．編み芯は水またはぬるま湯に10分程度浸して取り出し，そのまま2〜3分放置して，軟らかくなり余分な水滴が落ちなくなってから使用する．

2　底の組み方

　編み始めるときに，たて芯を組み合わせて作品の骨格を作ることを「底を組む」という．丸底，角底（角編み），だ円底などがある．

① 丸底
- 十字組み：最も基本的な組み方で芯の数が12本位まではこの方法を用いる．たて芯の中心を決め，横にする芯を下に，縦になる芯を上に乗せる．中心を合わせ，平らに並べることが重要なポイントである（図2）．
- 米字組み：たて芯を4組に分け，中心を合わせて「米」の字に重ねる（図3）．
- 井桁組み：たて芯が多い場合の組み方である．芯の中心を決め薄く印をつけ，中心をそろえ互いに上下するように組む（図4）．

② 角底：四角い底を組む方法である．たて芯が同じ間隔になるように，縦に並べてテープで止め

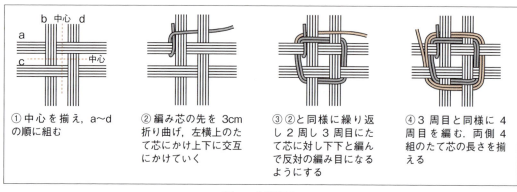

図4　井桁組み

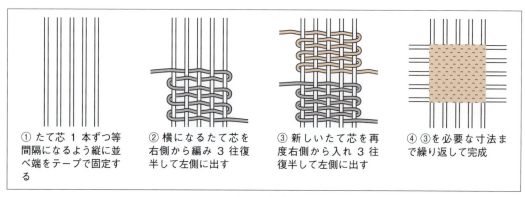

図5　角底

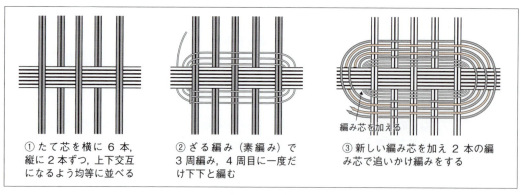

図6　だ円底

る（図5）．

③だ円底：だ円を作りながら編む方法である（図6）．

3 編み方

2本ざる編み，縄編みなど種類はいろいろあるが，すべての編み方の基本となるのがざる編み（素編み）である（図7）．

4 つなぎ方

たて芯が折れたときは，折れた芯の横に新しい芯を差し込んでつなぐ．編み芯が足りなくなったときは，たて芯の後で新しい編み芯と残りの編み芯を1cm程度交差させてつなぐ（図8）．

5 縁止めの方法

たて芯は堅いので縁止めをするときは作品を逆さにしてたて芯部分を水に漬け，軟らかくしてか

6 籐細工

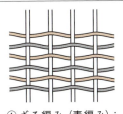 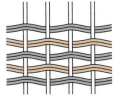 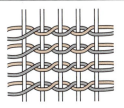 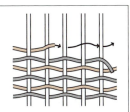

①ざる編み（素編み）：たて芯は奇数，1本おきにすくいながら編む

②2本ざる編み：たて芯，編み芯が2本ずつのざる編み

③2本縄編み：たて芯に2本の編み芯で交差させながら編む

④追いかけ編み：たて芯が偶数のときに2本の編み芯を使ってざる編みにする．1本の編み芯で数センチ編んだらもう一方の編み芯で追いかけるように編む．この方法は角底やだ円底の作品で用いられる

図7　編み方

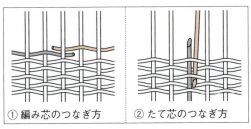

①編み芯のつなぎ方　②たて芯のつなぎ方

図8　つなぎ方

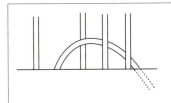 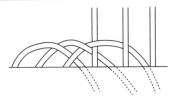 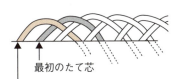

①たて芯1本を右に倒し，隣のたて芯の外側を通って内側に入れる

②同様に次のたて芯でも右側に倒し，隣のたて芯の外側を通って内側に入れる

③最後の1本は最初のたて芯の輪に外側から内側に差し込む

図9-1　一回止め

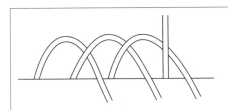 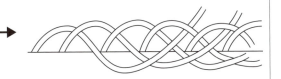

①たて芯1本を右隣のたて芯の内側から外側（手前）に出す．これを繰り返し最後の1本は最初のたて芯の輪に内側から外側へ差し込む

②外側（手前）に出たたて芯1本を1つおいた次の輪に外側（手前）から内側（向こう側）へ差し込む

図9-2　二回止め

89

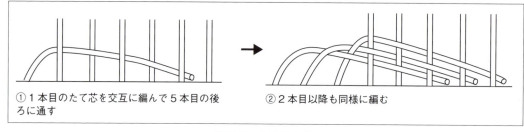

① 1本目のたて芯を交互に編んで5本目の後ろに通す
② 2本目以降も同様に編む

図9-3　うろこ止め

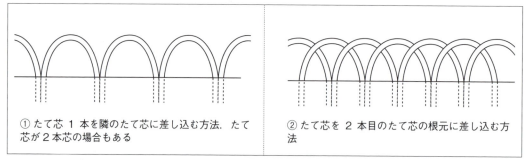

① たて芯1本を隣のたて芯に差し込む方法．たて芯が2本芯の場合もある
② たて芯を2本目のたて芯の根元に差し込む方法

図9-4　スカラップ止め

ら縁編みをする．縁止めはたて芯を処理する意味ばかりでなくデザイン上，重要な要素となる．
① 一回止め（図9-1）
② 二回止め（図9-2）
③ うろこ止め（図9-3）
④ スカラップ止め（図9-4）

6 仕上げ

① 飛び出た芯を2cm程度残して切り揃える．
② 霧を吹いて全体を湿らせ，ゆがみを直して形を整える．
③ 藤の繊維がけばになって出ているので，はさみで切ったり，ライターの火であぶって取り除く．

作業活動の手順（作品例「手つきかご（丸型）」）

大きさ

直径19cm，かごの深さ11cm，持ち手までの高さ30cm（図10）

使用する材料

2.5mmの丸芯，たて芯（90cm×11本），編み芯150g，5mmの丸芯（60cm×1本，持ち手用）

手　順

① たて芯11本の中心を決め，鉛筆などで薄く印をつける．
② 中心を合わせ，たて芯の5本を横方向，6本を縦方向にし重ねて十字組みをする．
③ 編み芯を2周させ根じめをする（図11）．
④ 3周目はたて芯2本取りのざる編みにするが，上に置いた6本のたて芯の最左側1本の手前部分を切り取る（図12）．

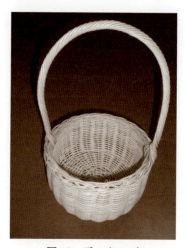

図10　手つきかご

6 籐細工

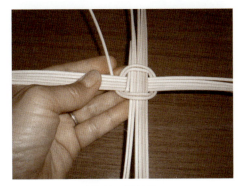

図11　根じめ

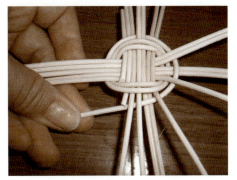

図12　2本取りのざる編み
たて芯の手前部分を1本切り取る

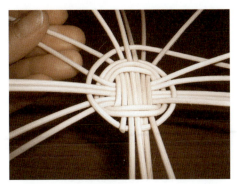

図13　1目ずつずれた2本取りのざる編み

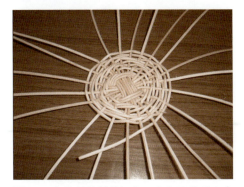

図14　全体が放射状になったところで1本取りのざる編みを始める

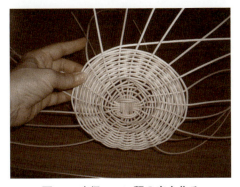

図15　直径14cm程の底を作る

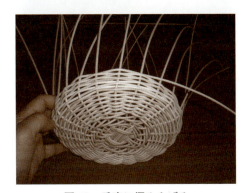

図16　垂直に編み上げる

⑤　3周目最後の1本（左横たて芯1本）と4周目最初の1本（上方たて芯1本）を合わせて2本取りざる編みにする．前段と1目ずつずれた2本取りになる（図13）．

⑥　1目ずつずれた2本取りざる編みを5～6周し，全体が放射状になるようにする（図14）．

⑦　きれいな放射状になったところで1本おきのざる編みを始め，直径14cm程度まで編み，底を作る（図15）．

⑧　全体を裏返し，たて芯に丸みをつける．

⑨　底を手前に向けて，編み芯が右方向に進むように持つ（右利きの場合）．丸みをつけたたて芯に沿って1本取りざる編みを行い，高さ10cmになるまで垂直に編み上げる．残った編み芯はたて芯の後で切り落とす（図16，17）．

⑩　たて芯を水に漬け軟らかくする．

⑪　二回止めで縁止めする（図9-2，図18，19，20）．よりしっかりした縁を作るには三回または四回止めをする．

　　三回止め→二回止めの後，たて芯を内側にし左

91

2章　作業活動各論─基本的作業活動種目

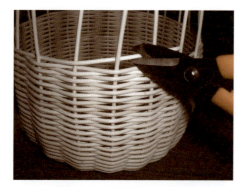

図17　たて芯の後方で切る

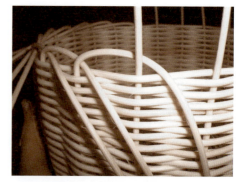

図18　二回止めの縁止め①

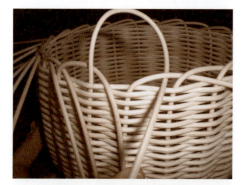

図19　二回止めの縁止め②

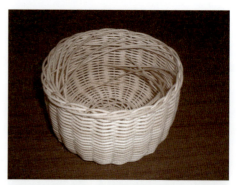

図20　二回止めの縁止め③

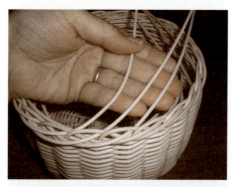

図21　三回止めの縁止め①

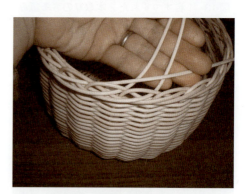

図22　三回止めの縁止め②

手で3本持ち，左端のたて芯1本を残りのたて芯2本の上から通して内側へ組み込む．残った2本に右隣のたて芯1本を加えて3本とし，同様に組み込んでいく．すべてのたて芯を上，上，下と通していくことになる（**図21，22，23**）．

　四回止め→三回止めと同じ方法で，たて芯2本を持ち始末していく．たて芯を上，下と通していくことになる（**図24，25，26**）．

⑫　内側に編み込んだたて芯を2cm残して切り落とし，縁編みの内側へ押し込んで始末する（**図27，28**）．

⑬　太さ5mmの丸芯（持ち手用）を濡らして軟らかくし両側を斜めに切る．

⑭　たて芯に沿って持ち手用丸芯の一方を4cm差し込む（**図29**）．

⑮　もう一方の丸芯も正反対側のたて芯に沿って4cm差し込む（**図30**）．

⑯　持ち手を差し込んだたて芯の右側に，編み芯を外から中へ10cm差し込む（**図31**）．

⑰　外側の長いほうの編み芯を，持ち手の丸芯に約5cm間隔で巻きつける（**図32**）．

⑱　持ち手の反対側まで巻き進めたら，持ち手の丸芯の右側に外から中へ差し込み，既に巻きつけた編み芯の上部に沿わせて巻きつける（**図33**）．

6 籐細工

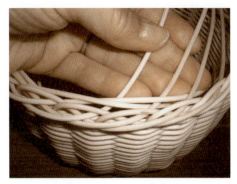

図23 三回止めの縁止め③

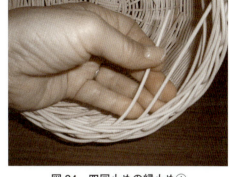

図24 四回止めの縁止め①

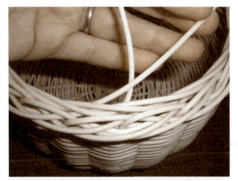

図25 四回止めの縁止め②

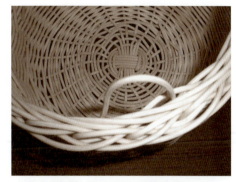

図26 四回止めの縁止め③

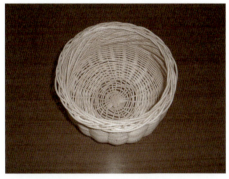

図27 たて芯を切り落とす

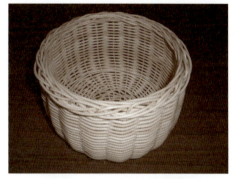

図28 たて芯を始末した状態

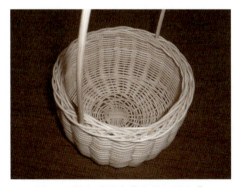

図29 持ち手用丸芯を差し込む①

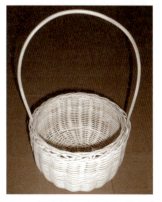

図30 持ち手用芯を差し込む②

93

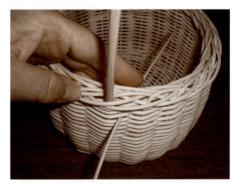

図31　編み芯を差し込む

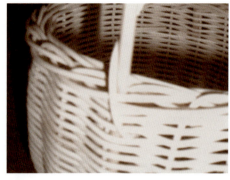

図32　編み芯の巻きつけ①

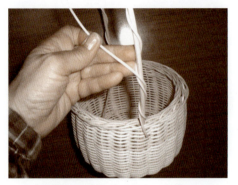

図33　編み芯の巻きつけ②

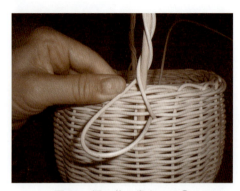

図34　編み芯の巻きつけ③

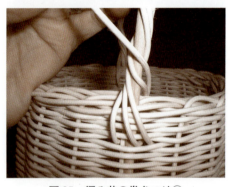

図35　編み芯の巻きつけ④

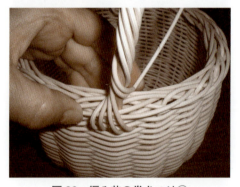

図36　編み芯の巻きつけ⑤

⑲　反対側まで巻き進んだら，初めに差し込んだ編み芯の左隣に外から中へ差し込み，前後の編み芯の上部に沿わせて巻きつける（**図34**）．

⑳　3往復目からは，持ち手の丸芯の左側に編み芯を差し込み巻きつけていく（**図35**）．

㉑　5～6往復し，持ち手の丸芯が見えなくなるまで編み芯を巻きつける（**図36**）．

㉒　巻き終わった編み芯は内側からたて芯1本をまたいで外側へ出し，右隣のたて芯をまたいで内側へ差し込み，編み目にしっかり編み込む．内側で編み目と平行になるように斜めに切って始末する．

㉓　かご全体が乾燥する前に，底を押して安定をよくするなど形を整え，けばを取り除いて完成．

作業活動に必要とされる能力

　底を組む際には，たて芯を決められた寸法，本数に切り揃えるため，計算能力，構成能力が必要となる．編む動作は手指のつまみ動作，両手動作が主となり，手指の巧緻性，目と手の協調性，両手の協調性が必要となる．籐が広がった状態では上肢の運動範囲が広がり，肩関節からの動きが必要となる．また，編み目を見落とさずに編む必要があり，視知覚機能，構成能力，注意機能が必要となる．また，水に漬けると籐が軟らかくなるため強い筋力は要しないが，端正な形に編むためには両手，両上肢の筋力のコントロールが必要となり，持続して編み続けるためにはピンチ力と手指および上肢の筋持久力が必要となってくる．

　作品の大きさによっては完成までに時間を要するため，座位または立位耐久性，作業に対する耐久性が必要となってくる．

作業分析と治療効果

1. 身体的側面

　作業手順を通して，手指巧緻性，目と手の協調性，両手の協調性の改善が期待される．籐をつまむことでピンチ力強化，編みこむことで上肢の運動コントロール，手指および上肢の筋持久力の改善にも効果がある．

2. 精神的側面

　作業時間の調整により，作業耐久性の向上も図ることができる．

　知的面や構成能力に問題がある場合には容易な作業ではないが，段階づけや自助具などの工夫により，視知覚機能，構成能力，注意機能の向上に対するアプローチとしても有効である．

段階づけ

① 小さい作品→大きい作品
② 平面の作品→立体の作品
③ 1種類の編み方→何種類かの編み方を組み合わせる
④ 作業時間短い→長い

などの段階づけが可能である．

作業実施時の工夫

　構成能力，注意機能に問題がある場合，たて芯と編み芯の色を染め分けるなどの工夫ができる．また，錘りを置いたり，万力や洗濯バサミなどで籐を固定することにより片手動作でのざる編みが可能となる．

安全管理への配慮

① 籐は長時間水に漬けておくと，籐の中に含まれる油分やアクが水に溶け，再吸収され変色してしまうので，水に漬ける時間は 10 ～ 20 分程度にする．

② 編み芯の残りは湿ったままビニール袋に入れるとカビが生じるため，十分乾燥させ通気性のよい状態で保存する．また，変色を防ぐため直射日光を避けて保存する．

③ はさみ，目打ちなどは使用する際に怪我をしないように注意し，使用前後に数の確認をするなど紛失や持ち出しにも注意する．

④ けばを取り除くために使用するライター，バーナー，ガスコンロなどは火の取り扱いに注意する．

籐細工が適さない症例（疾患・症状）

① 脳血管障害などにより，構成能力，左右障害，視空間認知の著しい低下がある場合，正確に編むことが難しいと考えられる．

② 頸髄損傷，筋ジストロフィーなどにより，上肢の筋力および筋持久力低下が著明であり，手指の筋力，ピンチ力がない場合，籐の操作が難しいと考えられる．

③ 脳性麻痺や運動失調症などにより，両手の協調性および目と手の協調性が著しく低下している場合，編む動作が難しいと考えられる．

④ 関節リウマチ，手の外傷などにより上肢，手指の関節および皮膚組織などに痛みがある場合，籐の操作が困難と考えられる．

文献
1) 小畑郁子：籐を楽しむ本　基礎と応用．日本ヴォーグ社，2004．
2) 石川　斎・古川　宏（編）：図解作業療法技術ガイド　第 2 版．pp260-289，文光堂，2003．

（古川節子・藤本絢子）

7 紙細工

　紙は入手しやすく安価で，作業療法室で利用しやすい材料の一つである．紙を材料としたクラフトには，細長く切った紙で輪を作り鎖のようにつないでいく"輪つなぎ"や，ちぎった新聞を風船に貼りつけて形を作るペーパーマッシュ（張り子，**図1**）[1]，マガジンペーパーアート（アンデルセン手芸，**図2**）[2]，牛乳パックを再利用して作る小物作り[3,4]などさまざまなものがある[5~9]．

　ここでは，紋切り，切り絵，貼り絵・ちぎり絵，塗り絵を紹介する．

紋切り

　紙を折り重ね，型紙に合わせて切り抜き，開くと見事な形（紋）が現れる（**図3**）．型紙に合わせず，自分で切り目を入れても，レースのような模様ができる．誰もが一度は幼い頃に経験したことのある切り紙は，江戸時代に始められた歴史ある遊びで，紙とはさみで簡単にでき，子どもから高齢者まで楽しめる．

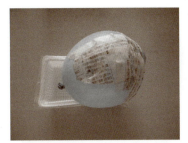
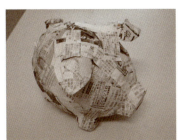
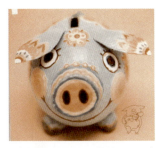

図1　ペーパーマッシュ　　　　　　　　　　　　　（辻岡，2006，文献1より）

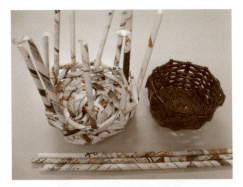
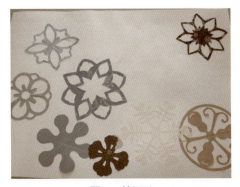

図2　アンデルセン手芸　　　　　図3　紋切り

材料・用具・道具の役目と使用方法（図4）

- 紙：折り紙，色和紙，包装紙など（対象者の折る力や切る力に合わせて紙の厚さを調整する）

2章 作業活動各論―基本的作業活動種目

- 仮接着のり：後からはがすことができる．
- はさみ
- カッターナイフ
- カッティングマット

- 型紙
- 折り方ガイド：等分に三つや五つに折ることは難しいので，ガイドとなる型紙を作っておくと，簡単にできる（図5）．

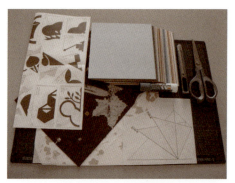

図4　紋切りに使う道具

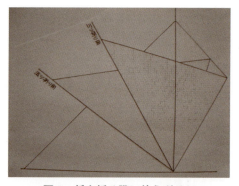

図5　紙を折る際に使うガイド

作業活動の手順

1　型を利用する場合は，型紙を準備する

市販の型紙をコピーしてもよいし，作業療法士自身が見本を見ながら厚紙で作ってもよい（図6）．

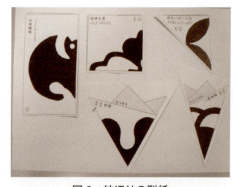

図6　紋切りの型紙

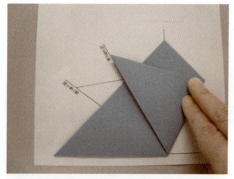

図7　三つ折り，五つ折りは特に難しいためガイドを用いる

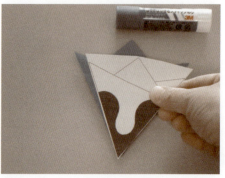

図8　コピーした型紙を仮接着のりで貼る方法

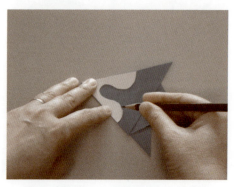

図9　切り抜いた型紙を写しとる方法

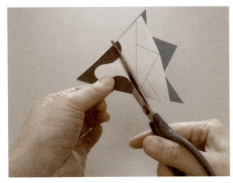

図10 型紙のとおりに切り抜く

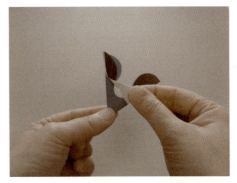

図11 型紙を仮接着のりで貼った場合は
そっとはがす

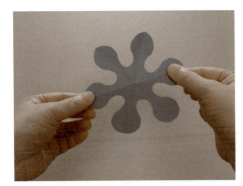

図12 そっと紙を広げる

2 紙を折る

三つ折り，五つ折りは等分に折るのが難しいので，ガイドを利用する（図7）．

3 切り取る部分に印をつける

コピーした型紙を使う場合は，折った紙に型紙をのせ，仮接着のりで仮貼りする（図8）．厚紙で作った型紙を使う場合は，型紙をのせ，鉛筆で形をなぞる（図9）．

4 切り抜く

はさみやカッターを使って型紙のとおりに切り抜く（図10）．

5 開く

必要な部分がすべて切り取れたら，そっと開く（型紙を貼った場合は，型紙をはがした後に開く．図11，12）．

作業分析と治療効果

折って切って開くだけで，簡単にできる．単純な図案なら数分で仕上がり，材料が乾くための待ち時間などは必要ない．作業の途中での中断も可能である．図案を複雑にしたり，たくさんの作品を作ったりすることで，段階づけが可能となる．紙細工であるが，刃物を使うので，比較的男性からの受け入れもよく，適応対象の年齢は幅広く，性差もない．

運動範囲は大きくないが，紙を一つ折り，二つ折りと折りを重ねるごとに，折った部分を押さえつけて折り目をつけるため，力が必要となる．折りが重なるとはさみで切る場合に力が必要となる．紙の角と角や線と線を合わせる，型紙に沿って切るなどの動作では，手と目との協調性や手の巧緻性が必要である．

工程が少なく，同じ動作の繰り返しは少ないが，同じものをいくつも作ることで，同じ動作を繰り返すことができる．運動は両側性であるが，工夫すれば一側でも可能となる．切り取る部分と残す部分を区別する能力が必要であるが，新たな学習や計画性などはあまり必要としない．

2章 作業活動各論—基本的作業活動種目

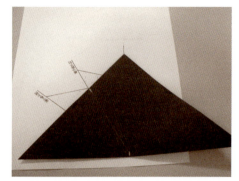

図13 ガイドを使っても難しい場合，折る位置に印をつける

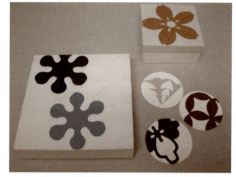

図14 作品例（コースター，箱）
完成した紋切りで，ブックカバー，団扇，フォトフレーム，葉書，ライトスタンドの傘，花瓶用カバー，箸袋，ランチョンマット，コースター，モビール（つるす飾り），掛け軸風のタペストリーなどの作品づくりもできる．

　線に沿ってはさみで切り取る動作は，認知症の進んだ場合でもできることが多く，視覚障害がある場合を除いて，多くの人に利用できる．材料の紙は可塑性がないが，安価であるため失敗をしても再チャレンジが容易である．

　開くと，切り取った形からは想像しなかったきれいな模様ができあがる紋切りは，作り手の満足や達成感を得やすい活動の一つといえる．型紙を使わない紋切りでは，独創性や表現力を発揮しやすい．一方，型紙を利用した紋切りの場合は，複数の紋切りを組み合わせて作品を仕上げることで，表現力や独創性を発揮することができる．作業は，個人活動，並行活動いずれでも可能で，できあがった切り紙を持ち寄って協同活動に展開することも可能となる．

　折り紙を折り，はさみで切って模様を作る活動は，世間一般では幼児がする工作という認識があるので，対象者や家族によっては「子ども向きの活動」と感じる人もいる．成人に導入する場合，作業療法士は，材料に和紙や美しい模様の紙を使用する，あるいはデザイン性のある見本を準備することで，「成人向きの活動」という印象を与え，対象者のプライドを傷つけないよう配慮が必要である．

　高齢者の場合や高次脳機能障害がある場合，三つ折り用折り方ガイドを使っても，三つ折りが難しい場合がある．その場合は，三つ折りに必要な角度の定規を作って利用したり，折る位置に印をつけたりして（**図13**），失敗のないように援助する．

段階づけ

① 一つ折り→五つ折り
② 簡単な模様→複雑な模様
③ 大きなサイズ→小さいサイズ
④ 切って広げる工程のみ実施→全工程を実施

安全管理への配慮

刃物を使う工程では，怪我に注意する．使用後の刃物の管理を怠らない．

折りを重ねた紙を切る場合，手指に負担がかかるため，関節リウマチ患者に適用する場合は十分な検討が必要である．

切り絵

紙を刃物で切り取ることで絵を描く切り絵は，工芸と絵画の性格をあわせもつクラフトの一つである．白と黒，黒と色のコントラストを楽しめるような切り絵用の下絵デザインがテキストで多数紹介されているが，スケッチから下絵を作ることもできる[12]．

材料・道具の役目と使用方法

- 色画用紙
- カッティングボード
- デザインナイフ
- セロハンテープ・マスキングテープ・ホチキス：下絵を黒画用紙に固定するために使う．ホチキスでとめる場合は，下絵が白い部分のみにする．黒い部分を留めると作品が傷つくためである．
- のり
- ようじ・綿棒：細かい部分にのりをつけるときに使う．
- 折れた刃を入れる容器

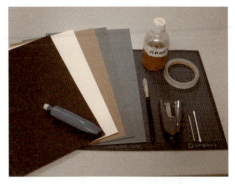

図15　切り絵の道具

作業活動の手順

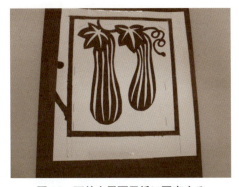

図16　下絵を黒画用紙に固定する

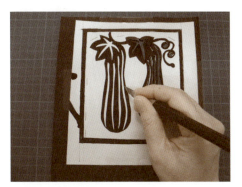

図17　黒画用紙の白い部分を切り取る

① 下絵を決める．
② 下絵を黒画用紙にホチキスやテープで固定する．ホチキスでとめる場合は，白い部分をとめる（図16）．
③ 白地を刃物で切り取る（図17）．面積の小さい白地から切り始め，大きな面積の部分は最後

に切り取る．丸は紙を回転させながら切る．
4 黒画用紙から下絵をはがす．
5 色づけに使う色を選ぶ．
6 黒画用紙のコピーを準備し，色画用紙の上に重ねて，色画用紙を必要な大きさに切り取る（図18）．

7 切り取った色画用紙を作品の裏側から貼る（図19，20）．
8 背景を切り取り，作品の裏側から貼る（図21）．
9 必要に応じて裏張りをする，あるいは作品に仕上げる（図22，23）．

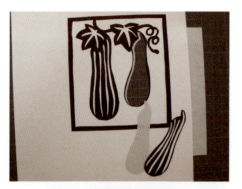

図18 色画用紙を切り取る

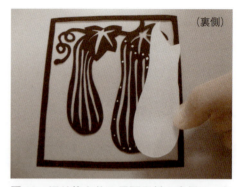

図19 切り抜き後の黒画用紙の裏側に，色画用紙を貼る

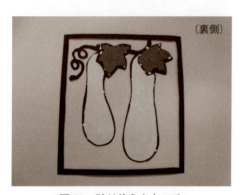

図20 貼り終えたところ

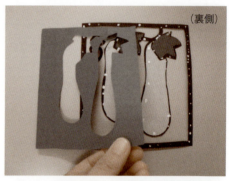

図21 背景となる色画用紙も裏側に貼る

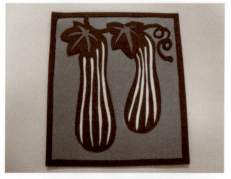

図22 できあがり

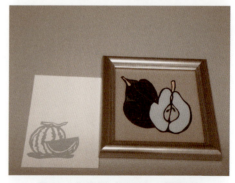

図23 作品例（はがき，額飾り）
　絵として飾る場合，額や市販の紙製のフォトフレームに入れると作品としての完成度が上がる．絵として飾る以外，団扇やはがきやコースターに飾りとして貼って，作品とすることもできる．

作業分析と作業療法士のとしての注意点

　材料は身近にあり，入手しやすく安価で，特殊な用具は必要としない．刃物を使用する活動であるので男性的な活動に分類され，幼い年代には不向きである．

　作品の大きさやデザインにより作業の所要時間や回数は変わり，段階づけが可能である．中断・再開ができる．

　肩関節外転位（両脇を開いた状態）で，紙を押さえながら刃物を動かすためのスペースが必要となる．刃先の動きを確認するためにも適度な照明を要する．

　下絵の輪郭に沿って刃物を動かすために，運動のコントロールや手と目の協調性，指先で刃物を押さえつける力や集中力・注意力などが必要である．運動の速度はゆっくりで，刃物を動かすことが繰り返されると同時に，反対側での紙の固定が始終必要となる．活動中は机上面から感じる反力，刃物で紙を切る抵抗感を感じる．動作は両側性であるが，固定方法を工夫すれば一側でも可能となる．紙を押さえる場合の圧覚や触覚とともに道具の保持や操作には深部感覚や複合感覚も必要とする．

　刃物は，停止位置で止まらなかったり，到達位置まで届かなかったりと慣れるまで扱いが難しい場合がある．作品や作業手順の変更は難しいが，白い部分を切り取っていくことで，作業の進行度合いがわかり，予測しやすい．切り絵作品を装飾材料として使うことで，幅広い作品へと発展する．下絵デザインによっては芸術性の高いものが期待できる．

段階づけ

① 簡単な図案→細かく複雑な図案
② 切り取る部分が少ない図案→細い線を残す必要のある図案
③ 既成の下絵を使う→スケッチから下絵をおこす
④ 切り取る工程のみ→色をつける

安全管理への配慮

① 使用後の刃物は，刃を収納したかたちで決められた場所に保管する．
② 交換した刃先は容器に収納し，施設のルールに従って廃棄する．
③ 刃物で身体を傷つけないように，押さえている手の方向に刃物を進めることがないよう留意する．
④ 作業中に折れて飛んだ刃先が目を傷つけることが心配な場合は，ゴーグルなどを準備する．

切り絵が適さない症例（症状，疾患）

　切り取る線を確認できない視覚の障害がある場合は，活動の実施は難しい．刃物を使用し危険であるため，協調性障害をもつ人には適さない．

はり絵・ちぎり絵

　紙をちぎって台紙に貼る"はり絵・ちぎり絵"は，手芸と絵画の性格をあわせもつ．手でちぎる，あるいは，はさみで切った紙片を台紙に貼り付けていくことのほか[14]，空き瓶や空き箱に貼り付けていくこと[15]もよく行われる．ここでは，和紙を色紙（しきし）に貼って絵に仕上げるものを紹介する[16]．

材料・用具・道具の役目と使用方法

- 色紙（しきし）
- 和紙
- 鉛筆
- カーボン紙やチャコペーパー：図案を色紙や和紙に写すときに使用する．水分で消える水溶性のものが便利
- のり
- 筆：水を付けて輪郭をなぞってから切ると切りやすい．
- ピンセット，目打ち，竹串：細かい部分に糊をつけたり，位置を調整するときにあると便利
- のり付け用の台紙
- おしぼり

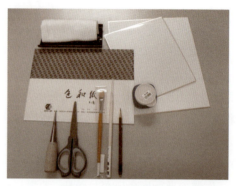

図 24　ちぎり絵の用具

作業活動の手順

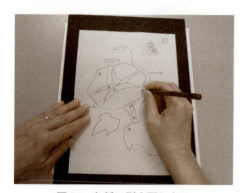

図 25　色紙に型を写しとる

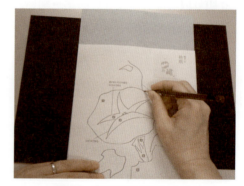

図 26　和紙に型を写しとる

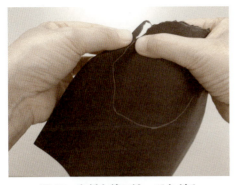

図27　和紙と線に沿ってちぎる

① 色紙の上にカーボン紙やチャコペーパーをのせ，さらにその上に図案をのせて，輪郭の2～3mm内側をなぞり，色紙に型を写しとる（図25）．
② 和紙に型を写しとる．カーボン紙の色がつく面を上にして置き，その上に和紙，図案の順に置き，輪郭をなぞって写す（図26）．
③ 写し取った線に沿って和紙をちぎりとる（図27）．
④ ちぎり取った和紙の端から和紙の線維が毛羽立つよう引き出し，形を整えたらのりをつける．
⑤ 色紙に貼りつける．

作業分析と自助具の工夫，治療効果

　ちぎり絵，はり絵ともに材料は身近にあり，入手しやすく安価で，特殊な用具や難しい技法は必要としない．清潔で音も出ず，安全な活動である．作品の大きさやデザインにより完成するのに必要な所要時間や回数は変わり，段階づけが可能である．中断・再開が可能である．同じ動作の反復や工程の変化が含まれ，運動学習や活動の持続へとつながりやすい．絵画のように仕上げるためには，多少の技術が必要なちぎり絵とは違い，細かい紙片を貼りつけて絵を表すはり絵は，幼児から高齢者まで男女を問わず利用できる．

　和紙などの線維の多い紙の場合は指先の力も必要になってくる．力が弱い場合，ちぎりやすい紙を用いる方法もあるが，水を付けた筆で和紙の上に形をなぞっておくと，水分で紙が弱くなり，ちぎりやすくなる．

　片手で作業を行う場合，空き瓶や箱が動いて貼りにくいことがある．万力で固定した棒に瓶をさす，あるいは滑り止めシートの上に置くなどすると，動かず紙片をしっかり押さえつけることができる．

　紙をちぎる動作が治療目的でなく，多くの紙片が必要な場合や一定の大きさの紙片を使う作品の場合は，はさみで紙を切って紙片を準備してもよい．

　細かくちぎった紙片を紙面に貼りつけていくはり絵は，個人でも集団でも活用できる．集団で大作を作る場合，台紙を分割してはり絵をし，最後に一つに貼り合わせると貼り絵をする部分の作業がしやすい．

　前田ら[17]は，はり絵の有効性について次のように報告している．指腹つまみ力強化を目的に実施した症例の73％が目的を達成し，これらは橈側指の筋力が3＋～4－の症例であった．手指の巧緻性改善については，筋力低下例で有効で，片麻痺や協調性障害では困難であった．精神機能面の改善を目的に使用した場合，自発性を引き出す点では高い効果（88％）を得，不安や愁訴の軽減目的には他のプログラムとの併用が肝要である．

　紙をちぎる動作は両手動作であり，あらかじめつけておいた線のとおりにちぎろうとする場合には，両手の協調性や目と手の協調性，手指の巧緻性が必要となってくる．作品の構図を考えるには，知的，認知，構成能力も必要となる．

段階づけ

① 大きな紙片→小さな紙片
② 簡単な図案→細かく複雑な図案
③ 小さな作品→大きな作品
④ 紙片を貼る工程のみ→下絵から準備する

安全管理への配慮

はさみ，カッターナイフ，目打ちを使用するときには，怪我に気をつける．異食傾向のある対象者が，のりを口に入れないよう注意が必要である．

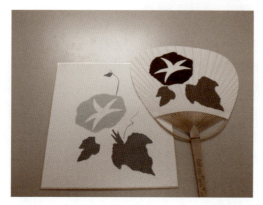 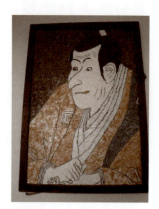

(作品協力：永栄園デイサービスセンター)

図28　はり絵・ちぎり絵の作品例（色紙，団扇，集団で作成したカレンダー）
色紙に貼って絵として完成させるもののほか，瓶や葉書に貼り付け，実用品として使用することもできる．

ぬり絵

輪郭だけで作られた図案に，色を塗っていくものである．輪郭の中を塗るという枠のある活動であるため，高齢者や絵が苦手な人にも比較的受け入れられやすい．色をつける筆記具は，色鉛筆やマーカーなど身近にあるものを用い，手軽にできる活動の一つである．日本では子どもの遊びとされてきたが，近年大人用のぬり絵本が発売され，中高年者の間でもブームになった．

材料・用具・道具の役目と使用方法

- 色をつける道具（図29）：色鉛筆では手は汚れにくいが，広い面を着色する場合には時間と労力が必要になる．クレヨンは筆圧が小さくても着色できるが，細かい部分を塗ることが難しく，手も汚れやすい．水彩絵の具は，広い面を塗るには適しているが，パレットで適当なかたさに水で溶く作業や使用後にパレット・筆の洗浄が必要となる．プラスチック色鉛筆（クーピーペンシル®），ゲルマーカー，水彩毛筆ペンなど多種あるので，対象者に合わせて使用する．見本や実物があると色を決めやすい．
- 図案（図30）：高齢者には線の太い，複雑でないものを準備する．季節に関係したものや本人が興味のある内容がよく，幼稚な図案は避ける．

7 紙細工

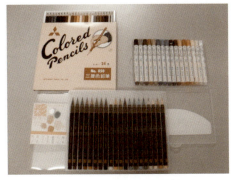

図29　ぬり絵に使う画材

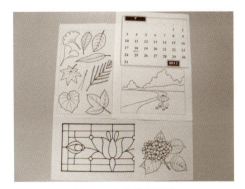

図30　ぬり絵の図案

作業活動の手順

① 図案を決定する．複数の種類の図案のなかから対象者が選ぶのが望ましいが，難しい場合は作業療法士が決定する．必要に応じて見本を準備する．

② 色をつける部分を決め，使用する色を選ぶ．

③ 下絵の線のかたちを追って輪郭を描く．

④ 色鉛筆を寝かせ気味にして，内部を塗りつぶしていく．

⑤ 重ね塗りや筆圧に変化をつけ，強く描いたり弱く描いたりすることで，風合いのある絵に仕上がる．

作業分析と作業療法士のとしての注意点[18]

　作業工程は少ないが，作品の大きさや図案により必要な時間を調節でき，中断・再開ができるので，1回の作業時間や完成までに必要な回数を調整できる．輪郭の中に色を塗ることが理解できれば，年代や性別を問わない．机上の作業で，色をつける道具を把持し，紙に押しつけて着色する力が必要となる．線からはみ出さないように塗るには，手と目の協調性と上肢・手指の巧緻性が必要となる．一方の手で紙を押さえ，もう片方で着色していく（両側性）が，文鎮などを使って紙を固定すれば，一側性でも可能である．輪郭を描く工程では比較的ゆっくり行われるが，輪郭の中を塗りつぶす工程では，色をつける道具をリズミカルに動かすことが多い．運動の方向は，上下左右斜め方向と多岐にわたり，往復運動がみられる．必要な感覚は，視覚，運動覚が主で，紙を押さえる場合の圧覚や触覚，色をつける道具の保持や操作には深部感覚や複合感覚も必要である．過去に誰もが経験している「色を塗る」作業であるので新たな学習は必要ないが，複雑な図案の場合や完成度を高くする場合には，絵画の技術が必要となってくる．下絵があるため自由度は低く，構成的作業であるが，色の選択や技法により独自性が発揮される．塗り残しは一目瞭然にわかり，結果の予測性は高い．

　世間一般では子どもの遊びの一つととらえられており，「ぬり絵＝幼稚」というイメージが定着している．「子どもの遊びをやるなんて」と拒否されたり，自尊心を傷つけたりすることのないように，導入には図案を工夫するなどの配慮が必要である．市販されている子ども用ぬり絵を成人にそのまま使用するのではなく，美術的要素の強いカレンダーの絵やカット集を下絵にするなど工夫が必要である．

筆圧に応じて色をつける道具を選ぶ[18]．把持機能に障害がある場合は，柄に滑りにくい素材を巻く，柄を太くする，両手で把持するなどの工夫で可能になることもある．

どのような色を使えばよいか悩み，活動にとりかかれない場合がある．そのような場合は，「桜の花はどんな色でしたか．この色鉛筆の中には桜に似た色がありますか」とヒントを出す，あるいは「紅葉した葉は，赤や黄や茶がありますね．どの色を使ってみましょうか」と色の選択の幅を狭めて提示するなど援助する．また，最初に持った色で，全部を塗ってしまう場合は，折をみて「こちらの花は赤い花にしてはどうでしょう」などと声をかける．

塗っていくだけで作品に仕上がることもあり，複雑な活動ができない対象者には有効である．集中して塗る時間を過ごすことで，ストレスが解消したと感じたり，楽しい時間を過ごせたりする．下絵があることで完成度が高い作品に仕上がり，本人の自信や達成感を得やすい．現実のものに近い色に塗ろうと思い起こしたり，見本・現物を見ることで，現実との接点の機会が増す．利き手交換訓練の準備として，筆記具の操作に慣れ，筆圧を獲得することの一助となる．

段階づけ

① 単純で，塗り分ける必要のない図案→複雑で細かな図案
② 線が太くはっきりしている下絵→線が細い下絵
③ 塗る色が決まっている図案→塗る色を考える必要のある図案

安全管理への配慮

異食傾向のある対象者が，クレヨンなどを口に入れないように注意することが必要である．視覚障害のある場合は，活動を楽しめないことが多いので避ける．

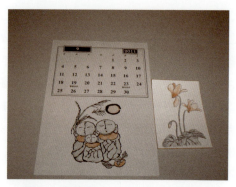

図31　作品例（カレンダー，はがき）

文献

1) 辻岡ピギー，我那覇陽子：新聞紙と風船でつくるペーパーマッシュの雑貨．雄鶏社，2006．
2) C. M. Hamill, et al：Therapeutic Activities for the Handicapped Elderly. An Aspen Publication, 1980／小川恵子(監訳)：老人障害者のためのアクティビティ．pp75-76，協同医書出版社，1983．
3) 牛乳パックでリサイクル．雄鶏社，2000．
4) 犬木里恵：Useful activity 牛乳パックで作る小物入れ．OTジャーナル，32（8）：778-779，1989．
5) 奈良篤史・他：Useful activity 和紙の花瓶．OTジャーナル，31（4）：320-321，1997．
6) 中里 創，宮本弥恵子：Useful activity ロールピクチャー．OTジャーナル，32（2）：130-131，1998．
7) 増田聖子，大熊 明：Useful activity 和紙の箸置き．OTジャーナル 33，（1）：50-51，1999．
8) 小松崎里美：Useful activity 折り紙．OTジャーナル，33（3）：226-227，1999．
9) 芸術教育研究所（監修）：いきいき手遊び．pp148-150，ホームライフ社，2000．
10) 下中菜緒：切り紙もんきりあそび．宝島社，2007．
11) 矢口加奈子：やさしい切り紙．池田書店，2007．
12) NHKテレビテキスト趣味工房シリーズ 誰でもできるはじめての切り絵．NHK出版，2011．
13) 石田良介：究極の切り絵 剪画テキスト 基本から作品づくりまで 初級教本．日貿出版社，2010．
14) Cameron J. Camp（編）：Montessori-Based Activities for Persons with Dementia Volume1. Myers Research Institute, 1999／綿森淑子（監訳）：痴呆性老人の機能改善のための援助．pp72-74，三輪書店，2002．
15) 奈良篤史・他：Useful activity 和紙の花瓶．OTジャーナル，31（4）：320-321，1997．
16) 田中悠子：はじめての和紙ちぎり絵入門．主婦の友社，2010．
17) 前田佳子，高橋直子：和紙はり絵の有効性．作業療法，6（3）：333，1987．
18) 野田和恵・古川 宏（編）：「ぬり絵」の活用方法と効果．作業療法のとらえかたpart2．pp112-125，文光堂，2008．
19) 高田明和，木原いづみ：大人のための塗り絵BOOK．日本文芸社，2006．

（野田和恵）

8 アンデルセン手芸

　アンデルセン手芸は，新聞などの折り込み広告を利用し，みかんを入れておくかご，空き瓶を包み込んだ花瓶や化粧箱など，実生活で使用できるものを自らの手で製作する楽しみがある．これは，比較的簡単にかつ安価に製作が可能であるので，病院や福祉施設などの作業療法場面でよく用いられる活動である．

　製作過程は，手先を巧みに動かし，完成図を想像しながら作る工程を有し，さまざまな効果が期待できる．

　以下に，製作に必要な道具および工程について，一般的な例を示すとともに，作業療法場面での応用を紹介する．

材　料

- 新聞折り込み広告（光沢のあるものが望ましい）
- 木工用ボンド（工作用のりでも可）
- アンデルセンコート液
- つや出しスプレー

用具・道具の役目と使用方法

- はさみ（またはペーパーナイフ）：広告などから一定の大きさの短冊状に切り出す．
- まきまき棒：短冊状に切り出した広告を巻き付ける．
- 芯材（針金など）：まきまき棒で作製したたて芯の中心に挿入して，強度を増す．
- 塗布用刷毛：完成したかごなどの表面に，アンデルセンコート液をムラなく塗る．
- 爪楊枝：木工用ボンドを必要箇所に均一に塗布する．

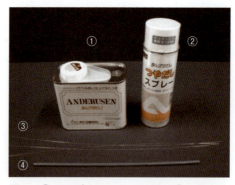

図1　①アンデルセンコート液，②つやだしスプレー，③工芸用針金，④まきまき棒

作業活動手順[1]

棒作り

① 棒は，まわりをぐるぐる編む「編み芯」と，底から側面に立ち上げる「たて芯」に分けて作製する．作り方は同じであるが，たて芯のみ芯材を入れておく（図2）．

② 広告を縦約13cm×横約40cm（およその数値．大きさの変更可）程度の短冊状に複数枚切り出す（図3）．

③ 短冊状になった広告に対して，およそ20°の角度でまきまき棒をあてる（図4）．

④ 指先を真っすぐに伸ばし，はじめの1～3巻きをしっかりまきまき棒に巻き付くよう，机に向かって指先に力を加えて棒を転がす．

⑤ 一定の張力で巻き付くように広告を引っ張

110

8 アンデルセン手芸

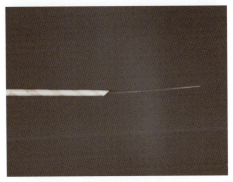

図2　たて芯のみ芯材を入れる

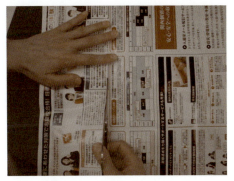

図3　縦約13cm×横約40cm程度に切り出す

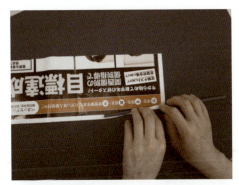

図4　広告に対しておよそ20°の角度でまきまき棒をあてる

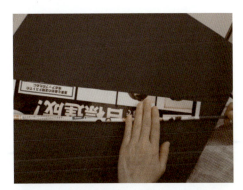

図5　まきまき棒自体を廻しながら行うと，よりしっかりと巻き込むことができる

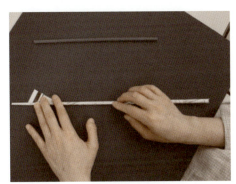

図6　三角形になった広告部分に爪楊枝で均等に木工用ボンドなどを塗る

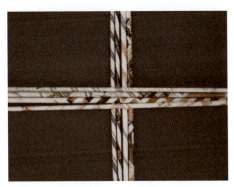

図7　たて芯を縦に4本，横に4本を十字に重ねる

り，まきまき棒をずらしながら巻き付ける．
⑥　広告の1/3程度が棒に巻き付いたら，一方を広告，もう一方をまきまき棒に手を添えて，棒を巻き込んでいく（図5）．
⑦　最後に，三角形になった広告部分に爪楊枝で均等に木工用ボンドなどを塗り，きっちり巻き込んでいく（図6）．

作品製作
⑧　たて芯を縦に4本，横に4本を十字に重ねる（図7）．

⑨　たて芯のうち，右上の1本を曲げる．これが編み芯になる．
⑩　この編み芯を，右のよこ芯の上，下のたて芯の下，左のよこ芯の上をくぐらせる（図8）．
⑪　これを一周し，十字の根本を固定する．
⑫　十字に組んだ棒を均等に広げる．
⑬　広げたたて芯に対して，編み芯を上，下，と順にくぐらせて編んでいく（図9）．
⑭　編み芯の長さが足りなくなれば，新しい編み芯を継ぎ足す（図10）．そのとき，継ぎ足す棒

111

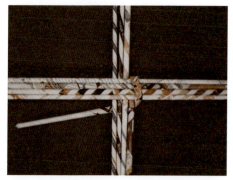

図8 たて芯のうち，右上の1本を曲げ，くぐらせる

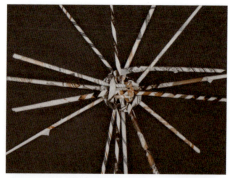

図9 十字に組んだ棒を均等に広げ編んでいく

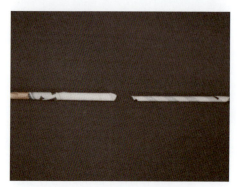

図10 新しい編み芯を継ぎ足す

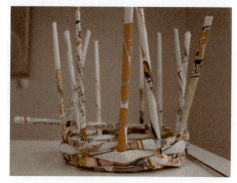

図11 たて芯を根本でしっかり立ち上げ編んでいく

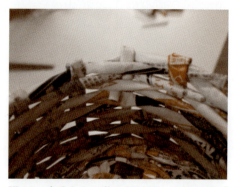

図12 余分なたて芯を切り取って折り曲げ下段に編み込む

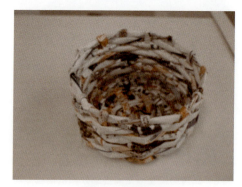

図13 完成作品

の先端に木工用ボンドをつけて差し込んで接着する．
⑮ 製作する作品のおおよその直径まで編む．
⑯ たて芯を根本でしっかり立ち上げ，同じように交互に編んでいく（**図11**）．
⑰ 目標の高さまで編み終わったら，余分なたて芯を切り取って折り曲げ，下段に編み込む（**図12**）．

アンデルセンコート液塗布

⑱ 木工用ボンドが乾く程度にしばらく乾燥させる．
⑲ その後，コート液を刷毛に取り，ムラのないように塗り込んでいく．
⑳ コート液が乾いたら，つや出しスプレーを均等に吹き付ける．

作業分析と治療効果

① 繰り返し作業：同じ姿勢，肢節の運動を繰り返し行うため，強調したい・強化したい動きを作業設定しやすい．

② 指先の巧緻動作：紙を机に押しつけながら巻いていくという工程の間に紙を一定の張力で引きつけるという工程が組み合わさる．そのため，ただ巻くだけでは不十分であり，指先に要求される運動・行為は自身の意図を十分に発揮できる能力が要求される．

③ 指先にかかる力の使い方：指先に一定の張力をかけながらもまきまき棒を転がさなければならない力加減が要求される．また，MP関節は屈曲しながらもIP関節は伸展状態で固定しながら作業を行う．つまり，背側・掌側骨間筋のバランスのよい収縮が要求される．

④ 両手動作：両手の役割を明確にしながらも，一方は引っ張りながら固定し，もう一方は交互に編むなど，臨機応変に巧みに交互に交代しながら編まなければならない．

⑤ グループ活動：一人単独で行う場合も多いが，グループで短い棒をたくさん作り，彩りなどを相談しあいながら1本の紐や毛糸などに通し，それを数本組み合わせて暖簾(のれん)や風景画も制作できる．このように，グループで一つの作品を共有することも十分可能である．

⑥ 注意・構成力：編み込んでいくとき，たて芯に対して編み芯を交互に通していかなければならず，また，一定の張力で引っ張っておかなければならず，編む前後関係を明確にしながら，次の工程を考慮しなければならないという注意・遂行能力が要求される．加えて，制作しようとする作品のイメージも継続的に保持しなければならず，そのイメージから現在の作品を投影し，構成していく能力が要求される．

⑦ 趣味活動支援・障害受容：上村[2]は，対象者がこの作業活動を行って自信を得て，さらにスタッフが受容的に対応することにより，職業復帰につなげたことを報告している．このように，趣味活動にとどまらず，作業活動とともに多職種が連携・対応していくことで就労へと結びつけることもできる．

道具（自助具）の工夫

① 洗濯ばさみ：両手動作が難しい場合（特によこ芯をたて芯に編むとき），固定する部分を洗濯ばさみで固定し，その間によこ芯を編んでいくとよい．

② 竹櫛(たけぐし)：直径がさらに細いたて芯・よこ芯ができるので，作品の幅が増える．竹籤(たけひご)でも構わない．

③ 片手で巻きやすいアンデルセン棒：まきまき棒を一部改良したもの．巻き込む動作を容易にすることはできないが，棒を引き抜く動作を容易にすることができる[3]．

段階づけ

① 緩く編んだり，強めに編んだりすることにより，作品の質感や風合いが変わり，そのときの気分や能力によりデザインをその場で変えることが可能である．

② 各工程のすべてをとおして行う必要がなく，治療効果を期待している工程から始めることが可能であり，それまでの工程を事前に準備することができる．

③ 机や椅子の高さ，および立位など姿勢を変更することにより，重力の影響などにより身体機能の期待される部分の強化を変えていくことが可能である．

④ 製作人数もセラピストと対象者の二者関係から個人作業のグループ，グループで一つの作品製作など，構成人数により多種多様に変更可能である．

安全管理への配慮

① 新聞折り込み広告などを短冊状に切り出すときに，道具の選択に配慮すべきである．切り出すにはカッターが便利ではあるものの，手を負傷しやすい．はさみを使用するのも効果的ではあるが，繰り返し動作であり，切らなければならない距離も長いため，疲労に注意したい．

② 広告は，できるだけまっすぐに切り出さなければならず，道具および指先の使い方に注意したい．

③ アンデルセンコート液を塗布したり，つや出しスプレーを吹き付けたりする際，換気ができる環境で行う．コート液を塗らなくても，広告の色合いを工夫すると，作品として鑑賞できるものとなる．

④ ボンドやのりなどを用いるため，指先に付着する場合が多い．そのため，必要に応じて洗浄の促しや手袋などを用いることも必要である．

⑤ 作業中は，同一姿勢を維持し，肢節の動きも小さいため，あまり疲労しない．境ら[4]は，健常者で15分間この作業をした場合，フリッカー値に変化がなかったことを報告している．しかし，疾患の特徴や対象者の身体的・精神的状況を鑑みて，時間，作業姿勢や設定などを考慮すべきである．

アンデルセン手芸が適さない症例（疾患・症状）

① 等尺性収縮に伴う強い張力が手指に発生するため，関節リウマチなどの関節疾患や，時期によるが手指腱損傷や縫合術を受けた症例．

② 長時間同一姿勢をとり，手指巧緻運動を繰り返すため，パーキンソン病など姿勢調節が難しい事例．

③ この作業は途中中断できるが，工程によりできない場合があるため，集中力（落ち着き）がなく，注意が転動しやすい事例．

症例

55歳の女性，脳出血による左片麻痺，軽度感覚障害．

4か月前に自宅にて発症．救急病院に搬送され，血腫除去術施行．経過良好で，さらなるリハビリテーションを受けるため，回復期リハビリテーション病院に転院．

機能的側面

- 意識：清明，全身状態：良好
- Brunnstrom法ステージ：上肢Ⅵ，手指Ⅵ
- 感覚機能：上肢，手指は軽度鈍麻
- 高次脳機能障害：なし

※運動機能としては良好であるが，両手動作が不十分で，患側の使用頻度も低い．また上肢全体の筋持久力も低く，作業耐久性も問題となっている．本症例の病前の趣味でもあった手芸を導入し，両手動作をさらに促すよう方向づける．

作業設定

- 座位姿勢で，肩関節が軽度屈曲，肘関節も軽度屈曲する程度に，机の高さを低めに設定する．
- 両手は必ず視野に入るようにし，肩甲帯をできるだけ挙上しないように促す．
- 患側母指の対立運動が側腹つまみにならないように注意しながら，右手の近くでよこ芯を持ち続けるよう促す．
- できない工程は，積極的に作業療法士が介入し，手の使い方を見せながら少しずつ患側手の使用頻度を上げていった．

結果

- 棒を作る工程が単調であり，若干モチベーションが下がりかけた．しかし，必要な本数ができた段階で随時制作していくよう促したことから，作業耐久性も徐々に向上していった．制作に入ると，肩甲帯の過緊張が目立ったが，指先に注意を向けてもらい，力ではなく手の滑らかな運動に意識を向けるように促したことから，徐々に力みがなくなっていった．最終的に，みかんが数個入る程度の大きさのボール，蓋付きの小物入れを制作したところで終了となった．

文献

1) 高橋ひとみ（編）：改訂版こどもあんでるせん手芸 総集編．pp3-5．ブティック社，2010．
2) 上村智子：障害受容を促すための支援－身体障害によって職業を変更した2名の青年へのインタビュー．作業療法，17(6)，470-476，1998．
3) 水越裕之・他：片手で巻き易いループ付あんでるせん巻棒の紹介．作業療法（17全巻特別），334，1998．
4) 境 信哉・他：フリッカー測定による作業負荷の評価 七宝焼きとアンデルセン手芸の比較．山形保健医療研究，2巻：51-55，1999．

（大瀧 誠）

9 タイルモザイク

　タイルモザイクは，タイルを直接接着剤などで貼り付けていく活動で難しい技術を必要とせず，作業工程も少ないため年齢や性別を問わず取り組める作業である．道具や材料を近隣のホームセンターなどで入手でき，簡単で楽しくできるタイルモザイクは，治療目的によって作品の大きさや作業工程に変化を与えることができる活動である．

材料

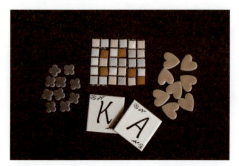

図1　各種タイル

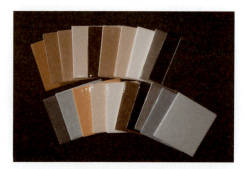

図2　タイルの色

- タイル（図1，2）
- 下地（※）
- 接着剤
- 目地材
- 色粉（目地材に色をつける場合）
- 水

※下地は木，テラコッタ，ガラス，プラスチック，コルクなどどんなものでもよいが，素材に合った接着剤を選ぶようにする．100円ショップで売られているものや，トールペイント用の副資材なども便利に使える．

用具・道具の役目と使用方法

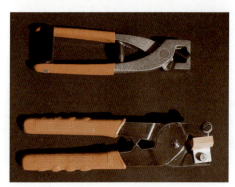

図3　くいきり

タイルをカットする道具

- タイルニッパー
- くいきり（図3）
- かなづち

目地材を練るのに必要な道具

- 練る容器（使い捨てにできる大きめのボールや牛乳パックが便利）
- 水を入れる容器（紙コップなど）
- ゴムべらや割り箸（目地材を練ったりタイルの上にのばしたりするときに使用する）
- ゴム手袋（薄手のものがよい）

9 タイルモザイク

目地材を拭き取るのに必要な道具

- 目地材が乾く前は水を含ませた布やウェットティッシュ
- 目地材が乾いた後は乾いた布やティッシュ

その他

- 新聞紙やビニールシート（作業時，下に敷く）
- ピンセット（細かいタイルを貼る場合にあると便利である）
- マスキングテープ（接着剤や目地材を塗る際，下地が汚れないようにする）
- マスク，ゴーグル（タイルの粉が飛散するので必要に応じて着用する）
- ビニール袋（ビニール袋の中で作業すると破片の飛び散りを防ぐことができる）
- カーボン紙（下絵を描く際，図案のトレースをするのに便利である）

作業活動の手順

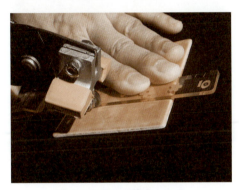

図4　タイルに線をつける

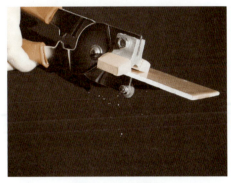

図5　タイルを割る

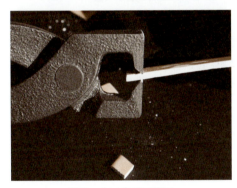

図6　くいきりで切る

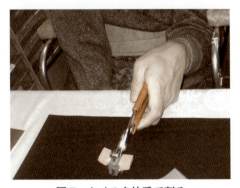

図7　タイルを片手で割る

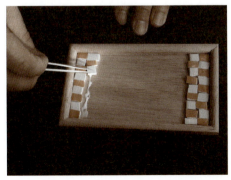

図8　タイルをピンセットで貼る

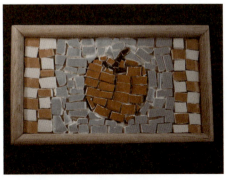

図9　タイルを貼り終えたところ

2章　作業活動各論―基本的作業活動種目

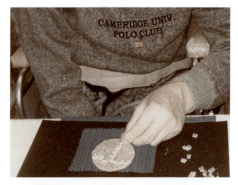

図10　タイルを貼っているところ

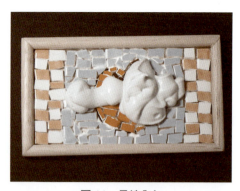

図11　目地入れ

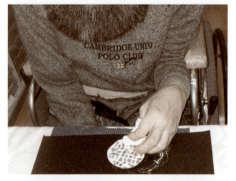

図12　目地材を拭き取っているところ

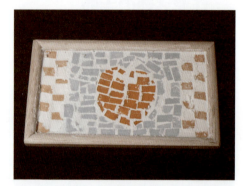

図13　完成した作品

1 ベースの下準備

　下絵描き，厚さの調整を行う．厚さの違うタイルを組み合わせて使う場合には薄いほうのタイルの下にベニヤ板やコルクシートを貼り，高さを揃える．

2 タイルの仮置きとデザインの決定

　タイルニッパーとくいきりを用いてタイルを切る（図4，5，6，7）．ビニール袋に入れたタイルをかなづちで叩いて割る方法もある．

3 下地に接着剤を塗りタイルを貼りつける（図8，9，10）

　貼りつける場所にあらかじめボンドをつける場合と，タイルに直接つける場合がある．

4 目地入れと拭き取り（図11，12）

　目地入れの前に下地の縁をマスキングテープで養生する．次にタイル目地材を水で溶くが，目地材の固さは耳たぶより少し軟らかい固さのものを流し込む．ゴムへらを使い，目地材を全体にすき間なく均等になじませるようにのばす．なじませながら，目地材が乾いてきたら，乾いた布やティッシュペーパーで拭きながら余分な目地材を拭き落とす．

5 仕上げ

　乾燥してひび割れた場合は，軟らかめに練った目地材で補修する．乾いてしまった目地材はカッターなどで削る．削りすぎないように注意する．必要に応じて，目地材が完全に乾いてからつや出しと表面保護のために，クリアーラッカーを塗るのもよい（図13）．

作業分析

　タイルモザイクは，作業工程が少なく単純で反復運動が多い．また，特に高い技術を必要とせず，治療の目的によって簡易に作品の大きさや工程に変化を与えられることのでき

る活動の一つである．材料や用具も安価で，多くのものを必要とせず，簡単な作品から思い通りにタイルをカットしての複雑な作品まで対象者の能力に応じて作業療法場面で利用されやすい．

　タイルモザイクの作業では，タイルをカットするためのニッパーの動作とタイルを貼りつける動作が多いため，手指の屈伸と目と手の協調・巧緻性が要求される．またタイルの厚さによって力加減が変わってくるので握力，力の調整のための段階づけが可能である．「タイルを割る」「貼る」工程は繰り返し行うため，座位の耐久性や集中力もあわせて必要になる．デザインや配色を考えて最終決定していく企画力や構成力，表現力も必要とされる．また，集団で作成する場合は，役割分担の認識や他者と協調しながら完成させていくという体験にもなる．

治療効果

　手指の巧緻性，目と手の協調性，握力，ピンチ力，力の調整，座位耐久性，企画・構成能力，図と地の判別，注意集中，達成感などが期待できる活動である．

段階づけ

① 割るタイルの大きさ：大→小
② 作品の大きさ：小→大
③ タイル把持物：素手→ピンセット
④ タイル：市販品のタイルをそのまま使用→大きさを決めて自分で割る

安全管理への配慮

① 刃物を慎重に管理する．
② カットしたタイルで手を切らないように注意する．タイル片が飛び散らないように袋の中で行うのもよい．
③ タイルを割る際には道具で指をはさまないように注意を促す．
④ ボンド使用時には換気をする．
⑤ 材料・用具の個数や使用状況がわかるようにし，できるかぎり施錠可能な場所に保管する．
⑥ タイル粉が飛散するので換気を行い，必要に応じてマスクなどを着用する．
⑦ 攻撃的衝動を創造的な方向へ向かわせる活動ではあるが，イメージどおりに完成しない場合は，逆効果にもなる．そのため，イメージや構成力を支援するためにも見本の提示が必要であろう．
⑧ タイルを割る際，ニッパーなどの使用が難しい場合は，かなづちを利用するのもよい．

タイルモザイクが適さない症例（疾患，症状）

①巧緻性や力が要求される活動が中心であることから，上肢・手指の筋力低下，動揺性，感覚障害，視力障害が生じる疾患（運動失調を来す疾患，関節リウマチなど）の場合はリスク管理に特に注意する．

②タイルを切る工程ではタイル粉が飛散することがあるため呼吸器疾患には注意を要する．

文献
1) はじめてのタイルモザイク．日本ヴォーグ社，2001．
2) モザイクタイル―タイルクラフトの素敵なインテリア．雄鶏社，2001．

（大西　満）

10 七宝焼

　七宝焼は，銅などの下地の上に釉薬をのせ焼き上げることでガラス様の美しい彩色を施した実用性の高い作品を作ることができる．初心者から上級者まで飽きのこない深さと表現力によって個性あふれる作品を作ることができ，簡単なものであれば，釉薬の盛りつけから仕上げまで1時間程度ででき上がる活動である．

用具・道具

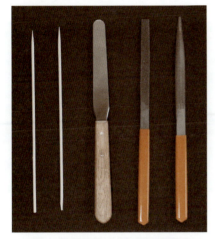

図1　竹串，鉄べら，金工やすり

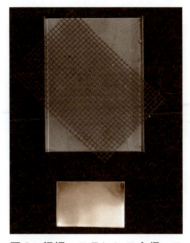

図2　銅板，ステンレス金網，ステンレス板

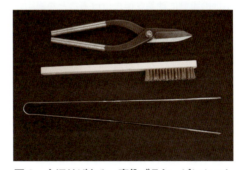

図3　金切りばさみ，真鍮ブラシ，ピンセット

- 竹串あるいは竹べら
- 鉄べら（釉薬を盛る際に使用）
- 金工やすり
- 銅板
- ステンレス金網
- ステンレス板
- 金切りばさみ
- 真鍮ブラシ
- ピンセット（大）またはやっとこ
- コップ
- 水
- 釉薬（ゆうやく）
- 電気炉
- 金槌

- 金属用はさみ
- 接着剤
- 軍手

121

作業活動手順

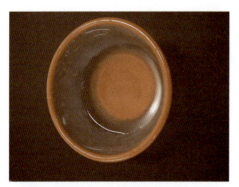

図4　釉薬の入った容器に水を入れる

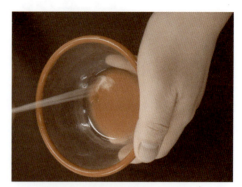

図5　釉薬の上澄みを捨てる

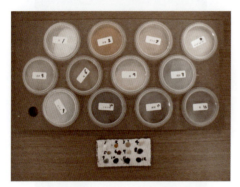

図6　釉薬と色見本

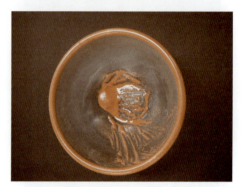

図7　釉薬の完成

1　裏引きについて

　素地の裏側に釉薬を焼き付けることを裏引きという．あらかじめ裏引きをしておかなければ，焼成した後や冷めたときにひび割れが生じやすい．なぜなら，釉薬はガラス質で，土台は銅版のため表面のみの釉薬ではガラスと金属になるため熱の伝導度が違い，温度変化によって割れやすくなるからである．そのため，裏引きを行うのが基本である．

　あらかじめ裏引きがなされている市販品の銅板もある．

2　釉薬作り

　使用する釉薬・竹串・容器・水を準備する．
　釉薬には，色の濁りの原因になる微粉が混入しているため，使用前に必ず水洗いをして取り除く（図4）．
　まず，釉薬の入った容器にきれいな水を注ぐ．竹串でよくかき混ぜ，白濁などの原因となる微粉

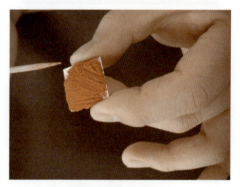

図8　釉薬の盛り方

末を浮き上がらせる．米をとぐ要領で軽く釉薬をかき混ぜ，濁りの上澄み部分を捨てる（図5）．4～5回繰り返すと濁りがなくなる．

3　色見本作り

　釉薬には非常に多くの複雑な色があり，またメーカーによっても色合いが少しずつ違うため，色見本を作っておくと完成色がイメージしやすい

10 七宝焼

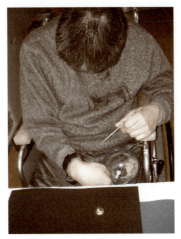

図9 竹串で釉薬をすくう

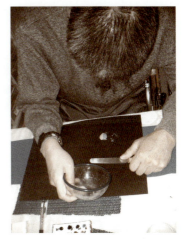

図10 鉄べらで釉薬を塗る

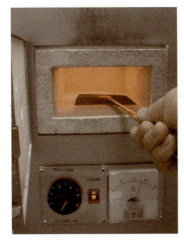

図11 作品の焼成

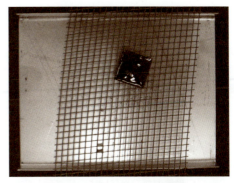

図12 発色していない釉薬

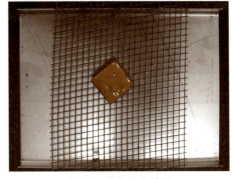

図13 発色した釉薬

（図6）．

4 色盛り

　釉薬（図7）を約1mmの厚さで，素地が見えない程度に竹串で軽く外へ外へとつつくように平均的に盛る（図8，9，10）．釉薬の凸凹があると焼き上がりの表面が汚くなるので盛り残しやムラがないか確認する．なお，釉薬はガラス状の細かい固形物のため水彩画のように混色することはできない．

　色つけが終わったら，水分を取り除くために電気炉の上で乾かす．

5 作品の焼成

　電気炉の温度は，約800～840℃に設定し，1時間程度，ゆっくり空だきしておく．炉内温度が高温になっているため，火傷をしないように十分に気をつける．釉薬を盛った作品をステンレス金網の上にのせ炉内に静かに入れる（図11）．電気炉の色見窓よりのぞくと，約1～2分で表面が赤くアメ状に溶け，表面が平らに溶けていく様子がわかる．静かに取り出して，ステンレス板の上で自然に冷めるのを待つ．取り出した直後は非常に高温な状態でまだ十分発色していないが（図12），表面が冷えるにつれてしだいに発色してくる（図13）．

123

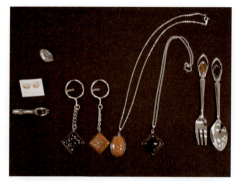

図14　完成作品（スプーン，フォーク，ネックレス，キーホルダー，ネクタイピン，ピアス）

　ステンレス金網を置く際は，木の上に置くと焼けてしまうので避けるようにする．焼きがあまいと表面が凸凹になり，見た目も悪いので，十分溶けた状態を確認してから取り出す．盛り加減が少ない場合は酸化膜で黒くなるので，金工やすりや真鍮ブラシで丁寧に洗い落とす．

6 完成（仕上げ）

　作品は止め金具に合うようにまわりのバリなどを金工やすりで落とす．金具に接着剤を付け，作品の表面に接着剤がつかないように注意しながら作品を固定する．金具が動かないように固まるまでむやみに触らない．

7 後始末

　電気炉の使用後はスイッチを切った後，電源コードを外す．電気炉が完全に冷めるまで2～3時間くらい要する．急に冷やすと炉材の故障の原因となるので注意する．
　また，釉薬の余ったものは，次回に使用できるので埃などが入らないように保管する．
　ステンレス金網に釉薬が流れてついた場合は，冷めてから金槌などで叩いて取り除いておく．

作業分析と作業療法士としての注目点，自助具の工夫

　作業工程として単純で反復性の高い動作が多く，できあがりを想像しながら，釉薬を銅板に盛りつけていく楽しさがある．約800℃の熱気とともに電気炉から取り出された作品は，サラサラした粉状の釉薬が真っ赤に溶けて，時間の経過とともにゆっくり冷えて発色していく．この過程は七宝焼きの醍醐味であろう．また，実用性があるため製作意欲が増し，趣味活動の支援にもなる．このため作業療法の対象として，老若男女問わず適応範囲は広い．初めて七宝焼を体験する人でも，簡単なものであれば，釉薬の盛りつけから，焼成，仕上げまで，約1時間で作品を手にすることのできる手軽さがよい．個人個人の表現力や好みの技法によって個性あふれる作品を作ることができる楽しさがある．

　特に身体的には，目と手の協調性を伴う巧緻動作が多く，作品の大きさによって高次脳機能レベルの能力が要求される．治療目的にあわせて，形状や姿勢，動作の選択を考慮した段階づけが可能である．作品完成時の喜びは十分な満足感が生じ，愛着も大きいだろう．

　釉薬を盛りつける際は，すべり止めマットなどですべらないようにする工夫が必要であり，竹串などで盛りつける際は，グリップを太くして持ちやすくするような自助具を用いるとよい．

治療効果

　手指の巧緻性，目と手の協調性，把持力，ピンチ力，力の配分，企画・構成能力，図と地の判別，視空間認知能力，集中力，座位耐久性，達成感などが期待できる活動である．

段階づけ

① 釉薬の種類：少→多
② 作品の大きさ：小→大
③ 色盛り：鉄べら→竹串
④ 焼成管理：作業療法士→対象者

安全管理への配慮

① 火傷など怪我をしないように作業の前に必ず手袋をはめること．
② 電気炉のまわりには引火しやすい物を置かないこと．
③ ボンド使用時は換気を行うこと．
④ 刃物の保管を確認すること．

七宝焼が適さない症例（疾患，症状）

　目と手の協調性やピンチ力，巧緻性が要求されるため，上肢・手指の動揺性，感覚障害，視力障害，手指ピンチ力低下が生じる疾患には困難な可能性が高い．

文献
1) 吉村芙子：シリーズわたしの手芸　色彩とあそぶ　新七宝焼き．マコー社，1988．
2) 長谷川淑子：新技法シリーズ　七宝焼き　火とガラスの織りなす華麗なドラマ．美術出版社，1986．
3) 長谷川淑子：Hobby Days　はじめての七宝焼２　電子レンジで銀七宝．美術出版社，1998．
4) 長谷川淑子：Hobby Days　はじめての七宝焼　電子レンジでガラス胎七宝．美術出版社，1995．

（大西　満）

11 絵画

絵画は小学校などの学校教育でも取り入れられており，なじみ深い作業活動の一つといえる．題材，画材，表現方法など，それぞれにおける選択の幅が広く，非常に自由度の高い作業活動である．そのため，対象者の性別や年齢を問わず作業療法場面で導入可能であり，主に精神科病院や高齢者施設において実施されている．

以下に，絵画で使用する道具や作業特性の概要について紹介する．

描画材料

- 鉛筆・色鉛筆

身近にあり手軽に使用できる画材の一つである．芯にはさまざまな硬度や濃淡の種類があり，それらを使い分けることにより表現の幅が広がる．また芯が細いため，初心者にも細かい描写が比較的容易に可能である（図1）．

特殊な色鉛筆として水彩色鉛筆があり，水溶性の染料が芯の中に含まれているため，画用紙に描いた後，水で濡らすと染料が溶け出し，水彩絵具のようなやわらかい表現が可能である．準備や後片づけも簡単であり，旅先や外出先でのスケッチ，絵手紙の作製など使用用途は広い．

- 水彩絵具

比較的安価で入手も容易であり，また使用方法も簡便なため，幼児に対しての教育にもよく使用されている（図2）．水彩絵具は，おもに透明水彩絵具と不透明水彩絵具に区別されるが，水彩絵具といえば通常は透明水彩絵具のことをさし，絵具を水で溶くと透明な色になり，その色の下に描かれている色や線が透けて見える．発色がよいため，すがすがしく清涼感のある作品を制作できる．また技術的にも応用性が高く，幅広い表現が可能である．

- 油絵具

油絵具は，絵具自体に透明感があり，乾燥した後でも光沢がある．油絵具は乾燥するまでに時間がかかり，乾かないうちに重ね塗りすると濁った色になってしまうため，完成までには時間を要する．その反面，完全に乾燥させると定着度は非常に高く丈夫である．制作には，乾性油や調合油などのさまざまな画用液を使用するため，専門的な知識を必要とする．油絵具の使用に関しては，独特のにおいがあること，衣服などについてしまうととれにくく，使用後の筆を放置すると筆先が固まってしまうなど，管理上注意しておかなければならないことも多い．

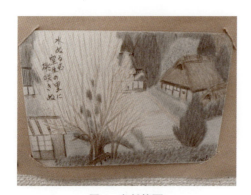

図1　色鉛筆画
通所リハビリテーション利用者が，はがきに描いた風景画．施設内に展示している．

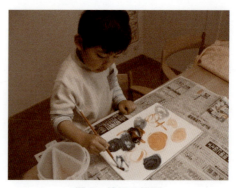

図2　幼児の描画
筆先から伝わる感触や色の混じり合いを楽しむことができる．

11 絵画

- アクリル絵具

アクリル絵具は，キャンバス，紙，布などの，ほとんどの素材の上に描くことができる．水で溶かして使用することができるが，いったん乾くと水に溶けなくなるため，乾いた絵具の上には次々と色を重ねることができ，失敗しても修正しやすい．乾燥に要する時間は油絵具と比較して短く，乾燥後もひび割れしにくい．

乾燥後は水に溶けなくなるため，油絵具と同様に，衣服の汚れや使用後の筆の管理に注意を要する．もし筆先が固まってしまった場合は，専用の有機溶剤を使用して洗うとよい．

- オイルパステル

文具店などで簡単に入手することができ，幼児や児童の「お絵かき」にもよく使用されている．色を重ねて塗ることも可能であり，しっとりとした美しい色が特徴である．もっとも手軽に使用できる画材の一つといえるが，使用法に習熟すれば本格的な絵画作品を制作することもできる．

絵画制作に用いる代表的な道具

- キャンバス，スケッチブック
- 筆：ラウンド（丸筆）やフラット（平筆），さまざまな太さのものがある．
- ペインティングナイフ，ローラー，刷毛
- パレット：木，プラスチックなどの素材でできたもののほかに，使い捨てのペーパーパレットもある．
- イーゼル：折りたたみ式のイーゼルは携帯に便利である．
- 筆洗バケツ

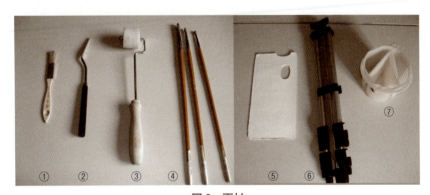

図3　画材
①刷毛，②ペインティングナイフ，③ローラー，④筆，⑤ペーパーパレット，⑥イーゼル，⑦筆洗バケツ

作業活動手順

絵画活動については，水彩画や油絵などの描画材の違いや，抽象画・具象画などのどんな種類の絵を描くかによっても手順や工程は異なる．本項では乾きが速く，重ね塗りが容易なアクリル絵具による制作工程の一例を紹介する．

1 対象の決定と準備

風景，人物，動物など，何を描くかを決定する．作業の開始時には，床を汚さないように新聞やシートを下に敷く．その上にイーゼルを置き，キャンバスの高さを描きやすい高さに調節する（**図4**）．

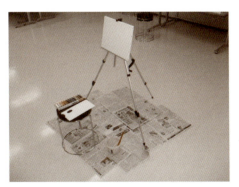

図4　イーゼルとキャンバスの準備

127

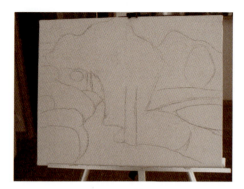

図5 下描き

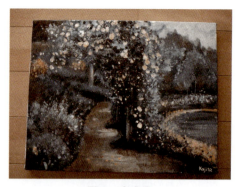

図6 完成品

2 下書き

　画用木炭または芯の軟らかい鉛筆を使い，キャンバスにおおまかな形を下描きする（図5）．下描き後，フィキサチーフスプレー（定着液）で画面を定着させると木炭が落ちにくくなる．

3 大まかに色をのせる

　下描きを見ながら，あまり絵具を厚塗りしないように注意して，大まかに色をのせていく．アクリル絵具は，乾燥すれば上から何度でも色を塗ることができるので，失敗を気にせず塗っていけばよい．

4 描き込み

　写真をよく見ながら，細かい箇所を描き込んでいく．描画にはさまざまな技法があり，例えば，筆だけでなく指や布またはサンドペーパーなどで画面を擦りながら描くと，独特の質感を表現できる．

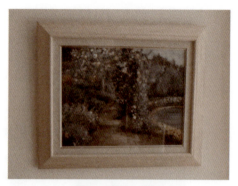

図7 額装・展示

5 サイン

　作品が完成したら，キャンバスの下隅にサインを入れる（図6）．

6 額装，展示

　額の種類によって作品も違った雰囲気になる（図7）．

作業分析と障害への対応

身体機能

　一般的に，イーゼルや机に向かって椅子に座り，手で筆・鉛筆を把持して描くのが，絵画の基本姿勢である．細かな描写を必要とする絵を描く場合は，目と手の協調性，筆圧を調節する固有感覚を特に必要とする．

　絵画に限らず，上肢をうまくコントロールするためには座位の安定性が重要である．座位が不安定な人に対しては，適切な椅子（車いす）の選択やクッションなどを利用することで，対象者が作業しやすい環境をつくることが重要である．

　筋力低下や関節可動域制限により，筆や鉛筆が把持しにくい人に対しては，柄を太くすることで対応可能である．また，両上肢が使用できない人のなかには，足指や口で筆を扱

11　絵画

うことで絵を描いている人もおり，そのなかにはプロの画家として活躍している人もいる．

精神・知的機能

　何をどのように描くかにより，要求される精神機能，知的機能は大きく異なる．一般に，写実的に絵を描く場合には，詳細な色・形の認知，平面上での遠近関係を理解し表現することなど，必要となる能力の種類は増え，高いレベルが要求される．また，作業を長時間行うためには，集中力の持続も必要となる．

　リハビリテーションの一手段として絵画を行うときは，技術的にすぐれた作品を制作することを第一の目的としない．人物や風景などの題材を忠実に表現することを求めるよりも，例えばなぐり描きのように，キャンバスに好きな色をただ塗っていくだけのほうが，対象者によい効果をもたらすこともある．その人の能力や性格，精神状態などをよく把握し，絵画を実施する目的を明確にしたうえで，どんな作品を制作するかなどの内容を決定していく必要がある．

治療効果

1．精神的側面

　絵画作品を制作することで楽しみ・喜びを感じ，脳が賦活される．絵画は特に右脳を刺激するといわれている．この効果を利用し，認知症予防プログラムとして実施されているところもある．

　意識的または無意識的に抑圧された情動を発散するなどの心理的効果が期待できる．また，自らの情動を表現することで，自己を振り返る契機となる．

　制作過程または表現された作品を通して，対象者と治療者とのコミュニケーションの機会となる．また，作品の経過を追うと対象者の心理状態の変化を把握できる場合もある．

2．身体的側面

　身体面でみれば，座位保持時間の延長，リーチ範囲の拡大，目と手の協調性を含めた上肢のコントロール性の向上などが見込める．

段階づけ

　① 作業時間が長くなると，それだけ座位を保持する時間，注意・集中を維持する時間も長くなり，心身に与える負担が大きくなる．

　② 写実的な絵を描く場合，小さなキャンバスを使用すると，全体の面積でみれば絵具を塗る範囲は小さくなる．その反面，狭い範囲に色を塗らなければならず細かい作業を要求されるため，巧緻動作・目と手の協調性についていえば難易度は高くなる．

　③ 見本を見ながら形をとっていくことが難しいときは，見本をトレースすることにより，キャンバスに下描きする．

　④ トレースは，まずキャンバスの大きさに拡大（縮小）した見本の紙の裏面全体を，画用木炭で黒く塗る．その後，見本の紙を表向きでキャンバスに貼り付け，ボールペンな

ど先のとがったもので輪郭をなぞっていくと，図5のようにキャンバスに見本を写しとることができる．

安全管理への配慮

① 絵具は，製品によっては揮発性のものもあるため，火気に注意し換気を行う．
② 口に入れると人体に有害な製品もあるため，特に認知面に障害がある人を対象に実施する場合は管理に留意する．また，絵具使用後は手洗いを行う．
③ 対象者に制作を強要することのないよう「いつでも好きなときにやめてもいい」という環境作りを心がける．
④ 作業に没頭しすぎることもあるため，疲労の程度を把握しながら，適宜休憩をいれる．
⑤ 絵画での表現行動によりかえって現実認識をゆがめてしまうことも考えられるので，そのような傾向がみられたときは速やかに中止する．

絵画が適さない症例（疾患・症状）

① 急性期の統合失調症患者では，絵画作業に取り組む目的の理解が困難であり，また作業により精神的混乱を招くおそれがある．
② 重度のうつ病患者では絵画作業に取り組む意欲が低く，また実施したとしても，作品の完成度によっては自己の過小評価を助長することにつながる．
③ 精神的に不安傾向の強い患者では，描くテーマや技法を作業療法士が指示するなどして，制作に関する自由度を制限したほうが安心して作業に取り組むことができる．

文献
1) 森田恒之・他：絵画表現のしくみ　技法と画材の小百科．美術出版社，1999．
2) 谷川　渥：絵画の教科書．日本文教出版，2001．
3) 飯森眞喜雄：芸術療法の適応と注意点．こころの科学，第92号：24-30，2000．
4) 大橋啓一：認知症を予防・改善する臨床美術の実践．日本地域社会研究所，2008．

（梶田博之）

12 音　楽

　音楽活動は，大きく受動的活動と能動的活動の2つに分けられる．受動的活動とは音楽鑑賞，つまり聴くという活動で，能動的活動とは，歌唱，楽器演奏，動きを用いた活動（ダンス，民謡踊り，エアロビクスなど）である．ここでは，音楽の専門教育を受けていなくても作業療法士として用いることができると思われる① 受動的活動の音楽鑑賞，② 能動的活動の歌唱，③ 楽器演奏のうち特にチャイムバー演奏を取り上げる．

　音楽活動は，受動的，能動的にかかわらず個人の好みの問題を抜きにしては考えられない．このことは芸術活動全般にもいえることであるが，好き・嫌い，得意・不得意，経験の有無など，対象者の個人史や環境にもかかわる複雑な要素が関係している．特別な練習をしなくてもすぐに集団活動として行うことができるため，個人の好みの問題を無視して行われている場面をしばしば見かけるが，音楽とひとくちに言っても，日本音楽，西洋音楽，演歌，ポピュラー，クラシック，歌唱，楽器演奏・鑑賞といった分類，ジャンル，活動形態といったさまざまな要素がある．それらの要素について対象者一人ひとりの好みを考えながら進める必要があろう．

　また，対象者が，少なくとも音楽が嫌いでないことが第一条件となる．このことにも注意して実施してほしい．

音楽鑑賞

　音楽鑑賞には，演奏家が生演奏をするものとCDなどの再生装置を通して聴くものがあるが，ここでは後者のCD鑑賞の小グループ活動について解説する．

材料・用具

- CD
- インターネットから買った曲
- インターネットYouTubeからの配信曲
- プレーヤー（CDプレーヤーなど）
- コンピュータ，タブレット，スマートフォン
- ポータブル・スピーカー（Bluetooth）

作業活動の手順

① 対象者の聴きたい曲（一人3〜5分）のリクエストを募る．リクエスト曲がわからないメンバーがいるときは，どのような感じの曲が好きかを教えてもらいリクエストに近いと思われる曲を2〜3曲用意しておく．この作業は，活動を行う前日までに行う．
② 話し合いで順番を決める．
③ 一人ずつのリクエスト曲をグループメンバー全員で聴く．このときどうしても嫌いで聴きたくない曲のときには，席を外してもよいことを告げておく．
④ 一人のリクエスト曲の鑑賞が終わった後，本人からの話，感想，メンバーからの話，感想などを自由に話し合う．話したくない人は，話さなくてもよいことを告げておく．
⑤ 次の回のリクエスト曲を募る．

作業分析

① 作業療法士に音楽の専門的技術は必要ない．
② 作業療法士の楽曲に対する広い知識（演歌からクラシックまで）が必要である．
③ 個別活動としても集団（小グループ）活動としても実施可能である．
④ 胎児から高齢者まですべての年齢の対象者に応用できる．

治療効果

身体的側面
　① 痛みの軽減
　② リズミカルな身体の動きの誘発

精神的側面
　① 抑うつ気分の改善
　② 不眠の改善
　③ リラクセーション

段階づけ

① あらかじめ対象者の好みの曲を数曲あげてもらい，作業療法士が一人ひとりの好みの曲を用意して聴いてもらう．
② リクエストをあげられる対象者からはそのリクエストを，リクエストをあげられない対象者がいたら好みの曲の中から作業療法士が用意した曲を聴いてもらう．
③ 無理のない程度に対象者全員がリクエストをあげられるようになったら，それらの曲を作業療法士が用意し聴いてもらう．

著作権・安全管理への配慮

① CDなどをコピーして対象者に渡すことは，著作権法違反となる．曲を提供したい場合は，市販のCDそのものを貸し出すか，インターネットから有料または無料配信された曲をデジタル音楽プレーヤーで受信し，そのデジタル音楽プレーヤーごと貸し出す必要がある．
② グループ活動として行う場合，音楽の好みは人によってさまざまであるから，表情や態度を観察し無理をしている人がいないか注意を払う必要がある．

適さない症例

音楽が嫌いな人

歌唱活動

歌唱活動には，伴奏にカラオケを使う場合，ピアノやギター，ウクレレ，オートハープなどの楽器を使う場合，ア・カペラといって無伴奏の声だけで行う場合に分けられる．カラオケによる活動も作業療法士の豊富なカラオケ操作知識と的確な判断によって有効な活動となる．ここでは特に作業療法士がさまざまな施設でもっとも使う頻度の高いと思われる伴奏楽器（またはア・カペラ）を用いた集団歌唱活動を解説する．

材料・用具

- 歌詞の書いてある模造紙
- パワーポイントで作成した歌詞
- プロジェクター
- スクリーンまたは白い壁
- 歌詞集
- 楽譜集
- ピアノ・キーボード・ギター・ウクレレ・オートハープなどの伴奏用楽器（ア・カペラの場合は不要）

作業活動の手順

① 原則は対面で座る（円形，扇形になる，**図1**）．
② 歌詞を提示する．提示方法には，大きな模造紙に歌詞を書き，前に貼りつける，またはパワーポイントで作った歌詞をプロジェクターでスクリーンに映し出して対象者全員が一つの歌詞を見て歌う方法と，対象者一人ひとりに歌集を配って歌詞を見ながら歌う方法がある．
③ 必ずしも全部の曲に対してでなくてもよいが，曲が終わるごとに曲にまつわる話題，思い出話など語らいの時間をつくる．
④ 場合によっては，練習してきた成果をコンサートという形で発表することもできる．

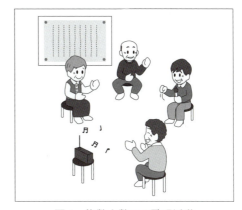

図1　複数人数での歌唱活動

作業分析

① 伴奏を作業療法士が行う場合，音楽の知識や技術の違いにより内容も変化する．

② 作業療法士は，楽曲について（楽曲の作詞家，作曲家，作曲年代，曲の流行った時代背景など）調べておく必要がある．

③ 活動の目的や参加者の意向にもよるが，発表コンサートという形で練習した成果を形にすることも可能である．

④ 対象年齢は，幼児から高齢者まで幅広い．

治療効果

1. 身体的側面
    ① 姿勢保持時間の向上
    ② 心肺機能維持・向上
    ③ 発声・発語・嚥下機能の改善
2. 精神的側面
    ① 覚醒レベルの向上
    ② 自発性の向上
    ③ 協調性の向上
    ④ 自信の回復・獲得
    ⑤ 気分の転導
    ⑥ リラクセーション

段階づけ

① 作業療法士が季節や行事などを考慮し，あらかじめ全体の選曲をして計画に沿って行う（計画実行型）．
② 対象者のリクエストにより選ばれた曲を中心に進行する（リクエスト型）．

安全管理への配慮

① あらかじめ対象者が把握できている場合は，一人ひとりの好みのジャンル，声域，歌いやすいテンポなどを調べておく．
② 時間経過とともに，姿勢保持，心肺機能に異常がないかをチェックする．
③ 表情，態度などから参加に無理がないかをチェックする．

適さない症例

音楽が嫌いな人

楽器活動（チャイムバーを用いた活動）

チャイムバー活動には，いわゆるハンドベル演奏のような15～16人でいろいろな曲を演奏する方法もあるが，ここでは特に音楽活動で用いられやすいコード奏法，ドシラソファミレド奏法について紹介する．これらは，主に歌唱活動の際の伴奏楽器としての用い方で，ピアノで伴奏することに技術的，物理的に制限がある場合，有効に活用できる方法だと思われるので解説する．

1. コード奏法

チャイムバーのコード奏法は，曲を構成しているコード（和音），特に主要三和音（ハ長調を例にとれば，ドミソ，ファラド，ソシレ）で歌の伴奏を行うときに用いる奏法である．

材料・用具

- 各音に色紙で印をつけたチャイムバーセット（例：ド＝赤，レ＝黄，ミ＝緑，ファ＝橙，ソ＝青，ラ＝紫，シ＝白）
- 色印つき歌詞を書いた模造紙またはパワーポイントによる映像，あるいは歌詞集（図2）
- 楽譜集
- 曲目解説書

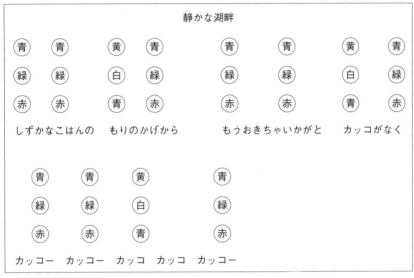

図2　色印つき歌詞を書いた模造紙（コード奏法）

作業活動の手順

① 曲のコード（和音）を構成する3～4つの音を1グループとして，主要3和音（ハ長調でいうドミソ，ファラド，ソシレ）の3グループをつくる．
② 曲のコード進行に合わせて担当コードグループごとに同時に鳴らす練習をする．
③ 歌を練習する．
④ チャイムバーのコード奏法と歌の練習が完成したら，チャイムバーのコードを伴奏に歌をうたいながら練習する（図3）．
⑤ 4ができたら，完成の演奏をする．
⑥ 曲目や演奏について感想を語り合う．

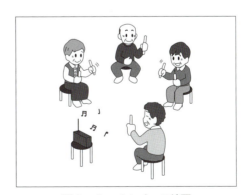

図3　チャイムバーの練習

2. ドシラソファミレド奏法

材料・用具

ハ長調を例にとって説明する．
- 各音に音名をつけたチャイムバーセット
- 音名入りの歌詞の書いてある模造紙またはパワーポイントによる映像，あるいは歌詞集（図4）
- 楽譜集
- 曲目解説書

```
                      静かな湖畔

ド シ ラ ソ   ファ ミ レ ド    ド  シ  ラ ソ   ファ ミ レ ド
しずかなこはんの　もりのかげから    もうおきちゃいかがと    カッコがなく

          ド  シ  ラ ソ   ファ  ミ    レ ド
       カッコー カッコー カッコ カッコ カッコー
```

図4　音名入りの歌詞を書いた模造紙（ドシラソファミレド奏法）

作業活動の手順

1 一人ずつドシラソファミレドの1～2音を受けもつ．
2 いろいろなリズムでドシラソファミレドがタイミングよく鳴らせるように練習する．
3 ドシラソファミレド奏法用に準備された歌詞集（または模造紙に書かれたもの）を見ながらそれぞれ担当した音をタイミングよく鳴らす練習をする．
4 次に歌いながらの練習をする．
5 4ができたら，完成の演奏をする．
6 曲目や演奏について感想を語り合う．
7 場合によっては，前出のように練習してきた成果をコンサートという形で活動を完成させることもできる．

作業分析

コード奏法，ドシラソファミレド奏法は共通しているので，あわせて解説する．
① 作業療法士のほんの少しの音楽専門知識と活動への準備があれば，対象者には難しいと敬遠されずに美しい音楽体験ができる．
② 対象年齢は，幼児から高齢者まで幅が広い．

治療効果

身体的側面
① 上肢粗大運動の促進
② 関節可動域維持・拡大
③ 目と手の協調
④ 姿勢保持能力の向上

精神的側面
　① 覚醒レベルの向上
　② 注意力・集中力の向上
　③ 自信の回復
　④ 自発性の向上
　⑤ 協調性の向上
　⑥ 非言語的コミュニケーション

作業活動時の配慮

　① 美しい音が出るように，チャイムバーを正しく操作しているかどうかをチェックし，必要があれば正しい操作方法を練習する．
　② 対象者の表情や鳴らし方から，大きさや重さが対象者に無理のないチャイムバーかどうかを観察し，必要ならチャイムバーの交換をする．
　③ 仕上げの最終演奏の後，十分余韻を味わいながら対象者からの発言あるいは発言しようとしている動きを待つ．

適さない症例

音楽が嫌いな人

（山崎郁子）

13 編み物・スプールウィービング

　編み物とは1～2本以上の繊維束や細長い素材を編み針などで一定の組織で組み合わせて，面のような広がりをもつ製品を作る手工芸である．作品はマフラー，セーター，ストールなどの衣類のほかにもアクリル毛糸を利用した"洗剤のいらないたわし"など，実用的なものが多い．編み方は大きく分けるとかぎ針編みと棒針編みに分けることができる．

　作業療法においては，一定の編み方をマスターすれば応用も簡単なものである．子どもから高齢者まで年齢に制限はなく，精神障害，老年期障害の領域において特によく用いられている．経験者はもちろん，未経験者でも趣味的な活動として取り入れることもできる．女性的な作業である．

　スプールウィービングは片手編み機とよばれ，リリアンを大きくしたような形の編み機である．片手でも簡単に輪状に編むことができ，マフラーや帽子などを作ることができる．

材料

- 糸
　毛糸，アクリル，綿，麻などがある．太さも極細から極太，さらに太いものもあり，さまざまである．作品に応じて糸の素材を選ぶことができる．また，糸のラベルには品質（素材），重量（糸長）色番，ロット，参考使用針の号数と標準ゲージが表示されている．

道具の役目と使用方法

- 編み針
　大きく分けて棒針とかぎ針がある（図1）．針の太さと番号が決まっており，番号が大きくなるほど針が太くなる．スプールウィービングは大（外径335mm），中（外径275mm），小（外径215mm）の3種類がある（図2-1，2）．
　かぎ針編み，棒針編み，スプールウィービングに共通の道具として，綴じ針，はさみ，定規などがある．綴じ針はかぎ針で代用できることもある．
　その他，棒針編み針用の道具として，ほつれ止め，目数や段数を数えるリング，縄編み針，ゲージ用のスケールなどがある．ほつれ止めやリングはあると便利だが，色を変えた毛糸などで代用することもできる．

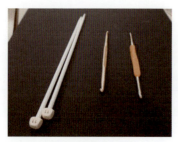

図1　かぎ針・棒針

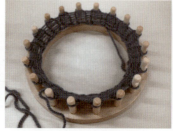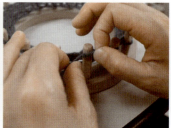

図2-1，2　スプールウィービング（外型215mmを使用）

作業活動手順（作品例：洗剤のいらないたわし [1]）

かぎ針編み（細編みと長編みの応用）による作品作りについて紹介する．編み方の基本例は，**図9，10** を参照．

1 作り目をする

1段目は輪の作り目をし，細編みを7目入れる．

2 2段目以降を編む

編み図（**図3**）を参照し増し目をしながら，配色を変えて6段目まで編む（**図4，5，6**）．6段目の指定の角でつり手の鎖編みをする．色を変えるときは糸を切ってチェーンつなぎをする．

3 糸の始末をする（図7）

裏に出ている糸の端をかぎ針や綴じ針で編み目の中に4，5目通し，糸を切る．

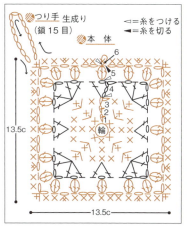

図3　図案
（内藤，2008，文献1より）

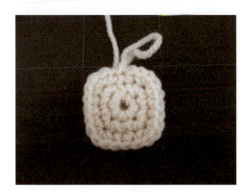

図4　3段目まで

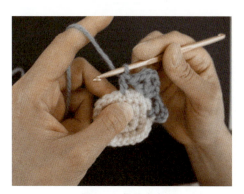

図5　4段目途中

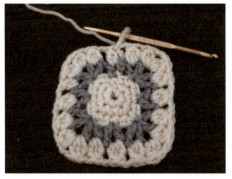

図6　5段目終わり

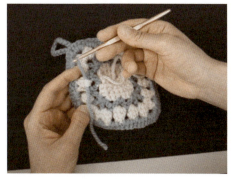

図7　糸の始末

2章 作業活動各論―基本的作業活動種目

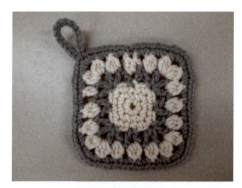

図8 完成作品

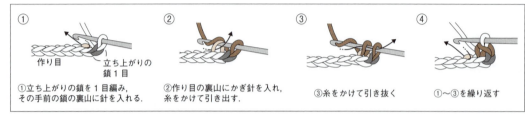

図9 細編み

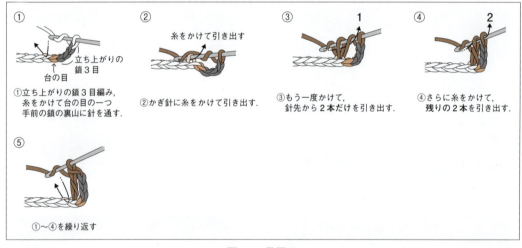

図10 長編み

作業分析

　編み物は両手動作である．かぎ針編みは編み針を利き手に持ち，非利き手で作品の固定と糸の調節をする．棒針編みは両手で棒針を持ち，左手でかける糸を固定し，右手で持った棒針で編んでいく．編み方は，編み目に針を入れる，糸をかける，引き抜くという工程を繰り返す．作業の中断は，棒針編みの場合は1段ごとに中断できる．かぎ編み針は一目ごとにいつでも中断できる．その際は最後の輪を大きくのばしてかぎ針を抜いておく．

治療効果

1. 身体的側面

　手指の巧緻性や目と手の協調性などが必要であり，それらの改善に用いることができる．手指の巧緻性が低い場合，また，筋力が弱い場合はジャンボ針を使用したり，指編み（かぎ針のように指を使って編む）を使用したりすることで編み物を導入することができる．また，持ち手の太いかぎ針も販売している．スプールウィービングは，片手で編むことができるため，片手動作の訓練として用いることができる．また，糸をつまむ動作が困難な場合はかぎ針を利用することもできる．

2. 精神的側面

　編み方は単純な動作の繰り返しであり，一度覚えれば応用が簡単であるため，受け入れられやすいが，一方で同じことを繰り返したり，編み目を数えたりしながら行うため，集中力や注意力が必要とされる．また，編み図を見ながら編んでいくため，判断力や理解力も必要とされる．編み間違いは明確になりやすいため，問題解決や現実検討の機会にも用いることができる．ある程度編み進んでしまってから間違いに気づいた場合は修正も難しく，対象者が落胆し，活動意欲をなくしてしまう場合もあるため，適宜確認が必要である．作品は洗剤のいらないたわしのように比較的短時間で仕上がるものからマフラー，帽子，セーターなど仕上がりまでに時間のかかるものや難しいものもあり，対象者の能力に応じて変化させることができる．作品は実用的であり，自分が使用する場合は自己愛を満たすことができ，他者へプレゼントすると他者との交流の機会にもなる．

安全管理への配慮

　① はさみや編み針は本数などを管理し，紛失などに注意する．
　② 編み物に慣れていない場合は身体的にも精神的にも疲労しやすいため，適度に休憩をとるなどして短時間の作業にとどめておくことが望ましい．
　③ 関節リウマチなど手指の関節に負担をかけることが適さない疾患の場合は，編み物は適切ではない．

> **症　例**
>
> 　20歳代の女性，統合失調症．幻覚妄想，拒食などで精神科病院に入院する．当初は不安や緊張が強く他者との交流も消極的であった．「何か手芸を覚えたい」という本人の希望で編み物（かぎ針編み）を始めた．たわし作りから始めたところ理解力がよく，編み方も比較的早く覚え，手提げやモチーフなどにも意欲的に挑戦した．退院後も精神科デイケアに通いながら自宅でも編み物を続け，趣味として定着した．家族のためにセーターなどを編み，家族からも喜ばれ，本人も家族の中の役割としてそれを喜んでいる．

文献
1) 内藤　朗：魔法のタワシ part10　プチブティックシリーズ通巻474号．pp17-18, ブティック社, 2008.
2) 日本作業療法士協会（編）：作業―その治療的応用．pp274-277, 協同医書出版社, 1987.

（森川孝子）

14 織物

　織物とは，経糸と緯糸の組み合わせにより布を織るもので，古くから行われ，それを加工して身につけたり飾ったりするなど人々の生活に密着したものとして親しまれてきた．近年では卓上で行える簡易な織機も発売されており，比較的取り組みやすい作業である．

　作業療法においては精神障害領域で行われることが多い．整経や機上げなどはある程度の技術が必要であるが，織る工程は繰り返し作業も多く簡単で，取り組みやすい作業である．

材料

- 経糸
- 緯糸

　どちらも素材は綿，麻，毛糸などで，経糸には太めで比較的丈夫な糸が使用される．緯糸はさまざまな太さや加工が施されている糸を使用することもでき，糸の種類によって作品の仕上がりが決まる．また，布を細長く切り，織ることもできる．

道具の役目と使用方法

- 機織機：卓上タイプ，床上機織り機などがある（図1，2）
- 整経台：経糸を必要な本数と長さに揃える（図3）
- 筬：経糸の並べ方と密度を決め，緯糸を打ち込む
- 綜絖通し：綜絖に経糸を通す（図4）
- 杼または板杼：緯糸を巻き付け，織る（図5）
- はさみ
- 太めの糸：捨て折り用
- 巻き紙：カレンダーなどでもよい
- 定規など

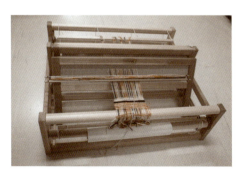

図1　卓上織機

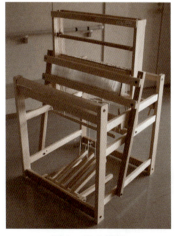

図2　床上織機

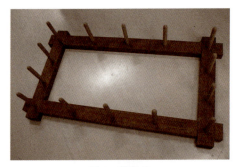

図3　整経台

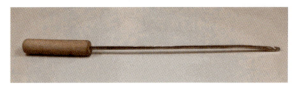

図4　綜絖通し

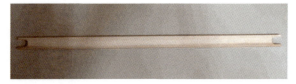

図5　杼または板杼

作業活動手順（作品例：ランチョンマット）

1 整経

必要な本数の縦糸を必要な長さ（卓上織機では織物の長さプラス40cm～60cm程度）用意する．

2 機上げ

織ることができるように，経糸を機にセットする．

3 縦糸の準備

杼に緯糸を適量巻く．

4 織る

織り始めは経糸の間隔が揃っていないため，捨て織りとして太めの糸で2～3cm程度平織りをする．その後，作品用の緯糸で織り始める．折り方の種類は平織り，レース織り，とばし織り，スキップ織り，ななこ織り，ノット織り，斜線織り，マット織りなど，ほかにもさまざまな折り方がある．

5 仕上げ

織り終わりも捨て織りとして太めの糸で平織りをし，布巻棒の結びひもをほどいて作品を機からはずす．編み始めと編み終わりの捨て織り部分をほどき，経糸を数本ずつ束ねて結び，同じ長さに揃えて切る．

作業分析

織物は布を織る工程は，杼を通す，筬で打ちつける，綜絖の位置を変える，の繰り返し動作が主体となる．織る際は杼を右から左へ，左から右へ通すため基本的には両手動作であるが，片手でも行うことが可能である．筬で打ちつける，綜絖の位置を変える際は片手でも行うことができる．途中で作業を中断する場合は筬で打ちつけた後，男巻をゆるめ，経糸をゆるめた状態にしておく．

治療効果

1. 身体的側面

卓上織機を使用する場合は上肢の運動が主になる．機上げや作品の仕上げには手指の巧緻性や目と手の協調性を必要とする．座位または立位での作業のため，それぞれの肢位の

耐久性向上につなげることができる．また，作品の幅を変えることで関節可動域の改善などに用いることもできる．機上げは両手動作が難しい場合や手指の巧緻性が低い場合，一人で行うことが難しいため他者の援助が必要である．仕上げの経糸の始末は，片手で行う場合はかぎ針を利用して結ぶことも可能である．

2. 精神的側面

織り方，緯糸を決める際は自由な創造性を働かせることができる．それぞれの工程に理解力，計算能力，注意力，集中力などが必要であり，これらの向上を目的に利用することができる．機織りは個人的な作業ではあるが，機上げは複数名で協力して行うこともでき，その際は言語的交流の機会をもつことができる[1]．

安全管理への配慮

① 織る際は対象者と機織機の高さを調整し，作業しやすい環境をつくる．
② 関節リウマチや筋萎縮性側索硬化症（ALS）などの疾患では，小関節に負担をかけることにつながり，織物は適さない．

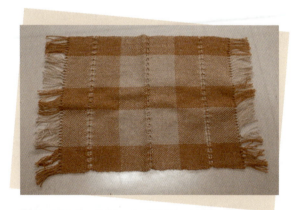

図6　ランチョンマット（約30cm×50cm平織りとレース織り）

文献

1) 日本作業療法士協会（編）：作業　その治療的応用. pp265-269, 274-277, 協同医書出版社, 1987.
2) 内藤　朗：手織り　レディブティックシリーズno.1811. pp32-43. ブティック社, 2002.
3) 小苅米アキ子：もっと手軽に手織りを楽しむ　いろいろな織り方がわかるレッスンつき. pp39-44, 雄鶏社, 2003.

（森川孝子）

15 刺繍・刺し子

　刺繍とは，布地に色糸で絵画や文様を縫い表すこと，またはそのものをいう．海外ではフランス刺繍，クロスステッチ，スモック刺繍などをはじめとして，世界各国の文化や歴史から生まれた刺繍が存在している．

　刺し子とは，布地に糸で幾何学模様などの図柄を刺繍して縫いこむことをいう．保温，補強などのため木綿布に木綿糸で補強したものが始まりとされている．藍色の木綿布に白糸で刺すものが定番であるが，最近では，布・糸ともカラフルな色合いのものもある．刺繍，刺し子などの縫い物はともに女性的な作業である．

　作業療法では手芸のなかでも比較的用いられやすい作業である．刺繍・刺し子をした布を用いてふきんやランチョンマット，袋，クッションカバー，のれんなどさまざまな作品を作ることができる．

　刺繍や刺し子は，一つの作品を作るための材料がすべて入っていて，図案が布に印刷されているキットが販売されている．それを利用すると図案を一から作る手間が省け，さらに仕上がりのよい作品ができあがるため，とりかかりやすい．

材料

- 布：綿，麻，ウール，サテンなど．少し粗めの布地が縫いやすい．クロスステッチ用布，刺し子用布など専用の布も販売している（図1）．
- 糸：刺繍糸（細い糸を撚りあわせたものを必要な本数に分けて縫う），刺し子糸がある．色は単色，グラデーション，混色などがある（図2）．
- その他：ビーズ，スパングルなどを刺繍に用いることもある．

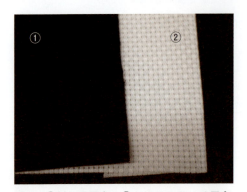

図1　①刺し子用布，②クロスステッチ用布

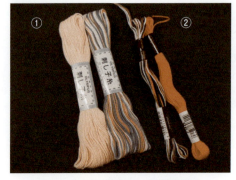

図2　①刺し子用糸，②刺繍用糸

用具

- 刺繍針：フランス刺繍針，クロスステッチ針，ビーズ針，刺し子針など（図3）
- 刺繍枠：布を丸い枠ではさみ，一定の布の張りを保ち縫うのに便利である．
- 裁ちばさみ，にぎりばさみ（糸切りばさみ）
その他必要に応じて，まち針や指ぬきなどを使

15 刺繍・刺し子

用すると便利である．また，キット（※）を使用しない場合は必要に応じて以下が必要となる．
[布用ペンシル，チャコペン，チャコペーパー，トレーサー（図案を描き写すため），定規]
※作品のキットには図案が印刷された布，刺繍糸（または刺し子糸），刺繍針（または刺し子針）などがついている．

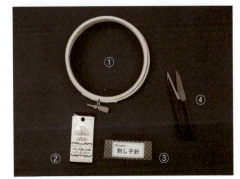

図3　刺繍その他の道具
①刺繍枠，②フランス刺しゅう針，③刺し子針，④にぎりばさみ

作業活動手順（作品例：刺し子のコースター）

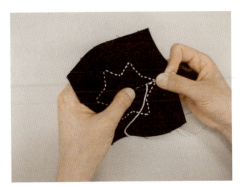

図4　刺し子途中

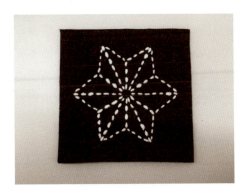

図5　刺し子作品
オリムパス刺し子キットを利用

[1] **布を裁つ**

布に印刷された裁断線に従い，布を裁つ．

[2] **刺す**

図案に沿って刺していく（図4），周囲を縫う．

刺すときに糸のたるみ，つれがないかを確認しながら進める．

[3] **仕上げ**

軽く水洗い，陰干し，アイロンがけする（図5）．

作業分析

　刺繍，刺し子は座位にて行い，主に両手動作である．利き手で針を持ち，非利き手で布や刺繍枠を保持する．また，視覚的要素の多い作業である．作業の中断はいつでもでき，針から糸を抜いた状態で置いておくことができる．

治療効果

1. 身体的側面

　布に描かれた図案に沿って針を進めていくことにより，目と手の協調性，両手動作の巧

緻性の改善などに用いることができる．また，手指運動の持久力の向上にもつなげることができる．刺繍枠を用いれば，糸を引く力のコントロールが難しい場合も糸の張りのムラを防ぐことができる．また，座位にて行うため，座位の耐久性の向上なども期待できる．作り方の図案がモノクロの場合は色を塗りわけると図案が見えにくい対象者も作業が行いやすくなる．

2. 精神的側面

刺繍，刺し子のデザインを考える際は創造性，計画性などが必要となる．刺す作業は図案に沿って色を変えながら指定のステッチをするため，理解力や判断力が必要となる．また，一つひとつのステッチは比較的小さく，同じ作業の繰り返しとなるため，集中力，注意力などが必要となる．刺繍の場合は用いるステッチの種類によってこれらの段階づけを行うこともできる．刺し子は縫い方が同じであるため，不安の強い対象者でも比較的安心して取り組むことができる．また，刺し子の柄もさまざまであり，段階づけに用いることも可能である．高齢者の女性にとって刺し子はなじみのある作業である場合も多く，認知症の対象者でも手続き記憶で刺し子が行えることもある．刺繍，刺し子はほとんど対人交流を必要としない作業であるが，ある程度習熟するとテーブルを囲んで各自で同じ作業に取り組むことで参加者同士で交流を図ることも可能である[5]．作品は実用的なものが多く，自分で使用することで自己愛や有用感を満たすことができる．

安全管理への配慮

① はさみや刺し子針，まち針は本数などを管理し，紛失などに注意する．

② ステッチに慣れていない場合は身体的にも精神的にも疲労しやすいため，適度に休憩をとるなど短時間の作業にとどめておくことが望ましい．

③ 手指の関節に負担をかけることが適さない場合，また手指振戦がある場合はこの活動は不適切である．

文献

1) 瀬戸信昭：ヴォーグ基本シリーズ　新刺しゅう112のステッチと詳しい解説. pp6-11, 日本ヴォーグ社, 2009.
2) 作業療法関連科学研究会（SIRWOT）（編）：シリーズ／作業の科学　作業の科学 Vol.6. pp67-85, 2006.
3) 小苅米アヰ子：きっかけ本53　小さな刺し子. pp2-7, 雄鶏社, 2006.
4) 銀座亜紀枝：新技法シリーズ155　刺し子の技法. pp26-35, 美術出版社, 1992.
5) 小林夏子・福田恵美子：標準作業療法学専門分野　基礎作業学. pp192-195, 医学書院, 2007.

（森川孝子）

16 組みひも

　組みひもといえば，現代では着物に用いる帯締めを思い浮かべるだろう．組みひもの歴史は古く，土器時代から用いられていた．使用目的は呪術や祭祀のためのものから，衣服を身にまとうための腰紐，武士の時代には鎧や甲冑の威毛など時代とともに変化し，また複雑で芸術的なものになってきた[1]．

　組みひもの特徴は，紐のなかでも糸と糸とが斜めに交わっていることである．

材料・用具・道具の役割と使用方法

材料
- 組み糸：帯締めの作製を目標としている場合は，市販されている糸を用いると便利である．慣れれば，自身で経切ったり染めたりしたものを用いるのもよい．

用具[1]
- 台：丸台を用いる（図1）．台が手に入らない場合は，丸椅子で代用したり，作製したりする．
- 玉：組み糸を巻いておくもの．この玉を動かして組みひもを組んでいく（図2）．適度の重さがあり，組目を締める．玉は手作り可能で，粘土を糸巻き状に作製し固め和紙を貼る方法や，乾電池やビニールパイプの両端にソフトテープを巻く方法もある[2]．
- 中心のおもり板：組み目が移動しないよう固定するために用いる．市販のものは1枚190gである．作品を作製する際に用いる玉数によって使用するおもりの枚数は変わる．また，作製者の力加減によっても変わる．つまり，強く引き気味の人はやや重めで，弱く引く人は軽めで調整するとよい．市販のおもり板がない場合は，結束バンドで留めた乾電池や重さを測った石などを用いる．

道具[1]
- セロファン紙：房をきれいに整えるために巻く．
- メジャー：仕上がりや組み換えの際に寸法を測る．
- 糸きりばさみ：糸を切る際に使用する．
- のり（ボンド）：房紙を貼るときや，振り分け，ベルト端の始末などに用いる．
- ふとん針：房の始末の際に使用する．
- つげぐし：房を整える筋立に使う．
- 塗りばし：組みはじめに糸を台に固定する際に用いる．
- 木綿のかせ糸：玉につける足し糸，根締めの際に用いる．
- 裁ちばさみ：房を切り揃える際に用いる．

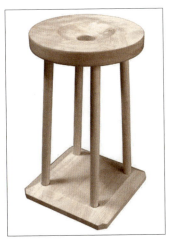

図1　丸台

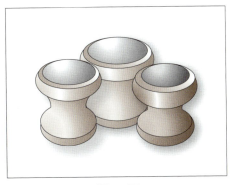

図2　玉

2章　作業活動各論─基本的作業活動種目

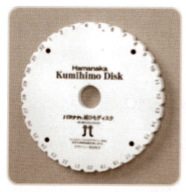 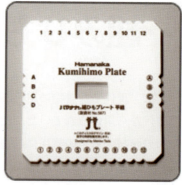

図3　小型の作品作成用ディスク（ハマナカ株式会社ホームページより）

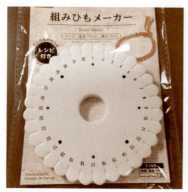 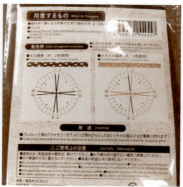

図4　100円均一でも組みひも用ディスクの購入が可能となった

小さな作品を作成するための道具
　プロミスリング，ストラップ作成をより手軽に作成するための道具も販売されている．

- 組みひもプレート
- 組みひもディスク（図3，4）
- 専用糸

作業活動手順

1 準備

① 組み方の選択
② 色糸の本数と長さ，色の選択
③ 色糸を採寸し，切る
④ 根締めを行う（図5）
⑤ 玉に色糸を巻きとめる（図6，7）
⑥ 台に色糸を設置し，組めるよう配置する
⑦ 結び目に吊りおもりをつける（図8）

2 組む

① 色糸を組む（繰り返し）（図9，10）
② 色糸を長くするために降ろす
③ 吊りおもりの位置を付け変える

3 仕上げ

① おもりをはずす
② 色糸を玉からはずす
③ 最初のまとめた色糸をほどく
④ 房を作る（図11）
⑤ 房の余りを切る

16 組みひも

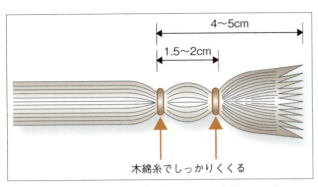

図5 根締めの方法（酒井，1980，文献1より）
寸法に切り揃えた色糸はすべてまとめて抜けないように端から3cmくらいのところで結ぶ．房の部分を取っておくために一つ目の結び目からさらに2cmのところで結ぶ．

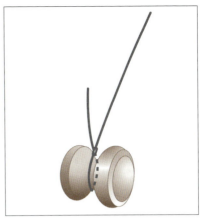

図6 玉糸つけ
組み糸が最後まで使えるように玉に木綿糸をつける．

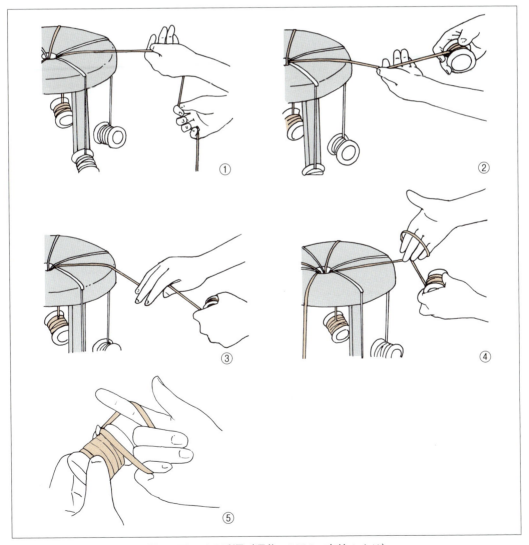

図7 玉つけの手順（酒井，1980，文献1より）

151

2章 作業活動各論—基本的作業活動種目

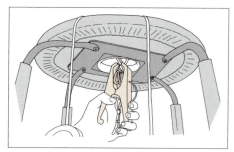

図8 おもり付け
片麻痺や巧緻動作が困難な人には洗濯ばさみを用いた方法もある．

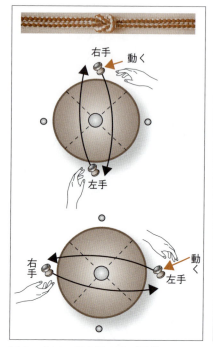

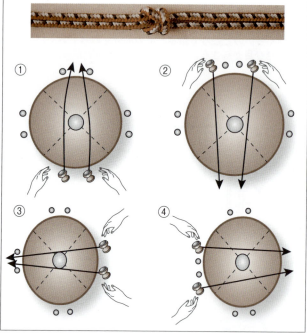

図9 丸四つ組の組み方（酒井，1980，文献1より）　　図10 くさり角八つ組の組み方（酒井，1980，文献1より）

152

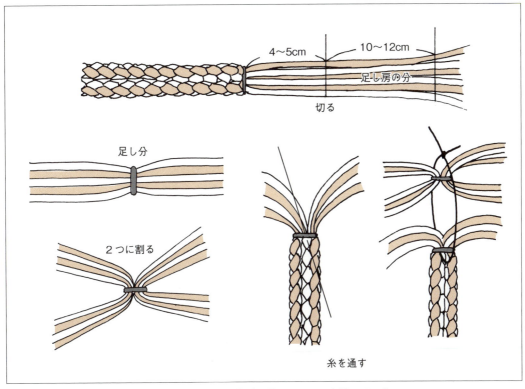

図11　房の作製方法（酒井，1980，文献1より）

作業分析

　組みひもは，主に座位，環境を調整すれば立位での作業となる．また，両手で紐を下方からすくい上げ，交互に移動する繰り返しの動作が主体となる．両手動作であるが，組む順序を工夫することにより片手での遂行も可能である．途中で作業を中断する場合は，組パターンの区切りで中断すると再開に混乱せずともよい．

治療効果

1. 身体的側面

　台に配置した組みひもを決められた順番に特定の位置へ移動を繰り返す活動である．そのため，目と手の協調性，両手動作の協調性の改善に用いることができる．糸が絡まぬよう操作するため，手指の巧緻性改善にも効果を認める．また，抗重力方向への物品操作の繰り返しであるため，筋持久力の向上も望める．座位または立位での活動であるため，姿勢制御の改善や，耐久性の向上も目指すことができる．

2. 精神的側面

　組みひもの模様や色を検討する際には，創造性や計画性などが必要となる．また，紐の準備（必要な本数，長さ）や，紐を組む際には記憶力，注意力を要する．途中の工程には，吊りおもりの位置を変える作業や，糸巻きに巻いた糸を伸ばす作業が入る．これらをタイ

ミングよく行うための注意力，判断力が必要となる．

完成品は，帯締めなどに実際に使用したり，アクセサリーに用いたりすることもでき，楽しみやモチベーション向上にもつながると考えられる．

表1 組みひもの効用と段階づけ

目的・効用	方　法	段階づけ
姿勢制御	・組みひも作業は，座位でも立位でも遂行可能である． ・組む作業を両手動作で実施し，かつわずかな体幹の回旋を促しながら作業を実施するとよい．	実施姿位の変更：車いす座位または背もたれのある椅座位から端座位，膝立ち位，立位へ．台の高さの変更や環境を変えることで実施可能 組む方法の変更：片手動作（片側は紐の操作，反対側は支持）から両手動作へ 組み方の複雑さ，移動の大きさ：丸四つ組のような組み糸が近いところで組まれるものから江戸八つ組のように離れた位置で操作が必要なものへ
協調性	・両手で紐を組んでいくことで，両上肢の協調性を促す． ・左右ともに同程度の力で引くことで美しい模様が組んでいけるため，目安とする．	使用手：片手動作から両手動作へ 使用素材：綿，麻のような比較的堅く太い素材から絹のような細く柔らかな素材へ 作品の仕上がり：全体の組み目の揃い具合の要求水準を上げる．組みひもにゆがみが生じないよう要求する．
巧緻性	・組みひもの工程で，準備・仕上げでは，糸を結びつけたり，房を作製したりするなど巧緻動作が必要な工程を組み入れる．	作業工程：準備・仕上げの工程の介助から玉糸つけ，玉つけ，おもりつけの工程についても実施する．仕上げの房の作製について実施する 作品の仕上がり：組みひものさばきを丁寧に行う
感　覚	・玉に巻きつけた紐を繰り返し移動する動作により深部感覚入力を促す． ・準備・仕上げの工程を行うことで触感覚入力を促す．	作品：玉の移動回数の少ない組み方から多い組み方へ 使用素材：堅い素材から柔らかな素材へ 玉の重さ：重いものから軽いものへ
精神・知的・認知機能	・複雑な組み方を正確に遂行することで注意機能向上を促す． ・準備，仕上げの作業も実施することで遂行機能などの向上を目指す．	組み方：容易なものから複雑なものへ 玉の数：少ないものから多いものへ 実施する作業工程：工程の一部（組む工程）のみからすべての工程へ
楽しみ，動機付け	・動機を高めるために，完成した作品を日常で実用的に利用する． ・完成品を他者にプレゼントし，満足感を高める． ・作品は容易なものから複雑なもの，小さなものから大きなものへと挑戦する楽しみを促す．	

作業活動中の工夫点・自助具の工夫

組み方の導入時
　組み方を図示したしたものを傍らにおいておくとよい（**図9, 10**）．慣れるまでは，台に番号や矢印をつけておいてもよい．

協調性が低下した人への導入
　台にスポンジを貼り付けるなどして紐が滑ったりずれてしまったりすることを防ぐ（**図12**）[2]．

自助具
- 重錘：片手での作業時固定などに使用する（**図13**）[2]．
- 洗濯ばさみ：組みひもを固定したりおもりを取り付けたりする際に利用する（**図8**）．

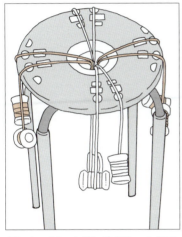

図12　台にスポンジを貼った様子
（遠藤・他，2003，文献2より）

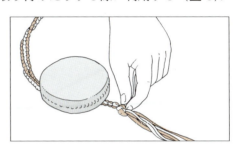

図13　重錘による固定
（遠藤・他，2003，文献2より）

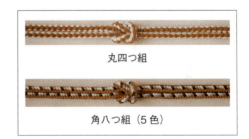

丸四つ組

角八つ組（5色）

図14　完成作品

安全管理への配慮

　活動の材料となる素材は紐であるため，怪我や埃による呼吸器系への影響は少ない．しかし，はさみの使用では怪我がないように配慮することも必要である．

　手指での操作が比較的多いため，高位の頸髄損傷患者には適用が困難である．また，重度の失調症状，特に体幹の失調症状が著明な患者には適さない．

文献
1) 酒井愛子：くみひも　絵を見てわかる．日本ヴォーグ社，1980．
2) 遠藤てる・他：組みひも・作業療法への適用法　治療・援助・評価の手引き．協同医書出版社，2003．
3) 澤田雄二：作業療法学全書　改訂第3版　第2巻　基礎作業学．協同医書出版，2009．
4) 日本作業療法士協会：作業　その治療的応用．協同医書出版社，2004．
5) 吉川ひろみ：「作業」って何だろう　作業科学入門．医歯薬出版社，2009．

（内田智子）

17 マクラメ

　マクラメはアラビア語の「ムカラム（格子柄）」に語源があり，「交差して結ぶ」という意味ももつ[1]．英語に転化して，紐を結んで作ったものを総称して「マクラメ」とよぶ．発祥の地は不明だが，アラビアを中心に発展し，よく婦人の服の胸元，袖，襟の装飾に用いられている[2]．日本でもマクラメの歴史は古く，正倉院御物や茶道の道具に使われている．1990年代から流行したプロミスリングにはマクラメの結び方が用いられている．

材料・用具・道具の役目と使用方法

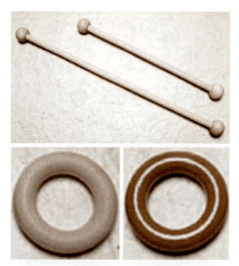

図1　マクラメバー，マクラメリング

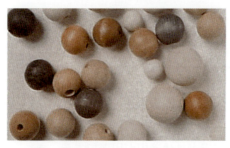

図2　ウッドボール，ウッドビーズ

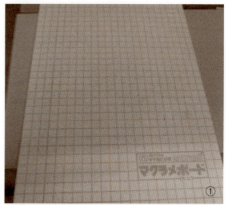

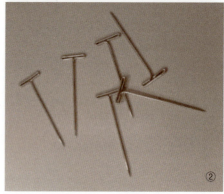

図3　用いると便利な用具
①マクラメボード
②マクラメピン

材料
- マクラメ糸：マクラメ糸として市販されているものもあるが，ビニール紐・タコ糸・刺繍糸など身近にあるどんな紐・糸も使用できる．素材，太さ，色もさまざまであり，作品の大きさや目的により使い分けができる．

副素材
- マクラメバー，マクラメリング（図1）：タペストリーなどの作製時の軸として使用したりハンキングなどの作製に使用したりする．
- ウッドボール，ビーズなど（図2）：マクラメの装飾アクセントとして使用．

用具[3)]

　作品の作製に特別な用具は必要ないが，美しく仕上げたり作製のしやすさを考慮したりすると下記の用具があると便利である（図3）．
- マクラメボード：紐を固定する台．縦横に線が升目に描いている．この升目を利用し，結び目が均等になるように調整できる．アイロン台や板，厚紙などでも代用できる．
- マクラメピン（図4）：ボードに紐を固定する目的で使用する．

道具
- はさみ：紐を切る際に使用する．
- メジャー：必要なマクラメ糸の計測に用いる．

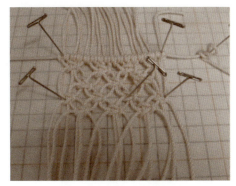

図4　マクラメピン使用例

- 目打ち：マクラメの結びをほどくときに用いる．
- 閉じ針：残り糸の始末などに用いる．

作業活動の手順

1 作品の選択

　マクラメに慣れれば，自分でオリジナルデザインの作品を作ることもできるが，最初は市販書籍の作品から選択するとよい．

2 マクラメ紐の準備

　オリジナルの作品を予定している場合，本数は4の倍数にしておくとデザインしやすい．長さは，完成作品の3倍程度の長さが必要となる．

3 マクラメを結ぶ（図5～8）

　選択した作品に合わせた結び方で進める．

4 マクラメ紐の始末

　作品完成後，紐が解けてこないように始末する．紐をフリンジにする，解けないようにボンドで止める，作品に縫い入れるなどの方法がある．

5 仕上げ

　アイロンなどで紐のゆがみなどをとれば，美しく仕上がる．

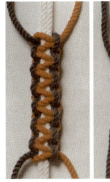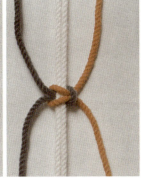

図5　平結び

2章 作業活動各論―基本的作業活動種目

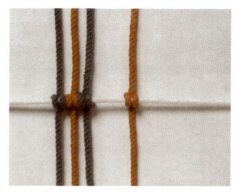

図7 巻結び

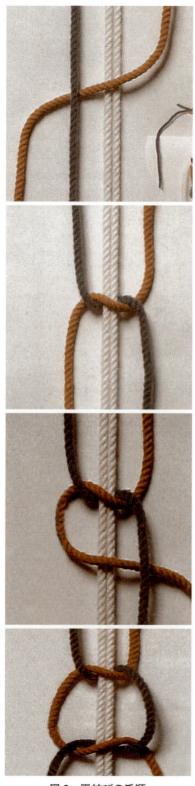

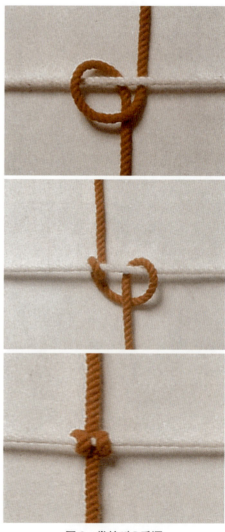

図6 平結びの手順

図8 巻結びの手順

作業分析と作業療法士としての注目点，導入時の工夫

マクラメの特性

準備および仕上げの工程を除けば繰り返しの多い作業である．主に座位，環境を調整すれば立位での作業となる．

紐を把持またはつまみ，結ぶ動作を繰り返す．結び方を理解すれば，単純な作業の繰り返しであ

表1 マクラメの効用と段階づけ

目的・効用	方　法	段階づけ
筋力・ピンチ力	・紐をつまみ結ぶ活動を繰り返すことから，筋力・ピンチ力の向上が考えられる． ・上肢全体の筋力向上を目的とする場合，のれんのように紐を天井から吊り下げ，抗重力肢位で実施するとよい．	**紐の素材**：細い紐から太い紐へ　　柔らかい素材から堅い素材へ **活動時の指示**：結び目の固さを緩めから固いものへ **環境設定**：机上から傾斜台，空間の利用 **活動時間**：短時間から長時間へ
協調性	・両手で紐を結ぶ活動であることから，両手の協調性を促す． ・結び方の種類によっては固定と運動のように左右異なった役割を担うことも促せる． ・麻痺など機能障害が重度の場合は，非障害側の片手動作を行うことで残存能力の向上を狙う．	**紐の素材**：堅いものから軟らかい素材へ **結びの種類**：巻き結びなど，一側を固定反対側を運動とした活動から平結びのように両側運動での活動へ **作品のできばえ**：全体の目のそろい具合の要求水準を上げる．作品の形状のゆがみ具合を減らす
巧緻性	・作品によっては，並んだマクラメ紐から結ぶのに必要な紐を選り分ける，作品を美しく仕上げるために，途中経過でピンを刺すなどし，巧緻性の向上を目指す． ・麻痺など機能障害が重度の場合は，非障害側の片手動作を行うことで残存能力の向上をねらう．	**紐の太さ**：太いものから細いものへ（ミサンガなどの作製では刺繍糸などを用いる） **作品の種類**：使用する紐の本数が少なく幅の狭い作品から，本数が多い幅の広い作品へ **結びの種類**：軸芯に結びつける紐の数が少ない結び方（作品）から多い結び方（作品）へ **作品のできばえ**：作品の形状，ゆがみを減らす方向へ
感　覚	・マクラメ紐にはさまざまな素材を準備できるため，感覚入力を期待する． ・深部感覚入力を目的とする場合は，重錘などを腕に巻くなどするとよい．	**紐の素材**：堅く重いものから軟らかく軽いものへ **作業環境**：前腕や上腕に重錘を巻き，感覚入力を大きくしたものから，少なくする環境へ
精神・知的・認知機能	・紐の結び方を記憶したり，紐の結び目をどこに何個作るかを求めたりすることで，記憶・注意を促す． ・作品の選択から作業活動を開始すれば，企画・計画が必要となり，材料を揃える際に紐の長さや必要な本数を計算する必要がある．	**作品**：容易なものから複雑なものへ **作業工程**：作品の企画・準備から活動を行う
楽しみ，動機付け	・完成した作品を，日常で実用的に利用して動機を高める． ・完成品を他者にプレゼントするなどして，満足感を高める． ・作品は容易なものから複雑なもの，小さなものから大きなものまでさまざま準備し，挑戦する楽しみを増す．	

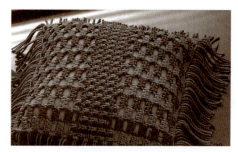

図9　完成作品（クッションカバー）
（大住，1981，文献3より）

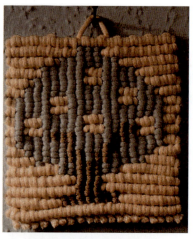

図10　完成作品（壁飾り）
（大住，1981，文献3より）

る．つまり同じ動作を何度も行うことが可能である．また，いつ中断・再開することも可能である．結び方は単純であっても，作品のバリエーションは非常に幅広い．

紐の素材はさまざまであるため，多様な感覚入力が可能である．

作品を作製中に，ごみや埃が出にくいため，場所を選ばない．

材料の素材・太さ・質感，作品の大きさ・種類が豊富なため，段階づけをさまざまに考慮することができる（**表1**）．

導入時の工夫

作品にとりかかる前にロープのような少し太めの紐を用いて，基本の結び方の練習をするとよい．この際，色の異なる紐を用いるとよりわかりやすくなる（**図5～8**）．

視力に問題がある人への工夫

視力に問題がある場合でも，容易な結び方で完成する作品であれば導入可能である．マクラメ紐を太いものにする，色のコントラストのはっきりしたものにするなど配慮する．

自助具

上肢の筋力低下がある人には，アームサスペンションやオーバーヘッドサスペンションスリングの利用が有効である．

治療効果

1．身体的側面

紐を結ぶ際，両手で左右の力を調整して引く必要があるため，両手動作の協調性改善や深部感覚の再教育に用いることができる．結び目の固さによっては手指の筋力向上および筋持久力の向上にもつなげることができる．細い紐を用いれば手指巧緻性改善にも用いることができる．座位または立位での活動であるため，姿勢保持の耐久性の向上も目指すことができる．

2．精神的側面

作品の選定，大きさの検討をする際には創造性および計画性が必要となる．マクラメ紐の準備では，必要な本数，長さの検討を要し，計画性と集中力，注意力の向上を目指すことができる．

作品は，日常生活で実用的に使用可能なものも多いため，楽しみやモチベーション向上にもつながると考えられる．

安全管理への配慮

①マクラメピン，はさみ，目打ちなどは細かく先の尖ったものであるため，数の管理は必要となる．
②はさみやピンの使用では怪我がないように配慮することも必要である．
③活動の材料となる素材は紐であるため，埃による呼吸器系への影響は少ない．

マクラメが適さない症例（疾患，症状）

①結ぶ活動の繰り返しとなるため，手指の関節に負荷が伴う．したがって，炎症期にある手指の関節疾患および手指の皮膚に炎症を伴う場合にはリスク管理に十分配慮する必要がある．
②手指での操作が活動の大半であるため，高位の頸髄損傷患者では適用が困難である．

文献
1) 日本作業療法士協会（編）：作業　その治療的応用．協同医書出版，2004．
2) 須藤久美子：新技法シリーズ　マクラメ編み　結びと編みによるハンドクラフト．美術出版社，1979．
3) 大住けん：ホビークラフトシリーズ2　マクラメを楽しむ本　わかりやすい基礎と応用作品．日本ヴォーグ社，1981．

参考文献
1) 澤田雄二（編）：作業療法学全書　改訂第3版　第2巻　基礎作業学．協同医書出版，2009．
2) 吉川ひろみ：「作業」って何だろう　作業科学入門．医歯薬出版社，2009．
3) 大住けん：マクラメを楽しむ本．日本ヴォーグ社，1981．

（内田智子）

18 パソコン

パソコンのハードウェアについて

　パソコンは，パーソナルコンピュータ（Personal Computer）の略語で，個人使用を前提として作られたコンピュータの総称である．
　ハードウェアとしてのパソコンの種類は，おもにデスクトップパソコンとノートパソコンに分類できる．
　パソコンは周辺機器を接続することで機能を拡張することができる．現在最も一般的でどのパソコンにも設置されている接続端子としてUSB端子がある．USB（Universal Serial Bus）はパソコンなどのホスト機器に周辺機器を接続するための転送路規格の一つである．
　USBはパソコンだけでなくAV機器や測定機器，ゲーム専用機などにも使われており，読み書きの速い新規格（USB3.0）対応の製品も発売されているので今後も採用され続けることが予想される．
　最近のパソコン使用においてはインターネットに接続してのホームページ閲覧や電子メール送受信はごく普通のこととして行われており，どのパソコンにもLAN（Local Area Network）端子が設置されている．この端子にケーブルを接続する場合を有線LAN，無線を使って接続する場合を無線LANによる接続という．

パソコンのソフトウェアについて

　ハードウェアとしてのパソコンを使用者が使えるようにするのがソフトウェアの役割である．ソフトウェアはオペレーティングシステム（Operating System, OS）とアプリケーションソフトウェア（Application Software）とに分けることができる．
　なおこれ以降のアプリケーションソフトウェアの説明においては，WindowsをOSとしたパソコンでのアプリケーションソフトウェア使用を前提として話を進めていく．

使用者とソフトウェア，ハードウェアの関係について

　使用者とソフトウェア，ハードウェアの関係は図1のようになる．それぞれの立場からの使用条件を考えてみる．

環境設定
　使用者がどのような環境でパソコンを使用するかを考える必要がある．オフィスや実験室など固定された環境での使用，持ち運んでどこでも使えるようにするなどの条件によってハードウェアの選択肢が変わる．

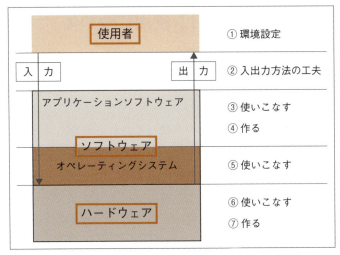

図1 使用者とソフトウェア，ハードウェアの関係

入出力方法の工夫
　周辺機器としての入出力機器は，キーボード，マウス，ディスプレイ，プリンターだけでなく目的によってはゲームコントローラーやデジタイザーなどが使用される．

アプリケーションソフトウェアを使いこなす
　いわゆる既製ソフトを使いこなすこと．ワープロソフトで書類を作成することから，シューティングゲームを楽しむことまで多岐にわたる．パソコンを使うということは，このことを意味することが一般的であるといえる．

アプリケーションソフトウェアを作る
　プログラミング言語を使って独自のソフトを作ること．著名なプログラミング言語として，JAVA，C，BASICなどがある．使用言語とパソコン全般に関する詳細な知識が必要とされる．

オペレーティングシステムを使いこなす
　使用するコンピュータシステムを維持管理する．ネットワーク環境の維持，データの管理，ウイルス阻止，複数台のパソコン環境の統一化などが含まれる．

ハードウェアを使いこなす
　使用するハードウェアの機能を最大限に引き出すことを目的としてチューニングすることを楽しむ．

ハードウェアを作る
　完成品としてのパソコンを購入するのではなく，部品を組み合わせてパソコンを作ることを目的として部品選択や作製工程を楽しむ．
　以上，各条件に関してそれ自体を目的としてパソコンにかかわっている場合もあることがわかる．その詳細は成書に譲ることとして，作業療法において上述の使用条件はどれも治療手段として活用可能である．今回は臨床で特に使用頻度が高いと予測される，「環境設定」，「入出力方法の工夫」，「アプリケーションソフトウェアを使いこなす」の3点の使用条件に着目して述べていくことにする．

治療手段としてのパソコン使用について

　作業療法において，多々ある作業活動の中の一つとしてパソコンを治療手段に選んだという前提で話を進めていく．

パソコン使用環境を整える

　病気や障害によってベッド上での生活を余儀なくされた場合，オーバーテーブルが食事や整容など身の回り動作だけでなく読書や手紙を書くなどの作業場所としてなくてはならないものとなる．したがってパソコンも必要なときだけテーブル上を占有し，使用後は収納できるノートパソコンを使用することになる．ノートパソコン上のタッチパッドが使用しにくいときは無線マウスでワイヤレス環境をつくる．このように場所と時間の制約がある環境での使用となるため，1日における使用時間は短くても毎日繰り返すことでの治療効果，短時間で使いやすい環境を設営かつ撤収できることが重要である．

　車いすでの使用環境も同様な配慮が必要となるが，移動手段としての車いすは必要に応じて場所を移動できるため，ベッド上での使用よりも使用環境の選択肢は拡がる．

パソコン使用環境を利用する

　作業活動を一定の時間持続してもらうことにより，その作業姿勢を維持する能力を向上させるという治療プログラムは，作業療法ではよく使われる手法である．パソコンもこの目的でよく使われる作業活動である．例えば，座位耐久性の向上を目的として，ベッド上での長座位，車いす座位，背もたれなしでの端座位などの姿勢で行う．立位耐久性の向上を目的としてスタンディングテーブルでの立位（サポートベルトあり・なし）で行う．治療効果は，姿勢保持時間の増加，あるいはパソコン操作が楽になったとする主観的評価などで確認する．

入力機器の工夫

　パソコンは使用者との間でコミュニケーションをとることで，その機能を果たす機械である．使用者が電源ボタンを押さなければ起動しないし，起動後に使用者が何らかの入力を行わなければ画面は変わらない．入力機器としてキーボードとマウスが一般的であるが，どちらも手指使用を前提として設計されている．そこで手指機能の障害がパソコンとのコミュニケーション低下につながってしまう．そこでパソコンを治療として使う場合も，このコミュニケーション能力確保のための入力方法を評価する．そして必要に応じて自助具の作製やその他既製品としての福祉機器，自助具の活用を考えていく．また病気や障害の状況変化によって，使用機器や使用方法が変化することも考慮する必要がある．

　手指機能を代替する機器として，ボールペンやキーボード入力用のスティックでキーを指の代わりに押せるようにする．さらにキーを押す力だけでなくスティックを把持できない場合はカフ付きスティックや万能カフ＋スティック（**図2**）で補う．手指だけでなく上肢全体の機能が障害された場合は，口でくわえて使うマウススティックや頭に固定するヘッドスティックを使う．この場合，小型キーボードに取り替えてリーチ範囲を狭くすることで使いやすくすることもある．なぜならば通常キーボードのキーは指で押すことを前

18 パソコン

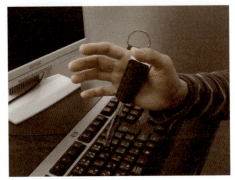

図2　万能カフ＋スティックで入力する

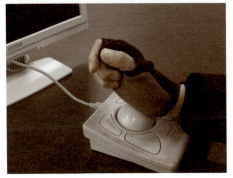

図3　マウスの代わりにトラックボールを使用する

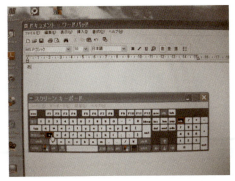

図4　スクリーンキーボードで入力する

提に大きさが決まっており，指で使用しないならばスティックの直径にあわせてキーの大きさを小さくしたほうが，キー入力時の移動範囲が小さくなるからである．マウスの場合はディスプレイ画面上でのポイント移動と左右のクリック操作を行うが，この操作を同時に行う際ポイントがずれてしまうとクリックしても期待した効果が得られなくなる．例えば，画面上の「はい」と表示された枠の中にポイントを合わせて置かなければ，左クリックしてもパソコンは「はい」という使用者の意思を認識してくれない．マウスにおいてこの操作は非常に頻繁に行われるので，もしこの操作がうまくいかない場合はマウスの代わりにポイント移動とクリック操作が独立しているトラックボール（図3）を使用することで誤動作をなくす．

　また両手動作を前提とした操作，例えば Ctrl キーと Alt キーを押しながら Delete キーを押す場合などは，片手動作では困難である．そのような場合，複数同時に押す動作を1つずつ順番に押す動作に変更するソフトウェアや，あるいは画面表示されたキーボードをマウスなどで操作するソフトウェアキーボード（図4は Windows 付属のソフト）は片手動作での操作を可能にする．その他，入力困難な状況に合わせて大型キーボード，キーボードカバー，キー入力反応時間の調整やタブレット上あるいはディスプレイ上への直接入力（ペン入力，手入力）などさまざまな方法が考えられている．さらにキーボードとマウスでの入力だけでなく，音声入力，呼気入力，タッチセンサー入力，瞬き入力，視線入力，ジェスチャー入力，脳波入力など入力方法も拡大している．

出力機器の工夫

　近年における液晶ディスプレイの大型化と価格の低下によって，大型ディスプレイを使用した治療環境が整うようになった．27インチサイズなどは，A4縦サイズの2列同時表示や文字拡大の際の全体表示ができ，同一画面に見本を表示しながら画面上で文章模写や塗り絵が可能となった．これによって，従来の机上に置いた見本を見ながら色鉛筆で色

165

を塗る作業とは異なる塗り絵の選択肢ができたといえる．また画面と音声の出力機能を利用してゲームや動画を使ったプログラムなども行いやすくなった．例えば，ADLや調理などの手順をスライドショーや動画にして提示することで対象者や家族への動作指導が変わるかもしれない．

アプリケーションソフトウェアを使いこなす

　ワープロソフトなどを使えるようにするという目的以外の治療目的でアプリケーションソフトウェアを使いこなすとすれば，最も先に思い浮かぶのはゲームであろう．シューティングゲームでひたすらキーボードを叩いて敵を倒すことに専念すれば，敵を倒す達成感や爽快感とともに手指機能の維持・改善や，さらに視覚・聴覚刺激による覚醒，注意力の喚起にも役立っていることが，行っている対象者がそれを意図するしないかにかかわらず明白になる．ロールプレイングゲームでは日常生活で使う記憶力，推理力，想像力，コミュニケーション能力など必要な知的精神機能を駆使して進んでいく．また印刷物としての文章をワープロソフトで模写するというプログラムを導入すると，いつでも中断でき進行状況を保存できる，保存したところから再開できる，文字カウントができるので入力文字数の増減がわかる，入力した文章を編集する，模写から日記をつけるように変更する，文字だけでなく絵や写真を挿入する，日記帳を印刷物として出版する，インターネットを利用してブログとして公開するなど，さまざまな観点からプログラムを使いこなすことができることがわかる．

仕事を含めた生活用具としてのパソコン使用について

パソコン使用環境を整える

　ベッド上での使用の場合でも，使用時間は治療場面のときよりも長くなると予想されるので，パソコン本体と液晶ディスプレイはオーバーテーブルとは別の場所に設置し，パソコン，テレビ，環境制御装置などとの併用を考慮してレイアウトを決める．車いすの場合でも床面からの高さを考慮したテーブルや，動線を考慮した周辺機器の設置，その他例えば足趾使用の場合などの入力機器の配置などが必要になる．専用の部屋を作る場合は，インターネット接続，専用電源，空調や防音などの配慮も必要である．（**図5**）

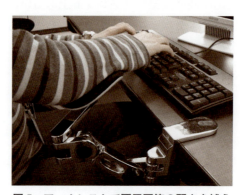

図5　アームレストで肩周囲筋の弱さを補う

入出力機器の工夫

　入力機器については，治療手段としてのパソコン使用の段階で，使用機器およびその使用方法は決まるので，仕事で使う機器（デジタイザー，計測機器など）やゲームで使う機器（ゲームコントローラーなど）などによって対応を検討する．

　出力装置については，大型ディスプレイの単独使用だけでなく複数ディスプレイと同時使用する場合もある．点字ディスプレイ，点字印刷などの特殊機器やゲーム専用のスピーカーシステムの導入や選択文章の音声出力ソフトの考慮なども必要となる．

　入出力機器に関しては，USB 接続や LAN 接続の機器が今後もたくさん開発されていくことが予想される．いわゆるパソコン関連機器だけでなく，日常の生活用品のなかにもパソコンと接続することでより便利に使いやすくなっていく領域の製品もあると思われる．

アプリケーションソフトウェアを使いこなす

　いわゆるオフィスソフト（ワープロ，表計算，プレゼンテーション）やクリエイティブソフト（作画，画像編集，動画編集），ホームページ関連ソフト（ホームページ作成・更新・管理），CAD や専用機器を制御するソフトなどを使いこなせることで仕事に就ける場合もある．日常生活においても，ホームページ閲覧ソフトやメールソフトを使いこなすことで情報検索や情報発信，商品の購入，予約，連絡，商売がネット上で可能になった．年賀状のやりとりなどもハガキを送るという形は残っても，宛名や挨拶文の印刷や住所管理は専用ソフトで行っている．ゲームもネット接続で複数の人たちが同時に同じゲームを楽しめるようになっている．

　現在，携帯電話やタブレット端末（**図6**），デジタル家電，ゲーム専用機などが，今までパソコン固有であった機能を取り込んで拡大している．しかし，パソコンは今後もハードウェアとソフトウェアの相互進歩を続け，より手軽に使用できる機器として日常生活に浸透していくことは間違いないであろう．

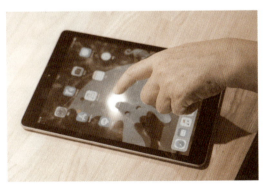

図6　タブレット端末

（細谷　実）

19 ゲーム

　ゲームとは遊戯や遊びと訳され，2人以上の複数の人が一定のルールに従って勝敗を決める，環境または他人との相互作用による活動であり，楽しむことを目的とすることが多い．

　作業療法で使用するゲームにはさまざまなものがあるが，本項では代表的なゲーム（将棋・トランプ・リバーシ・百人一首）を紹介する．ゲームは，認知機能・精神機能・身体機能などさまざまな能力を使用する．また，子どもの頃から馴染みのあるものが多く過去の経験を活かすことができる．楽しみの感情を引き出すため導入しやすいという特徴もある．

　ゲーム方法に関する詳細は成書に譲ることとし，本項では，ゲームに関する基本的事項と作業療法への治療的応用について記載する．

将棋

用具

- 駒：将棋の駒は8種類あり，対戦者と合わせて計40枚を使用する．対戦開始時に1人が所持できる駒は，「王将」・「飛車」・「角行」が各1枚，「金将」・「銀将」・「桂馬」・「香車」が各2枚，「歩兵」が9枚の計20枚である[1]．
- 将棋盤と駒台：「将棋盤」は対戦の土俵となる台で，縦横ともに9マスで構成されている（図1）．対戦相手の駒を取ったときに，その駒を置く台のことを「駒台」という．駒台がないときは，駒箱の蓋を使用することも多い．

ゲーム方法

　将棋は，駒を図1のように配置し，各駒に定められた動きを利用して，自分と相手が交互に駒を動かしていき，先に対戦相手の王将を捕まえる（王を詰む）と勝利するゲームである[2]．駒を並べたら順番に一手ずつ指していく（図2）．対戦相手の駒がいるマス目に自分の駒を移動すると，相手の駒を取ることができる．

将棋を使ったその他のゲーム

- はさみ将棋：2枚の駒で相手の駒をはさんで取る，歩兵のみを18枚使用するゲームである．駒は，空いているマスであればどこでも縦と横に動かすことができる．先に所持駒が1枚になった

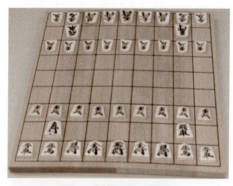

図1　将棋の駒の配置

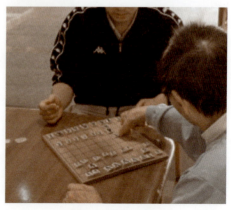

図2　対戦の様子

ら負けとなる[1].
- まわり将棋：歩兵，香車，桂馬，銀将，角行，飛車，王将の順で，将棋盤の最外枠を1周（32マス）させ，先にまわり終わったほうが勝ちとなるゲームである[1]．サイコロのように金将を4枚使い駒の動く数を決めていく．
- 将棋くずし（山くずし）：将棋盤の上に積み上げられた将棋の駒を指1本のみを使用し，順番に将棋盤の外まで駒を滑らせて抜き取っていくゲームである．駒を動かすときは駒の山を崩さずに，音を立てたり持ち上げたりすることなく，何枚かずつ滑らせていく．このゲームは，地域によりさまざまなルールが存在するゲームである．

トランプ

用具

- トランプ：スペード（♠），ハート（♥），ダイヤ（♦），クラブ（♣），の4つのマークが各13枚と，ジョーカー1枚の計53枚のカードから構成されている．13枚のカードは，2～10の数札とA（1），J（11），Q（12），K（13）の3枚の絵札がある（図3）．

ゲーム方法

トランプは勝敗に偶然性の要素が強く，技能の影響も少ないため，利用できる対象者・領域の範囲は広い．トランプを使用したゲームにはさまざまなものがあり，代表的なものには，同じ数字のカードを2枚組にして出していき，早く手札がなくなった人が勝ちとなる「オールドメイド（ババ抜き）」や，7のカードを中心に両側に同じマークの連続した数字の列をつくっていく「七並べ」がある．

この他にも，裏向きに並べたカードのなかから同じ数字のカードの2枚組を引き当てる「神経衰弱」や，前の人が出したカードより強いカードを出し，手持ちのカードを早くなくしていく「大富豪」など，ゲーム方法は多様である[3]．

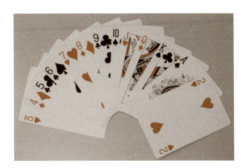

図3　トランプ

リバーシ

用具

- 1面が黒で裏面が白になっている64個の石と縦横8マスのゲーム盤を使用する（図4）．

ゲーム方法

ゲーム盤上において，対戦相手の石をはさめる所に自分の石を置いていき，はさんだ対戦相手の

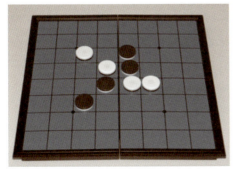

図4　リバーシ

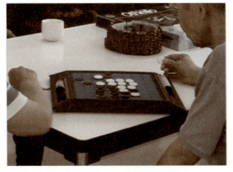

図5　リバーシの対戦の様子

石をひっくり返して自分の色に変えていくゲームである．はさむ方向は縦，横，ななめ，いずれも可能で，同じ方向に何個でもはさめる．盤上が全部うまるか，両者ともパスまたは片方が全滅した場合に終了となり，石の数の多いほうが勝ちとなる[4]．

百人一首

用具

- 百人一首：鎌倉時代の歌人であった藤原定家が，天智天皇から百人の歌人の優れた和歌を年代順に一首ずつ百首選んだものが原型といわれている[5]．僧侶や天皇，内親王など百人の歌人の和歌一首ずつを撰集したものである．百人一首は，読み札（絵札）100 枚と取り札 100 枚の計 200 枚で構成されている（**図 6**）．

ゲーム方法

1 人が読み札を読み，数人で読まれた取り札を取り合うゲームである．取り札の並べ方はバラバラで，100 枚の取り札を適当に置き，その周りを取る人たちが取り囲んで座る．読み手は，読み札をよくきり，上の札から順番に読んでいく．

百人一首を使ったその他のゲーム

百人一首を使ったゲームに坊主めくりがある．坊主めくりで使用する札は読み札のみで，取り札は使用しない．裏返して置かれた百枚の絵札を，

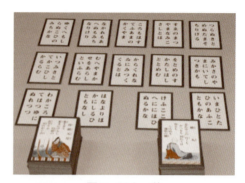

図 6　百人一首

各参加者が一枚ずつ取っていき，カードの所持枚数を競うゲームである．坊主の描かれた札を引いた場合には，引いた人の所持している札をすべて山札の横に置き，姫の札を引いた場合には，引いた人が山札の横に置かれていた札をすべてもらうことができる．このゲームも地方によりさまざまなルールがある．

治療効果

1．認知的側面

　　将棋やリバーシは，相手の動きを予測しながら自分の戦法も組み立てていくゲームであるため，推察力や想像力，理解力，記憶力などさまざまな認知機能を使用する．対戦中，相手の駒や石の動きを観察し，自分の戦略を常に思案するため，注意・集中力も必要である．また，いくつか考えられる戦略のなかで駒や石の動きを選択・決定していく能力も必要とする．トランプでの数・マークの照合や百人一首も，選択・決定を行い，注意・集中力を必要とする．特に百人一首では，他の参加者よりも素早く取り札を見つけて取らなければならないため，俊敏な頭と体の動きが求められる．認知症高齢者では将棋や百人一首などに馴染みがあり子どもの頃から体験している場合も多く，長期記憶や手続き記憶を利用してゲームを進めることが比較的しやすく，脳活性化にもつながりやすい[6]．

2．精神的側面

　　ここで紹介したゲームは，少ない言語的コミュニケーションで，対戦相手と同じ場を共有し，一定の距離感を保つことが可能であり参加しやすい側面をもつ．トランプなどでは

作業を媒介にすることにより，言語的コミュニケーションを取りやすくなるという要素もある．その他，これらのゲームは継続的な作業とは異なり，次回への継続性はなく，1回の対戦のなかで終結するため，継続に関する精神的な負担はない．各ゲームは対戦相手としての役割遂行を行うことになる．

3. 身体的側面

　ここで紹介したゲームはいずれも，駒，石，カードのつまみ・離しや移動などの動きを通して手指の巧緻性や協調性を必要とし，目と手の協調性も必要とする．ゲームの楽しさを利用して，座位または立位の耐久性を高める目的にも利用できる[7]．

作業療法士としての注意点

　対象者の症状や不安・緊張の程度が強い場合や自由な選択決定を行うことが大きな精神的負担になる場合には注意が必要である．また，うつ病患者で発病前に得意であった場合や対戦相手との技能的な差が大きい場合などには，自尊心を傷つけることがないよう注意を要する．身体的耐久性が低く，長時間座位で同じ姿勢をとることが難しい場合には，実施時間を調節するなど工夫する．

安全管理への配慮

①駒や石，カードの紛失，ゲーム盤の損傷など保管には注意する．
②認知症患者のいる病棟では駒や石などは誤飲につながる可能性もあるので注意が必要である．

症　例

　Aさん，78歳の男性．3年前にアルツハイマー型認知症と診断され，家庭での介護が困難となってきたため，B介護老人保健施設に入所した．現在，HDS-Rは14点で中等度認知症である．入所当初，介護スタッフが施設で行う歌や体操などレクリエーションへの参加を促すが，「そんなもん，わしはやらん」と気の進まない様子であった．また，施設の中を落ち着きなく徘徊する様子もみられていた．キーパーソンとなっている娘さんより作業療法士が情報収集を行ったところ，Aさんは子どもの頃から将棋が好きで，息子や孫ともよく将棋を行っていたことがわかった．この情報をもとに，作業療法士が将棋盤を持ってAさんの傍に座り，その後，将棋盤の上に駒を並べながら「将棋どうですか，やりませんか？」と声をかけたところ，「将棋か，将棋だけは強いぞ，泣いても知らんぞ」と笑みを浮かべ，将棋盤の前に座って駒を並べ始めた．Aさんは，将棋の駒の動かし方やルールなどをまだ覚えている

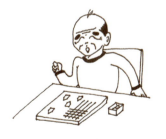

> ようで，時々駒の進め方を間違えるものの，慣れた手つきでゲームを進めていった．作業療法士や介護スタッフがAさんと将棋を行うようになってからは，施設の中を徘徊する頻度が少なくなり，レクリエーションなどの他の活動にも参加するようになった．

文献

1) 羽生善治：羽生善治　みんなの将棋入門　改訂版．pp9-38, 54, 62, 主婦の友社, 2011.
2) 里見香奈：いちばん勝てる将棋の本　楽しくおぼえてすぐに強くなる．pp12-13, 日東書院, 2010.
3) 正木ノリオ：おもしろトランプゲーム．pp10-41, 高橋書店, 1998.
4) 谷田邦彦：絵でわかるオセロ入門．p11, 日東書院, 1988.
5) 吉海直人：こんなに面白かった「百人一首」．PHP文庫, 2010.
6) 山口晴保：認知症の正しい理解と包括的医療・ケアのポイント．pp122-128, 協同医書出版社, 2005.
7) 日本作業療法士協会（編）：作業・その治療的応用．pp229-233, 協同医書出版社, 1987.

（中前智通）

20 園芸

材料・用具・道具の役目と使用方法

材料

① 種
- 種子：パンジー，サルビア，キュウリ，ネギなど
- 球根：スイセン，チューリップ，ジャガイモ，サトイモなど
- 宿根：キク，シャクヤク，ミョウガ，アスパラガスなど
- 挿木：センネンボク，ゲッカビジン，サツマイモ，トマトなど

② 肥料
- 有機肥料：堆肥（**図1**，落ち葉，野菜くずなどを積み上げて腐らせたもの），油粕（大豆・菜種の搾りかす），米糠（精米時に白米と糠に分かれる），家畜糞（牛・豚・鶏）
- 無機肥料
- 化学肥料（**図2**，工場でチッソ，リンサン，カリを精製し商品化されている）
- 石灰：酸性土壌の改善に使用する

③ 農薬・殺虫剤・殺菌剤・除草剤

用具（図3）
- 水やり用具：ホース，ジョウロなど
- 運搬用具：リヤカー，一輪車
- 容器：ポット，鉢，プランタンなど
- その他：支柱竹，ビニールフィルム

道具（図4）
- 備中鍬，スコップ：荒起こし，耕すときに使う（土壌に空気を入れることにより微生物が活発に

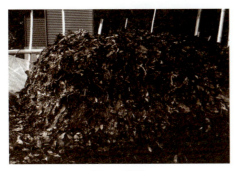

図1 堆肥

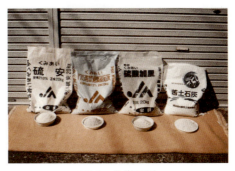

図2 化学肥料

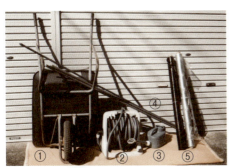

図3 ①一輪車，②ホース，③じょうろ，④支柱竹，⑤ビニールフィルム

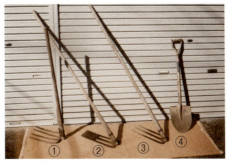

図4 ①備中鍬，②平鍬（変型の手鍬で窓が開いているが本来の平鍬は窓がない），③三本鍬，④スコップ

2章 作業活動各論—基本的作業活動種目

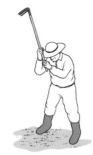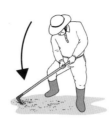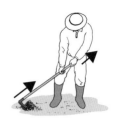

①掘り起こす場所に対して正面に向き合い，足幅は肩幅より広めにして立つ．左手は柄の端を握る．右手は柄の中間部を握り鍬を（頭上に）振り上げる．膝は伸展させる．

②目標を定めて振り下ろす．左手は同じ位置．右手は左手近くに移動．膝は屈曲させる．

③鍬を手前に引き，土を移動させる．膝は伸展させる．

図5 備中鍬の使い方

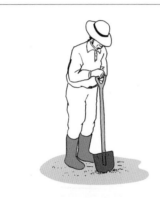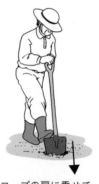

①手はスコップの握り部分を持ち，歯は目的地に置く．

②右足をスコップの肩に乗せて，一気に体重をかけて踏み込む．

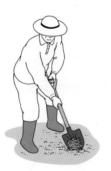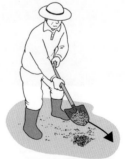

③左手は手前下に押して，土を浮かし，右手は柄の中間を持つ．

④土をのせたスコップを両手で持ち上げ前に投げる（体力のない人は掘る幅をより狭くすると，踏み込みの時や持ち上げるときの抵抗が少なくなる）

図6 スコップの使い方

なり，植物の根が張りやすくする）．備中鍬の使い方（**図5**），スコップの使い方（**図6**）を参照．
- 平鍬，三本鍬：畝づくり（**図7**），植え付け場所づくり，元肥施肥を行う（**図8**）．なお，**図4**②は変型させた平鍬のため窓が開いているが，本来は窓が開いていない．
- 草搔，小搔（**図9**）：草搔は，通路や空地で草丈20cm以下の草を取るのに用いる．草搔の歯で叩くのではなく，浅く土中に歯を入れる．小搔は畝の間や株間の雑草を搔いて取る．
- 鎌：雑草・蔓などを刈る目的で使用する．
- 鋏・木鋏：切花や成熟した実の収穫に使う．
- カッターナイフ：挿木の穂を切るときに使う．

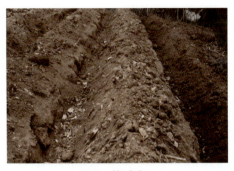

図7　畝づくり

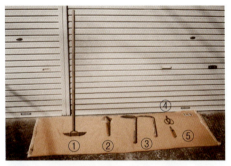

図9　①草搔，②小搔，③鎌，④鋏・木鋏，⑤カッターナイフ．

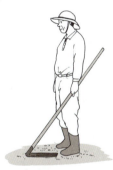

①鍬は地面に置く．起立した姿勢で左手が柄に接したところを握る位置として固定し使う．ただし十分鍬が使えるようになれば各々使いやすい位置で使う．

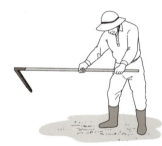

②左手は固定して使う．右手は柄の中間部を持ち，鍬を横前方に出す．鍬の歯は腰より低めにする．重心は左足から右足に移る．

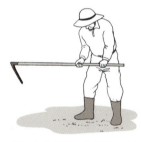

③鍬の歯を落とす場所を決め，右手は左手に近づける．

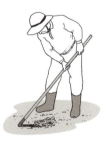

④左手の引き手と右足から左足への重心移動により鍬の歯を地面と平行に土中に入れる．

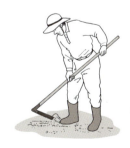

⑤右手を柄の中間に移動させ，両手で土を乗せた鍬を右足前に持って行き，瞬時に上げ同時に鍬を前に出し土を落とす．

図8　平鍬・三本鍬の使い方

作業活動の手順

1 グループ全体で園芸地およびその周辺の環境を確認する（日当たり，風通し，園芸地の地形，設備など）．
2 参加者が育ててみたい植物をあげ，協議して栽培植物や場所を決定する．作業療法士はここ数年間の年度別栽培図などを提供し，連作障害を起こす植物（ナス科，ウリ科）の情報を提供する．
3 種蒔き，植付け適期に合わせ，活動の順番や担当を決める．
4 戸外活動は天候変化に左右されるので，毎日活動前にミーティングを行い，その日の活動を決めて実施する．
5 天候により戸外活動が不可能な場合は，室内でこれからの活動についての検討会や技術的な面の確認などを行い準備しておく．

例：ジャガイモの栽培

1 2月に入ったら，75㎝間隔の畝づくりを行う．
2 2月15日～3月中に種芋を分割する（大玉は芽を付けて4分割，中玉は3分割，小玉はそのまま植える，分割した芋は切断面に焼灰か石灰をつけ，余分な水分をとる（切断面が縮みコルク層化が進む）．種芋を株間30㎝ごとに溝の下に植付け，10㎝くらい覆土する（図10）．
3 3月中旬～4月に入ると発芽がみられる．追肥を行い芽の伸びに応じて土寄せを2～3回行うと溝が埋まり，畝がなくなる（図11，12）．
4 5月に入ったら芋と芋の中間を中耕しながら左右に土寄せを行う（図13）．

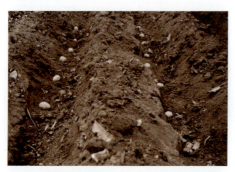

図10　種芋を株間30㎝ごとに溝の下に植付け，10㎝くらい覆土する．

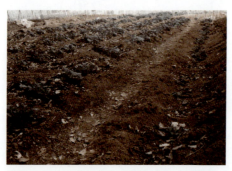

図11，12　3月中旬～4月に入ると発芽がみられる．追肥を行い芽の伸びに応じて土寄せを2～3回行うと溝が埋まり，畝がなくなる．

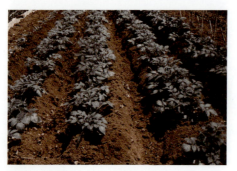

図13　中耕を行い，除草し酸素が根に届きやすくする．

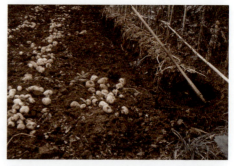

図14　掘りあげた芋を畑で2～3時間日光に当てておくと芋についている土が落ちやすくなる．

⑤6月下旬～7月にかけて天気のよい日に収穫する（図14）．初物は調理して食し，栽培中の苦労話や作品のできばえなどを話す場にできる．
　①見てすぐ収穫する，②見て考えて適切なものを収穫する，③見ても障害物があるため見当をつけながら収穫する，という3種類のなかで，じゃがいもの収穫は③にあたり，株から離れた位置から土を掘り移動して，芋が見え出すと①の状態になる．

作業分析と作業療法士としての注目点

　精神科作業療法の園芸活動場面で，作業療法開始時のオリエンテーション時や野外での休憩中などに，対象者から「園芸に参加すれば病気が治るのか？」という質問をされることがあった．そのとき，「病気が治ることはない．しかし，園芸をしてみたいという気持ちがあれば試してみてはどうか．活動を行った結果，関心があれば継続し，その場を通して精神的にも身体的にも体力をつけることが可能となり，病気との対応力がつくかと思う」と伝えた．精神科作業療法は作業療法士自身が対象者のニーズに合った接し方を行うと同時に，活動・集団を有効に活用して治療にあたり，社会復帰に向けて行うものである．

　①感情面：植物への接し方のマニュアルは，日本では緯度の幅が広い，気候の差が大きい，山あり谷あり起伏が激しい，地域の土質の差などにより，統一的なものは作りにくい．また，園芸活動は自然環境のなかで行うことが多く，人間は，常に自然の影響を受け，常に受け身であり，ときに自然への恨み・不満・怒りをぶつけても，最後は従うしかない．一方自然は人間に対して，心地よい日差しや気持ちよいそよ風などを与えてくれる場合と，その逆に台風や地震など人間に多大な被害を与え，命を奪うこともある．

　②思考面：植物は生き物であり，人間も生き者である．その接し方は常に相手を理解しようと努力し，共存を試み共生を模索する．ベストの対応は非常に難しいが，ベターな手段を求めたいものである．対象者も試行錯誤を繰り返すうち今までと異なる見方・考え方・生き方を体験できるかもしれない．

　③身体面：園芸活動で身体を動かすことは，病室から戸外へ向かう動機にもなる．戸外で受ける温度変化・紫外線などに対して体調管理を行うことで体力の改善がみられれば精神活動にも影響を及ぼす（心身相関）．

　④活動の広がり：園芸活動は動物と接するより活動の選択肢が多い．動物をむやみに殺せば罪になるが，植物を殺しても罪にならず，それを利用して余分に種を蒔いたり植付けたり，淘汰を目的に間引きしてもよい．

治療効果と実施上の注意点

　①対象疾患は統合失調症の割合が高い．原因が不明なためさまざまな経過を経て現在に至っている統合失調症に対して，作業療法士は医療チームの一員として医師からの処方箋の目的（無為，自閉の改善，意欲の改善，自主性，自信回復，対人関係の改善など）に従い，看護師からの情報を得る．作業療法士は対象者に対して，オリエンテーション，自然・行動観察などを行い，教える，または指導するという立場ではなく，尋ねることを主

体として対象者の発言・表現（非言語も含む）を聞き，試行錯誤を繰り返しつつかかわる．
　②活動の進め方は，ゆっくり，無理せず，焦らず失敗を恐れずに，また怪我をしないように実施する．活動の速度は，手順をしっかりと覚えると自然にスピードは上がる．
　③完成品について，初物はすべて制作者が生または調理して味わうとよい．その後の扱いについては対象者の意向を尊重して行う（活動に対する使役的要素を抑える目的）．

安全管理への配慮

　①土は雑菌の宝庫で耐性病原菌もいるので，体力の低下している対象者に悪影響を及ぼす．実施する際には医師の指示を受けること．
　②農機具はすべて危険物であるので注意を払いながら使用すること．
　③農薬，特に殺虫剤は人間を死に至らす物質を多く含むため，殺虫剤・除草剤も合わせて鍵のかかる保管場所で厳重管理し，取り扱うこと．

園芸が適さない症例（疾患・症状）

　①園芸活動を拒むケース：無理に参加させても，害あって益なし．使役にもつながる．
　②てんかん：昼間発作がみられるケース．発作時に道具など危険物が多いため自傷のおそれがある．
　③不潔恐怖症：汚れと感じる場面が多く，また，活動に伴い発汗による汚れもあり，継続は難しい．

症例

　Hさん，39歳の男性．統合失調症．
　Hさんを担当する前，「M・ブロイラーの分裂病の25年にわたる追跡研究によれば，約1/4は不治に終わり，約半分は不完全寛解，軽快に終わり，残りの1/4は完全寛解し，以前の社会生活に復帰しているという結果になっている[8]」との研究結果を知った．対象者自身が寛解に向けて，園芸活動をどのように利用したかを示す．

病棟より

　慢性の統合失調症で長い間，無為，自閉で病棟生活を送っていたが，1年半前より作業療法棟内の院内業務活動に参加し，対人関係の改善がみられてきた．Hさんは「お手伝い的な活動ではなく物を作る活動がしてみたい」という希望をもっており，園芸活動を選んだ．
　春：1町以上ある園芸地（畑）にジャガイモ・ネギ・インゲン・キュウリ・露地の草花などを栽培しているグループと，ヤシ・モンステラ・シクラメン・シネラリヤ・サクラソウなどを温室・ビニールハウス内で栽培するグループを見学してもらう．Hさんは小柄で小肥りだが，歩いて見てまわったところ身体的に問題はなさそうだ．
　Hさんの意向は，「手もとの活動が多い温室より，全身を使って活動する野菜栽培を

やってみたい」，将来については「社会に出て仕事がしたい」とのことだった．口数は少なく，問われると答える傾向がみられ，表情は穏やかであるが自己の意志についてははっきりと述べる．

　翌日，グループミーティングの自己紹介では「自分一人で行う活動は無理なのでみなさんと一緒にしたい」と述べた．その日の活動は，ネギの定植・苗取り・苗の運搬・植え付けで，Hさんは苗の運搬を選び，その仲間と一緒に箱詰めの苗を一輪車で定植地まで往復する．開始時は一輪車に慣れず多少バランスを崩す場面もみられたが，その後安定して行えた．

　1か月後，苗の運搬をしながら他者の活動をみている姿がみられ，ときに堀りあげた苗の土落としをして一本ずつ分ける活動に参加するようになった．定植完了前，Hさんより「植付けをやってみたい」との希望があり，挑戦する．定植地は段差があり，不安定な姿勢で行うため疲労感が増し，また他者のスピードを気にする表情もみられた．作業療法士からは，「速く植えることが目的ではなくネギが成育しやすく植えること，自己の体力に合わせて休みを入れながら活動することが大切．体力がついてくれば自然にスピードは上がるので，気にせず自己のペースを保つことが望ましい」と伝えた．Hさんはリラックスしたのか，植付けを継続してその目的を果たした．

　その後も作物の追肥，草取り，収穫などに参加する．真面目な面を評価され，他者より「一緒にやろう」と声をかけられることが多くなってきた．園芸地に行く途中で急に足を止めて不動の姿勢で数分その場にとどまることが何度か見受けられたが，作業療法士が声をかけると「何でもない」と言い，それ以上話すことを避けた．

　秋：作物の転換期で鍬を使用する回数が増え，他者より勧められるが，Hさんは「無理です」と言って参加することはなかった．しかし他の活動に対しては自主的に参加し，他者との交流も増してきた．

　冬：ホウレンソウを鎌で収穫，運搬・枯葉取り・包丁で根切り・計量・束ねなどの一連の工程のなかでその場に合った発言をして他者との交流を楽しみながら手足を動かしていた．歩行中にとどまり，不動の姿勢を示す時間や回数が減ってきた．

　春〜冬：昨年と同じ活動内容なので理解が進み，より自主的に取り組み，同時に体力もつき，逞しさがみられるようになる．しかし鍬の使用に関しては他者に勧められても首を振って「難しい」と言って手に取ることはなかった．Hさんは自分で難しい活動と判断すると前に進めないが，逆にHさん自身が行うと決めた活動には手を抜かず，精一杯力を出して行う姿がみられる．特に反社会的な行動を示さないかぎりHさんの自主性を尊重して，その判断にまかせ活動を続けた．

　新年からグループ内の1つの試みとして個人の畑の募集を行った．条件として，①1人当たりの面積を1坪とする，②各人栽培する植物を選び実施する（ただし木のような複数年栽培は除く），③活動時間はその時間を告知・実施する，④種・肥料などは申し出れば作業療法士が準備する（当時肥料と農薬が同じ場所に保管されて

いたため），⑤活動を進めるにあたり困ったこと，尋ねたいことがあれば作業療法士は相談を受ける，⑥作った作品は各人が処分する，などが定められた．多くの人が参加を表明し，Hさんも希望し作物はジャガイモを選んだ．

3月：Hさんが畝作りでどのような道具を使うか作業療法士が見学に行くと，Hさんは鍬を持ち，汗をかきながら鍬を振っていた．しかし，なかなか畝ができない．作業療法士より「鍬が難しければスコップでも可能では」と言うと（以前の活動でスコップの使い方を身につけているので），Hさんは「自分で受け持った畑なので鍬で畝を作りたい」と言う．Hさんは足に鍬の歯が触わらないように振り下ろしており，安全性は十分にみられた．けれども左手の柄を握る位置が短く，右手中心で鍬を振り上げ，地面に45°の角度で入り，結果として鍬に乗る土の量が少なく，持ち上げるのに何倍もの力が必要になっていた．作業療法士より「鍬の使い方の基本をお伝えしましょうか」と提案すると，Hさんは「お願いします」と返答してきた．

そこで，**図8**に示す鍬の使い方および左手の位置を確認する．左手と体幹の重心移動により，鍬の歯が土中に平行に入るように引く（鍬を左手のみで引く練習を繰り返し行い，鍬は左手中心で使う道具であることを身体で知ってもらう）．鍬に土をのせ，右足前方に土をあげる．そのとき鍬から土が離れにくく，Hさんはその練習を可能になるまで行った．開始時は不安そうな表情や疑いの様子がみられたが，ときの経過とともに使い方の質問が多くなり，畝ができあがったときには，笑顔もみられ，「鍬を使ってよかった」と感想を述べた．

その後はジャガイモの栽培工程に沿って行い，収穫物については「お世話になった看護師さんにあげた」と述べた．グループ内の活動でも積極的に鍬を使うようになり，他者と内容の差がなくなるまで技術的向上がみられた．また歩行中にとどまり不動の姿勢をとる姿はみられなくなった．

夏の終わり：Hさんより「社会で働いてみたい」との相談があった．作業療法士より活動内容の理解・進め方・本人の意欲や自信・対人関係などを統合的にみて，社会で働くことは可能であることを伝えた．Hさんは主治医と相談後，職探しを行い，食品製造関係の職場に就職できた．

作業療法士の立場だけで対象者が寛解につなげたのではなく，医師による診断治療によるところが非常に大きく，病棟では24時間体制のなかで適切な対応をしている看護師などとともに治療チームが作られたことによるものと思う．

文献
1) 高木　誠：やさしいベランダ園芸－61種の花づくりのポイント．創元社，1997．
2) 家の光協会（編）：はじめての草花づくり．家の光協会，1996．
3) 林　角郎：はじめての花作り．新星出版社，1999．
4) 桜井　廉：完全ガイド野菜づくり　家庭菜園を楽しむカラーカタログ．大泉書店，1996．
5) 小宮山洋夫：図解おいしい家庭菜園コツのコツ．小学館，2000．
6) 内藤　朗：1年中楽しめる家庭菜園野菜作り百科．ブティック社，2010．
7) 農村漁村文化協会（編）：野菜園芸大百科．農村漁村文化協会，1989．
8) 林　宗義：分裂病は治るか．弘文堂，1984．

〔堀口雅雄〕

21 散歩・ハイキング

　散歩・ハイキングは，社会参加や全身機能の管理や増進，外出することで季節感を感じ，生活，人生の質を向上するには大変有効な活動である．その反面，室内で簡単にできる活動とちがって必要とされる運動量も大きく，バイタルチェックは欠かせない．細心の注意をはらったうえで，楽しく活動することが望ましい．

必要な装備と準備

環境に合わせた服装・靴や支持物の選択

　散歩では，健常者であれば特に道具などを必要としないかもしれないが，疾病や障害をもった方々や高齢者では，外気温や湿度を考慮して服装には配慮しなければならない．また，参加者の症状や程度にもよるが，杖，装具，車いす，シルバーカーなどを用意する必要があるかもしれない．さらに，重要なアイテムとして「靴」が考えられる．散歩であっても，底の薄い靴であれば地面からの反力が直接足底にかかり，すぐに疲労を訴えることになる．距離や地面の状況に合わせた靴の選択が重要になる．

悪環境を考慮した準備

　ハイキングでは，登る環境によってさまざまな準備が必要になる．自宅の裏山・里山程度を行くのであれば，さほど装備も必要なく，散歩の延長として服装・靴などに配慮すれば十分である．しかし，いわゆる登山となれば，その装

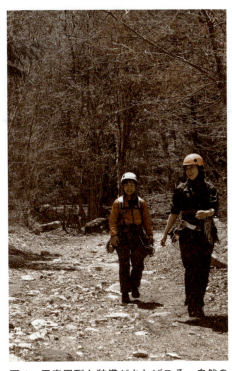

図1　用意周到な装備があればこそ，自然の奥深さを堪能できる

備は簡単なものでは済まされず，靴は登山靴など重厚なものが必要となる．これは地面の反力だけでなく，岩や木々が地面に落ちていたり，思いもよらないところから障害物が突き出していたりする際に足部を守る役割もある（**図1**）．さらに，計画の甘さから麓まで下山できず，山中で過ごすことにもなりかねないので，非常食や携帯電話，無線機，テントなど非常時の備えが必要なこともあるだろう．

作業活動手順

計画の重要性

散歩，ハイキングでは，移動距離，起伏・高低差などを十分に考慮した計画が必要となる．また，コース途中の坂や階段の有無も事前に確かめておく必要がある．

そのため，まずは計画を入念に行う．可能ならば，参加者（患者・対象者）も計画から参加するほうがよいだろう．自分の歩くイメージや体力を事前に話し合いながら計画を立てることは非常に重要なプロセスだといえる．

計画は，コース，所要時間に余裕をもって立てる必要がある．散歩なら自宅周辺の整った環境下での歩行であるので，急な天候の崩れ以外には，交通量などを考慮するくらいだが，ハイキングは自然が相手になるため，天候の崩れといっても想像を超える悪状況になることもある．そのため，ハイキングを行う際には，事前に勾配や歩道の状況（土，砂利，コンクリートなど），休憩ポイント，避難場所などを調べておき，さまざまな状況を設定して，その環境に対する反応を想定しておくべきである．

計画の際の注意点・留意点

計画を立てるうえで重要なポイントとして，いつ，どこで休憩をとるかを考えることがあげられる．参加者が常に同じ時点で，また，参加者が多い場合は全員が同時に，疲労感を訴えることなどないため，可能ならばいくつかのパターン（時期と場所）を考えておくとよい．

事前に天気予報などで当日の天候の情報収集を行うことも必要となる．散歩では雨具の要否などを判断し，ハイキングでは天候に対する装備を決める．さらに，悪天候になりそうであれば取りやめるという判断もしなければならない．

十分な計画により安全性が確保できることも多いが，可能ならば下見は行うほうがよい．運動機能が低下した人は，反応も遅く，散歩であっても，容赦なく降り注ぐさまざまな外乱刺激（風雨，坂の勾配，ぬかるみなど）にうまく対応できない場合もありうる．下見では，その外乱刺激を事前に把握し，危険として回避すべきなのか，必要な刺激であるのかを弁別しておくことが求められる．

当日の準備

実施当日は，まず準備体操を行う．高齢者ではダイナミックな運動よりスターティックなストレッチを入念に行うとよい．少しずつ運動・活動する部位を増やし，最終的には全身の運動を促すような体操が望まれる．

出発する前に，もう一度コース・スケジュールの確認を周知しておく．ハイキングであれば，誰が先頭で，誰がペースをコントロールするかなどの役割分担を必ず決めておく．

作業分析と作業療法士としての注目点，治療効果

気分転換，社会参加への契機

対象者に季節感を味わってもらうために，花見や紅葉狩りを目的に近隣の公園に出かけ

ることもあるだろう．これらは，ただ気分転換となるだけでなく，普段引きこもりがちな者を運動・活動させる口実に利用し，社会参加・対人交流の機会を与えるよい契機にもなる．

　また，ハイキングは事前の計画が必要であるため，身体的な問題が比較的少ない軽度の認知症患者にとって，事前計画，物品準備から一緒に行うことにより，認知機能，情動への働きかけにもなると考えられる．

日課となり健康管理に有効

　散歩が日課になれば日頃の健康管理にも好影響を与え，さらに散歩に合わせて食事や掃除，入浴などの一日のスケジュールを決め，規則正しい生活を送ることができる（**図2**）．適度な疲労感は深い睡眠を誘い，夜間せん妄や不眠を訴える認知症患者や精神障害者らにとっても効果があると考えられる．

森林浴の効果

　散歩する場所は主に公園であり，ハイキングは里山から人里離れた山中である．そこは都会の喧噪から離れ，木々が繁々と生える．

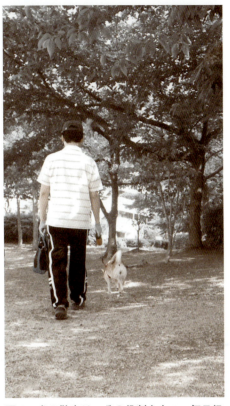

図2　犬の散歩は，その役割をもつ，毎日行わなければならないなどの使命感をもつことにより身体面だけでなく精神面への影響も大きい

ゆっくりとした歩行スピード・ペースをとれば，有酸素運動となり，自然のなかの濃い酸素を十二分に吸うことができ，精神的・身体的にリフレッシュされる．普段，施設や自宅など同じ景色のなかで，エアコンでコントロールされた環境とは違う新鮮な空気を吸い，気分転換を図れるのも散歩・ハイキングの重要な効能といえる．

安全管理への配慮―事前・途中にバイタルチェックを

　まずは，参加者・対象者の呼吸・循環機能の事前チェックを行う．本人が意欲を出しても，不整脈や高血圧，血中酸素飽和度の値が低い場合などは，活動をやめる決断も必要である．また，屋外での活動となるため，環境の変化はさまざまなパターンを想定しておく．起伏や距離による運動の連続性，断続性などの負荷量も十分考慮した計画を立てる．

　活動途中でも，参加者・対象者の呼吸・循環機能のチェックを怠らず，観察や声かけなどを頻回に行い，体調管理に努める．

症例

　散歩・ハイキングを余暇活動としての位置づけで論じるならば，老人保健・福祉施設の季節行事として，花見や紅葉狩りに集団で行くことは多い．また，在宅において引きこもりの高齢者に季節感を享受してもらうことにより，外出への促し，ひいては通所サービスへの参加へとつなげていくこともある．

　62歳の男性．狭心症のため，動脈バイパス術を施行．手術中に血栓が心臓血管から脳血管へ流され，脳梗塞となり，右片麻痺，失語症発症となった．

　術後，医療不信（医療職不信）に陥り，医療サービスを積極的に受けようとしなかった．回復期リハビリテーション施設にて，どうにか歩行練習，日常生活活動練習を前向きに行い，自宅退院までこぎ着けた．しかし自宅復帰後は，自尊心も強く近所に自分の病状を知られるのも嫌，人と会うのも嫌ということで，受診時以外は外出しなくなる．そこで，介護支援専門員を中心に看護師，ヘルパー，作業療法士が連携をとり，屋外への散歩を促す計画を立てた．

　まず本人の趣味である「庭の手入れ」をキーワードに，「庭の花が枯れている」「庭の木々が無造作に伸びている」などと普段本人が手入れをしていたことできれいになっていた庭が荒れ始めていることを指摘した．当初は家人に指示を出して手入れをさせていたが，家人にも協力してもらって，本人でないとうまくできないと伝えた．最初は，渋々対応していたが，本人しかできないこと，本人がやればきれいになることを周囲の者が異口同音で指摘することにより，自信がつき，ストレス解消にもつながるようになってきた．その後は，指示がなくても本人自らほぼ毎日庭に出て，手入れを行うようになった（図3，4）．

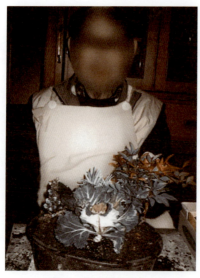

図3　寄せ植え作り

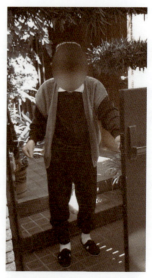

図4　庭の手入れが日課となる

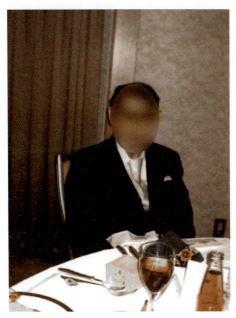

図5　姪の結婚式．この日は一度も車いすを使用しなかった

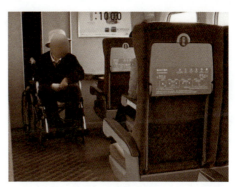

図6　東京行きの新幹線の車内．車いす専用車両があり，車いすを固定するロープも設置されている

　次に，近くの公園で桜が咲く季節であったこともあり，花見のために公園まで散歩することを提案した．嫌がるかと思われたが，診察時に車の中から桜を見てじっくり近くで見たかったのか，すんなり承諾し，自ら外出の身支度をして玄関へ向かった．いきなりの長距離はリスクも伴うので，事前に調べていた休憩ポイントで休憩を入れつつ，少しずつ進んだ．結果的には，往復1kmある距離を歩いた．その後，花見ができる期間が過ぎても，公園まで歩くことが日課となり，近所の人とも挨拶をするようになり，顔の表情も徐々に明るくなってきた．さらに，意欲がどんどん高まり，姪の結婚式への参加（図5），東京の叔母に会いに行く（図6）など，その行動力・範囲は，家人によれば，病前の活気ある性格に近づいてきた，というところまできた．

　医療不信から人間不信にまで至り，人との交流を避けていた方であったが，最終的には，自ら通所サービスを受けると言い出した．これは，いつも世話する夫人への配慮で，常に依存しあっていた関係からの脱却であり，精神的な自立を表すものとしてサービス提供チームのなかでは高く評価された．

　散歩は，上述したように活動分析的には趣味的な要素が多いが，高齢者などで自宅に引きこもりがちな方々を社会参加に導くための契機（治療手段）になる活動としては，大変有用なものであると実感した．そして，四季折々の自然の情景が本人の意欲を刺激し，高め，自立へと向かわせたことも大事なことだと認識しなければならない．

（塚原正志）

22 スポーツ（車いすバスケットボール）

　スポーツ（sports）は，幼少期から体験し，学童期や青年期では心身の成長に大切な役割を果たす．また，成人期や老年期においては生涯スポーツとして楽しむ人も多い．つまりスポーツは，人生や生活において，とても大切な作業の一つである．スポーツとは，決められたルールに則って勝敗を競ったり，楽しみを求めたりする身体運動である．身体運動が主ではない場合でも，マインドスポーツやモータースポーツなどのように，少しの身体運動を伴った競技性のあるスポーツもある．近年では複数のプレイヤーで対戦されるコンピューターゲームをeスポーツ（electronic sports）と呼び始めるようになった．これらと対比して，身体運動が主であるスポーツをフィジカルスポーツと総称することもある．今後，パラリンピックをはじめ，多くの障害者スポーツが行われることとなるであろう．ここではフィジカルスポーツとして，車いすバスケットボールをあげて説明する．

　車いすバスケットボールは，一般的なバスケットボールとほぼ同じ条件・環境で行われるスポーツであり，その大きな違いは車いすを使用して競技することである．

活動を始める前に

　スポーツはルールに則って行われるため，そのルールを十分に理解することが求められる．レクリエーション活動などで取り組む場合は，参加者の能力や集団の特性などに応じてその集団別や環境別による特別ルールを設定することもよい．

　試合競技は，10分のピリオドを4回，ハーフタイムは10分，第1ピリオドと第2ピリオドの間と第3ピリオドと第4ピリオドの間にそれぞれ2分のインタヴァルが設けられている．1チーム5人，ルールは一般のバスケットボールとほぼ同じである．一般のバスケットボールとのルールの違いは，車いすからの転倒後ルールなどが定められている点である．また，ポジションにより役割が異なることもあるため，身体能力などによりポジションを決めてチームの戦術に反映させることも，競技を遂行するうえで重要である．

　実際に活動（競技）を始める前に作業療法士は，対象者の車いすバスケットボールに必要な身体機能を評価することが必要であり，評価項目として車いす操作能力，車いす上でのバランス能力，上肢機能，判断力などがあげられる．これらの評価結果をもとに個人の能力を把握することができるため，チーム編成やポジション決定などに役立てることで，プレーヤーも観戦者もよい雰囲気で盛り上がる楽しい競技を体験することが可能となる．作業療法士は，身体機能の評価結果に基づき，車いすバスケットボールという活動を通じて，対象者にどのような動きや働きを行わせたいのか，その効果をどのようにして判定するかを準備することが重要となる．

　競技開始前には，準備運動を行い競技に参加する．競技中には身体的な変化に注意する．競技終了後には試合結果のみならず，作業療法士から対象者へ身体的・心理的な変化につ

22 スポーツ（車いすバスケットボール）

いてフィードバックし，活動内容や今後の課題などについて整理する．

材料・用具・道具の役目と使用方法

- 車いす（バスケットボール競技用の車いす．レクリエーションなどの場合は標準型車いすでも可能）
- バスケットボール
- ユニホーム，ゲームベスト（ビブス）
- バスケットボードとバスケット（一般競技の高さ3.05m）
- コート（レクリエーションなどの場合は，ある程度の広さのある場所でも可能）

＊競技用のバスケットボール用車いすには規格が定められており，フットレストの高さは11cm以下，シート・レールの床からの高さは53cm以下，大輪の大きさ69cm以下と決められている（図1）．

＊頸髄損傷者などの四肢麻痺障害者には，日本で考案された車いすツインバスケットボールがある．このツインバスケットボールのバスケットの高さは1.2mとされ，上肢機能や体幹機能などに制限があっても競技を行うことが可能なように設定されている（図2）．

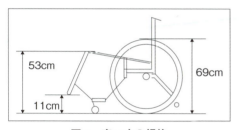

図1　車いすの規格

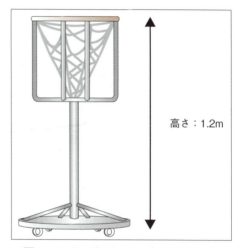

図2　ツインバスケットボールのゴール

作業活動手順

1 用具や道具の準備

車いすバスケットボールに必要な用具をはじめ，参加者の身体機能や能力に応じて自助具などを準備する．

2 参加者の選定とチーム分け

参加者の身体機能や精神心理機能，経験値などを考慮してチームを編成することが望ましい．くじや参加者の共通点（出身地・所属病棟など）を参考に決めることもある．

3 参加者個人の評価と治療目的の設定

身体機能や精神心理機能，ADLやIADLなどの評価をもとに車いすバスケットボールを行うことにより治療目的を設定する．

4 ルールと注意事項の説明

ルール説明を実施して，参加者の理解度を確認する．口頭説明のみならずデモンストレーション（ドリブルの方法や反則基準）を交えて行うと効果的である．怪我などを予防するためにも転倒や水分摂取などについても注意深く伝える．

5 バイタルチェックとウォームアップ（準備体操）

車いすバスケットボールは，心肺機能に負荷を与える場面のあるスポーツのため事前のバイタルチェックを行うことは重要であり，ウォームアップ運動で怪我の予防に役立てる．

6　チーム内のミーティング（戦術・役割など）

　団体競技のためプレーヤー同士の意思疎通や戦術が勝敗に影響を及ぼす．そのため競技開始前にはミーティングを行うことが必要であり，またこのミーティングが参加者の競技に対するモチベーションにも影響する．

7　開始前の練習

　競技に向けた基本的な車いす操作やパス・シュート練習，戦術シミュレーションなどを行う．

8　競技開始（メンバー交代・戦術変更など）

　競技中には，状況に応じてコーチや控えメンバーなどがメンバー交代や指示などを行う．

9　結果報告

　審判は競技結果を伝える．勝敗結果により賞状や賞品などを準備することもある．

10　バイタルチェックとクールダウン（体操）

　運動後のバイタルチェックを行い，特に心肺機能・循環機能の管理を行う．また，競技中に怪我などをしていないか身体チェックも行う．

11　感想・反省会

　車いすバスケットボール競技を通じての感想や今後の課題などを参加者・関係者で共有することで，今後の取り組みの参考にする．

12　参加者個人の評価と治療目的の設定

　作業療法士は，参加者個人の目的の達成度や治療効果などについて評価する．

作業分析と作業療法士としての注意点

　スポーツ（sport・sports）は，人間が考案した技術や道具や環境，ルールに則して営まれる，遊戯・競争・肉体的鍛錬の要素を含む身体を使った行為である．

　車いすバスケットボールは，団体競技でありチームメンバーやコーチなどの他者とのコミュニケーションや協力なくしては活動が遂行できない．

　基本的な技術は，オフェンス技術，ディフェンス技術，リバウンド技術と表されるドリブル（車いす移動＋ボールを床につく），パス，シュート，パスカット・ブロック（ボールの行方を妨げる）などで成り立っている．

　スポーツのみならず作業を行うためには，その動機は重要な要素であり，その人の気持ちを動かす要因が必要となる．車いすバスケットボールの場合，競技（試合）の場合やレクリエーションの場合によりその動機も変化する．例えば，大会（競技）の意味や優勝の価値が考えられる．作業療法士は，対象者個々に適した目的設定を考慮して動機の確認などを行うことが必要であり，それが治療効果へ大きな影響をもたらす場合もある．

　ルールや戦術の理解は，スポーツとして，また団体競技として欠かすことができない．この場合は，理解力が必要であり作業療法士の行う評価項目ともなる．理解力が不十分な場合には，ルールの変更や例えばドリブルにおいて対象の個人ではダブルドリブルを反則としないなどの個々に適した特別なルールを設定する．活動を通じてルールや戦術の理解度が向上する場合も十分に期待できる．

治療効果，自助具の工夫

　車いす操作は，車いすバスケットボールを行ううえで最も重要な要素であり，前後移動だけでなく回転，急制動が求められる．そのため車いす上でのバランス能力，上肢機能能力が必要となり，上肢機能では上肢や体幹の関節可動域・筋力・感覚などが必要となる．そのため治療効果としてもバランス能力向上，関節可動域の維持・拡大，筋力増強などがあげられる．

　車いす座位姿勢が安定しない場合は，体幹ベルトを使用することもできる．また頸髄損傷者のように車いすハンドリムを把握できない場合やボールを把握・保持できない場合は滑り止めのついた手袋なども自助具として使用される（**図3**）．ドリブルやパス，シュート，パスカット，ブロックなどの技術には，車いす操作同様にバランス能力，上肢機能能力が必要となり，滑り止めのついた手袋などの自助具も使用され，活動中には判断力や集中力が求められる．また，活動に伴い筋や心肺機能の持久力も治療効果として期待できる．以上の注意点として，車いすバスケットボールでは身体接触は少ないが，転倒などによる怪我に注意すること，また褥瘡予防と除圧，水分摂取と排尿，体温調節，起立性低血圧（頸髄損傷の場合）などがあげられる．

　また，競技やレクリエーションとしてスポーツを行うことは，勝敗が関連する．この勝敗は，スポーツを行ううえで大きな要素であり，試合のみならず練習などでも目的として設定されることで活動の活発化や拡大に影響する．そして，勝敗に左右されることなく達成感や「自分らしい」と感じるアイデンティティの形成，役割の獲得などへ連鎖する（**表1**）．

　スポーツは，遊戯・競争・肉体的鍛錬の要素を含む身体を使った行為であり，競技の勝敗や遊技の楽しさ，場合によっては記録更新などの達成感もある．また，個人では，身体能力の向上や記録などにより達成感や自己効用感などの喜びがある．

　脳血管障害や精神疾患にかかわらず，環境や条件設定によりさまざまな疾患に適応可能である．しかし，呼吸器系疾患や心大血管系疾患の場合は活動負荷量を考慮し，原則的に適応は困難である場合が多い．

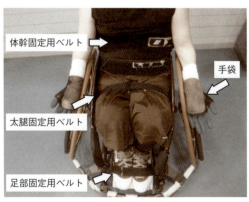

図3　手袋と固定ベルト

2章 作業活動各論—基本的作業活動種目

表1 車いすバスケットボールの作業分析

分類		項目	内容
基礎項目	①	必要な道具，材料	車いす（バスケットボール競技用の車いす，レクリエーションの場合は標準型車いすでも可能），バスケットボール，ユニホーム・ゲームベスト（ビブス），バスケットボードとバスケット（一般競技の高さ3.05m，ツインバスケは，1.2m），コートなど
	②	完成までの所要時間	競技は約60分，10分のピリオドを4回，ハーフタイムは10分
	③	対象年代，性	若年層〜中年層が多い．男女関係なく活動できる
	④	費用	用具があれば安価
環境	⑤	必要な空間など物理的環境	バスケットボールコート，体育館が利用できる
	⑥	人的環境	1チーム5人，審判やスタッフが必要
	⑦	社会・文化的環境	スポーツ競技であり大会や試合となる．パラリンオリンピック競技でもある．レクリエーションとしては，設定を対象者に適応すれば気軽に行うこともできる
工程	⑧	作業工程の内容	基本的には，オフェンス技術，ディフェンス技術，リバウンド技術と表されるドリブル（車いす移動＋ボールを床につく），パス，シュート，パスカット・ブロック（ボールの行方を妨げる）などで成り立っている
運動機能	⑨	運動の粗大度，巧緻度	主に上肢運動で行う．車いすの操作やボールのコントロールが必要であり，指先の細かな運動は必要としない
	⑩	運動の部位，作業時の肢位の変化の大きさ	主に上肢運動であり，上肢運動数は多い．下肢や体幹は基本的に大きな運動はない
	⑪	運動の速さ	周りの人の速さに対応した速さが求められる
	⑫	運動に伴う抵抗	車いす操作やボールコントロールに必要な抵抗が求められ，活動度により変化する
	⑬	リズムの有無と内容	リズムはあり，変化する．周りの人に対応しなければいけない
	⑭	繰り返し運動の量と内容	競技時間内では，車いす操作やボールコントロールを行う
	⑮	主動関節と可動範囲	主に上肢関節全般に可動と全範囲が必要
	⑯	主動筋群と筋力	主に上肢筋および体幹筋に強い筋力が必要
感覚・知覚・認知	⑰	主入力感覚，必要な感覚	ボールや相手などを見る視覚，車いす操作やボールコントロールのための手・腕の感覚など
	⑱	必要な知覚，認知	ボールの動き，行方を予測し，相手や味方の動きを把握することが必要．コーチや周りの人からの指示を知ることも必要
	⑲	注意，集中，持続	ボールの行方や戦術の理解，ゲーム展開を把握することが必要
	⑳	理解，判断，新たな学習	ボールの行方や戦術の理解，ゲーム展開を把握することが必要
	㉑	計画性	戦術に伴う自身の役割を理解し実行できること．身体能力や力に適した活動量を調整すること
作業活動・作品	㉒	誘発されやすい感情	楽しさ，勝ちたい気持ち，喜び，悔しさなどの感情が活動を通じて伴う
	㉓	自己愛充足度の機会	チームの勝利や個人的な目標の達成などにより自らのみならず他者との共有も可能
	㉔	作業活動および作品の社会的，文化的意味	競技として国際的な組織やルールもあり，パラリンオリンピックでの正式種目でもあるため社会的，文化的意味がある
交流・コミュニケーション	㉕	対人交流	練習や競技などを通じてメンバー，コーチ，スタッフ，他チームなどさまざまな交流場面がある．またそれらを通じての人間関係が重要である
リスク	㉖	身体的リスク	基本的には心肺機能や循環器系に管理が必要で，その他に転倒などの怪我がある
	㉗	心理的リスク	特にない

（小林，2007，文献4より改変）

安全管理への配慮と公正

①スポーツを行うことは，身体機能に負荷を与えることになるため，基本的には心肺機能や循環器系の管理を怠ってはならない．主治医などからの情報を十分に把握したうえで安全な負荷内で実施することが重要となる．また，活動中にそれらの状況や数値が急変した場合は，至急主治医などへの連絡ができるように準備しておく必要がある．

②十分な配慮をしていても転倒などによる予期しない事態に遭遇する場合もあるため，救急器具などの準備も必要となる．

③活動前と活動後には，心肺機能や循環器系のみでなく皮膚のチェックも忘れないようにしたい．褥瘡などの原因となる傷や内出血などがないか確認する．もし何か異常が確認された場合は，本人や家族・看護師などに連絡し管理・対応をお願いすることが重要である．

④障害者スポーツでは，障害のある人に対する「合理的配慮」の概念が重要であり，障害を理由にスポーツなどの活動をあきらめることがあってはならない．また，さまざまな障害のある人々や健常者との競技においては，誰もが公正（equity）な環境で競技できることが望ましい．例えば，障害者スポーツや競技などという活動を支援する場合，身体機能が異なっても，車いすなどの器具の設定や工夫，ルールの変更などにより，同等の活動が行えるようにすることが大切である．それらの取り組みによって，競技者の均等な機会が保障され，公正が実現することでスポーツを楽しむことができる．

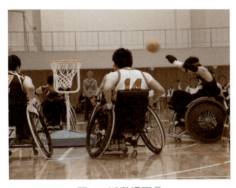

図4　活動場面①

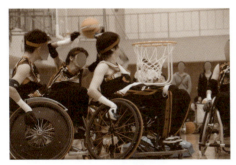

図5　活動場面②

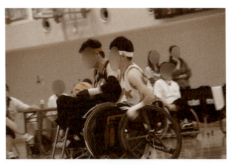

図6　活動場面③

> ## 症 例
>
> 30歳の男性．受傷前より明るく人見知りしない性格で，スポーツが好きな男性であった．交通事故により第6頸髄に損傷を受け（第5-6頸椎脱臼），四肢麻痺となる．Zancolliの機能分類は，C6BⅡレベルで，各関節可動域は手指に制限を認め，そのほかは正常可動域範囲またはそれ以上である．感覚障害程度は，頸髄損傷領域以下は脱失状態である．そのほか問題となる合併症状はない．作業療法・理学療法などのリハビリテーションにより，ADL・IADLは，車いす使用や環境調整などで時間を要するものの実用的に自立することができた．
>
> ### 車いすバスケットボール活動の導入
>
> 受傷して約1年後（リハビリテーション開始約4か月後），リハビリテーション過程のなかで，車いすバスケットボールを治療プログラムおよびレクリエーションとして行うこととなった．目的は，心肺機能強化，持久力向上，車いす操作向上，趣味活動獲得であった．目的以外にも本症例と同じ頸髄損傷者が行っている車いすバスケットボール活動に参加することにより，自らの能力と可能性を知るよい機会となると作業療法士は考えた．車いすバスケットボールを開始する前に，本症例と車いすバスケットボールを見学して，基本操作（ボールパスなど）を練習した．
>
> ### 車いすバスケットボール活動の効果
>
> 当初の目的であった心肺機能強化，持久力向上，車いす操作向上，趣味活動獲得は，練習や競技を通じて獲得することができた．それに伴い，ADLでは，十分な体力を活かして実用的な生活行為を自立レベルで行うことが可能となった．またベッド上や車いす上でのバランス能力も向上したため生活行為の質の向上にも役立った．持久力向上管理としては，車いすからの転倒やそれに伴う怪我（特に皮膚管理・骨折）があげられる．
>
> また，競技性の強いスポーツ活動は，勝負に対する意識，チームメイトやスタッフなどとの交流などが伴うため，本人のなかでは，身体機能向上を目的としたリハビリテーションではなく，スポーツとして心身ともに充実できる活動につながり，社会交流へと発展した．ついには，車いすバスケットボールは生活の一部となり在宅復帰後も定期的に続けることのできる活動となった．

文献

1) 日本車いすバスケットボール連盟ホームページ　http://www.jwbf.gr.jp/
2) 日本車いすツインバスケットボール連盟ホームページ　http://jwtbf.com/
3) 岩谷　力（編）：車いすツインバスケットボール競技指導書．国立身体障害者リハビリテーションセンター，2005．
4) 小林夏子（編）：標準作業療法学　基礎作業学．pp186-208，医学書院，2007．

（大庭潤平）

23 家事（調理）

家事とは

　家事とは，家庭生活を営む条件整備を行う仕事[1]であり，掃除，洗濯，食事の支度などをはじめ，家庭生活に欠かせない業務である．また家事労働は，①生活手段を整える労働（狭義の家事労働．ハウスキーピングともいう），②家族内の人間を対象とする労働（育児，教育，老人の介護など．サービス労働ともいう），③家政管理労働（予算などの計画，家計簿などの記録，商品知識などの学習が含まれる．ホームメイキングともいう）の3つの側面がある[2]．

　本書ではさまざまある家事のなかから，調理と育児について取り上げる．

調理とは

　調理とは，食品材料にさまざまな処理をほどこして，そのままでは食べられないもの，あるいは食べにくいものを，食べられるものあるいは食べやすいものに変換することである[3]．さらに調理は空腹を満たし，生命の維持・健康の増進のための栄養を摂取する目的だけでなく，盛りつけや食卓構成によって演出されおいしく調理された料理を食することで生活に豊かさや満足感を与えるなどの意義もある[4]．

　調理を広くとらえると，献立と食材を考え（食事計画），必要な食材や調味料の調達・準備，そして実際に調理加工して，食卓に並べる（配膳・食卓構成）までが含まれる．

材料と調理器具・用具

　献立内容や調理方法によって使う食材や用具はさまざまである．

材　料

- 食材：野菜・果物，魚介，肉，卵，大豆製品（豆腐，あげ），乳製品，乾物・海藻，米，めん類
- 調味料：醤油，砂糖，塩，酢，味噌，酒，みりん，ソース，ケチャップ，マヨネーズ，うま味調味料，だし系調味料，油，香辛料，小麦粉・片栗粉

器具・用具

- 切る，皮をむく：包丁，ピーラー（皮むき器），キッチンはさみ，スライサー，型抜き，その他各食材専用カッター
- 混ぜる，炒める，返す：菜箸，木じゃくし，フライ返し，泡立て器
- すくう，つかむ：おたま，網じゃくし，トング
- はかる：秤，計量スプーン・カップ，スパゲティメジャー，タイマー，温度計
- 加熱調理する：鍋，土鍋，フライパン，てんぷら鍋，蒸し器
- その他：ボール，ざる，すりおろし器，ふるい器・（裏）こし器，すり鉢・すりこぎ，巻きす，まな板，缶切り，竹串
- 電子調理器：電子レンジ，オーブン，フードプロセッサー，ミキサー，ミル（製粉・製砕機），IH調理器，ホットプレート

作業活動の手順

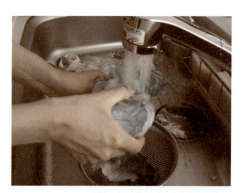

図1　洗う

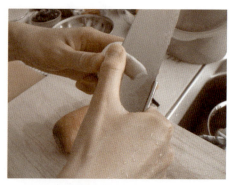

図2　皮をむく

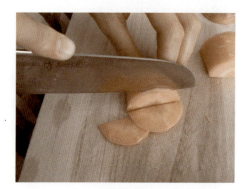

図3　切る

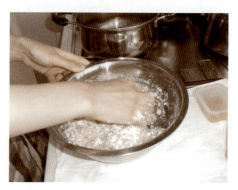

図4　こねる

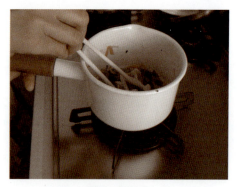

図5　炒める

1　食事計画：献立を立てる

　旬の食材，時節や行事などを考慮して献立を立て，必要な食材や調味料をあげる．在庫や残量を確認して調達の必要な物をリストアップする．材料や作り方について不明な場合はレシピ本やインターネットなどで確認する．

2　食材の調達・準備

　献立に必要な食材や不足している調味料をスーパーや商店などで買う．カタログ購入や通信販売などを利用して調達する場合もある．

3　調理の実際：食材を調理加工する

食材の下ごしらえ

① 汚れなどを洗い流したり（図1），皮をむいたりなど不要な部分を取り除く（図2）．
② 献立に合った形や大きさに切る（図3）．
③ 手でこねるなど加熱前に下ごしらえをする場合もある（図4）．サラダや酢の物など加熱しない献立の場合はボールなどに切った食材と調味料を加え，和えて味付けをする．

調理（加熱する）

① 煮炊き物の場合は鍋に適量の調味料・水などを入れ，炒め物の場合はフライパンを熱して油をひくなど，食材を入れる準備をする．
② 鍋やフライパン（油）の加熱状態を確認して

食材や調味料を手順どおりに入れていく．
③ 食材を混ぜる，炒める（図5），返すなどをしながら火の通り具合や味を確認，調整する．火加減や調理時間を確認しながら，火の通しすぎや焦げつきに注意する．
④ できあがったら器によそい，食卓に並べる（図6）．

4 後片付け

① 使用した調理器具や食器をスポンジやたわしなどで洗う．食器洗浄機がある場合は利用する．
② 水分を拭き取った，または乾燥させた調理器具や食器を所定の場所に片付ける．
③ コンロや流し周りの清掃，下ごしらえの際に出たごみや残飯，残った油などの始末をする．

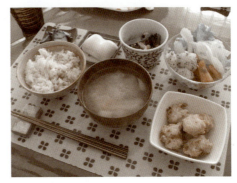

図6　器によそい食卓に並べる

作業分析と治療的応用

活動の特徴[5]

① 工程や手順の多様性

献立によって調理内容，工程，手順，所要時間などが異なり，同じ食材でも調理の方法が異なる．短時間に多くのことをこなしていかなければならないうえに，複数の献立の調理作業を並行して行うことが必要となる．

② 危険性

刃物や火（ガス）の使用，高温のもの（鍋やフライパン，加熱された食材や油）を扱うなど危険性が高い．また衛生管理の面から，食材の鮮度や保管状態，調理器具や食器の不衛生は食中毒につながる危険性がある．

③ 時間の制約

食事時間に合わせて準備にとりかかる必要がある．食材の調達（買い物）も含めれば準備に時間を要し，計画的に行動することが必要となる．

④ 健康面・栄養面との関連

食生活は健康維持の基本として最も重要であるといえる．また体調や健康状態にあわせて食材や調理方法に注意や工夫が必要な場合もある．糖尿病など食事療法を必要とする疾患を患っている場合は，カロリーや栄養コントロールの調整・管理が重要である．

⑤ 経済的な側面との関係

食費（食材）にかける費用枠は各家庭の経済状況によって異なる．

⑥ やり直しが難しい

食べられないほどの失敗をした場合は食事が摂れないことになる．時間的にも材料の在庫状況によってもやり直しは難しく，作り直しは経済的な損失にもなる．

⑦ 地域性や嗜好による多様性・個別性

同じ献立でも地域や各家庭，個人の習慣や好みによって，使用する食材や調理方法，味付けなどに違いがある．

身体機能的な要素

① 安定性・耐久性

上肢を使うための姿勢の安定（立位または座位），そして一定時間姿勢を保つ耐久性，また，台所内や食卓までの配膳時に移動する際の安定性（バランス）が必要である．

② 操作性・巧緻性

刃物などの調理器具を安全に操作すること，その際に食材や道具を固定・安定させることが必要である．また液体や粉末状の調味料を扱い，正しい分量を計量することが必要である．

③ 感覚

感覚障害がある場合は怪我や火傷につながる危険性がある．味の調整やできあがり具合の確認には味覚，嗅覚が必要である．また臭いは焦げたときの気づきや，食材の品質変化（腐るなど）を確認する手がかりとなる．

認知・精神機能的な要素

① 調理することの必要性の認識，モチベーション

まず，調理の目的とその必要性の認識，そして調理を行うモチベーションが必要である．

② 理解力

工程の流れや手順の理解と把握（いまは何をするのか，次に何をしなければならないのか），および各作業内容についての理解が必要である．また，道具の使い方と適応（食材や調理内容に合わせた道具の選択），人数に合わせた食材や調味料の分量の調節が必要である．

③ 注意力・集中力

怪我や火傷などの危険性を伴うことを理解し，注意が必要である．また途中で投げ出さずできあがりまでやり遂げることが必要である．

④ 時間管理

食事の予定時間と献立に必要な調理時間を想定して準備，作業を進めていく．時間管理が必要な工程では時間を確認しながら行う．

⑤ 食品衛生の管理

消費期限などへの注意も含め，腐らせたり腐った物を使用したりしないよう注意して食材を管理する．また変色や変質，臭いなどを手がかりに使用可能か否かの判断をすることも必要となってくる．

⑥ 栄養管理

栄養が偏らないよう，また塩分や糖分の摂りすぎにも注意する．

⑦ 金銭管理・経済観念

食費にかけることができる予算枠を考慮して献立の検討や買い物を行う．

治療効果

　調理をして食べることは基本的欲求を満たすものであり，食物を介することにより和やかさや解放された雰囲気を得ることができる[6]．

　食事が交流の場となるのはもちろんのこと，その前段階としての調理活動も一緒に行う（並行または共同作業）ことで交流の場となる．調理作業は多くの工程，内容を含んでおり，目的もはっきりしているため，役割分担の調整も応用しやすい．そのため個人の生活技能としてだけではなく，身体障害，精神障害，発達障害，老年期などの各分野において年齢的にも幅広く，個人活動およびグループワークとして活用されている．

　調理には計画性，準備性，作業遂行における注意・集中や時間管理などさまざまな要素が含まれる．特に精神障害者や知的障害者にとって生活の自立を考えていくうえで，調理ができることは食生活の自己管理として大きな要素である．また調理は自分が食べるためだけでなく，家族や誰か人のために作るという役割を担うことでモチベーションの高まりにつながる．

　調理作業はできあがりまでの一連の作業を流れに沿って立位または座位で行うため，身体的および精神的な耐久性向上のトレーニングとしても活用できる．

自助具の工夫など

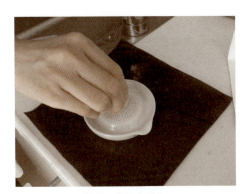

図7　すりおろし

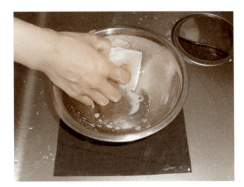

図8　流しでの洗いもの

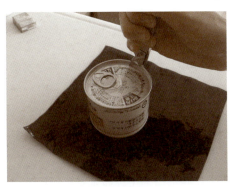

図9　缶詰切り

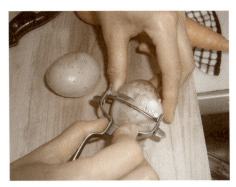

図10　ピーラーでの皮むき

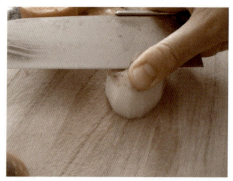

図11 断面をまな板で安定させ片手での皮むき

　食材や調味料の調達において，買い物に行けない場合や運搬が難しい場合は，配送サービスの利用，カタログ購入や電話，ファックス，インターネットによる通信販売の宅配サービスを利用する方法もある．

　片手作業や筋力低下などで固定が難しい場合は，滑り止めシートを用いることで安定させやすくなる（図7，8，9）．代わりに濡れふきんでもある程度の代用となる．

　両手動作でも固定が難しい場合などは，野菜の皮むきにピーラーを用いると包丁よりも安全に行いやすくなる（図10）．また野菜を半分に切って断面をまな板に安定させることで片手での皮むきが行いやすくなる（図11）．細く，細かく切る際にはスライサーやフードプロセッサーなどを用いることで簡単に細かく切ることができる．

　その他の工夫として，電子レンジなどの電子調理器を用いることで火を使う危険が回避でき，カット野菜やスライサーなどを利用することで包丁を使う際の危険を回避できる．またレトルトなどの出来合いのソースや調味だしなどを利用することで工程や時間の短縮を図ることができる．

安全管理への配慮

　① 失調など特に目と手の協調性の低下がみられる場合は，包丁などの刃物や先が尖った物の使用は避ける，もしくは細心の注意と見守りを行う．

　② 温度覚が低下している場合は，火（ガス）や高温のもの（鍋やフライパン，油や加熱された食材）の取り扱いに注意し火傷に気をつける．

　③ ペースメーカーやICD（植込み型除細動器）を使用している場合は，作動に影響を及ぼすためIH調理器やIH炊飯器の使用を禁止している．

　④ 献立や材料の選択にあたり，食物アレルギーについて事前に確認しておく．

　⑤ 摂食障害の初期は，身体像のゆがみから食べ物につながることは避けることが望ましい．

　⑥ 食材の保管方法，消費期限などに注意する．また調理器具や食器をきれいに洗って保管するなど衛生管理に気をつける．

症例

　52歳の主婦．脳梗塞による左片麻痺．左上肢は共同運動パターンでの動きはみられるが補助手としての使用は難しい．屋内移動は独歩で安定している．発症前から趣味は料理ということで，発症後も料理へのモチベーションが高かった．そのため作業療法においては，実際の調理活動を通して動作の確認および道具やその使い方の工夫・検討を行っていった．長時間の立位での作業は疲労につながるため，テーブルや流し台にもたれて作業を行ったり，座位での休憩を挟んだり，作業内容によっては椅子に座って行うことで疲労の予防・軽減を図るようにした．鍋は片手鍋，フライパンは軽めのものを使うことで片手で扱いやすくなった．

　野菜などを細かく切る際にはスライサーやフードプロセッサーを活用し，器具などの固定には先に述べたように滑り止めマットを使用した．かぼちゃやさつま芋などの硬い野菜を切る場合は家族の出勤前や帰宅後に頼むようにした．また本人いわく発症前に比べて忘れっぽくなった気がするとのことで，煮込みなどの時間管理にはタイマーを使用するようにした．配膳や片づけの際にはワゴンを利用した．

　発症前に比べると時間がかかったり献立の幅は縮小されたりしたものの，家族から励ましと危険への注意を受けながら，レパートリーが増えていくことに意欲的に取り組んでいった．

　本症例は調理を通して家族に食事を作る喜びを取り戻し，主婦としての役割を担えることで，発症後に失いかけていた自尊感情や自己肯定感を取り戻すことにつながっていった．

引用文献

1) 井上千津子：家事の意味するもの．作業療法ジャーナル，26（10）：737-741，1992．
2) 直井道子（編）：家事の社会学．p21，サイエンス社，1989．
3) 島田淳子・下村道子（編）：調理とおいしさの科学．p2，朝倉書店，1995．
4) 日本家政学会（編）：食生活と調理．pp2-3，朝倉書店，1991．
5) 遠藤てる：炊事　主として一般病院における身体障害者へのアプローチ．作業療法ジャーナル，26（10）：756-767，1992．
6) 日本作業療法士協会（編）：作業—その治療的応用．p156，協同医書出版社，1985．

（加藤雅子）

24 家事（育児）

　育児とは一般的に，乳幼児を世話し養育することである．食事を与え（栄養），衛生的で安全な環境を整えることによって発育を促す．育児には子どもが健やかに成長し，発達していくうえで必要な多くの内容が含まれる．ここでは乳児期の育児を中心に述べる．

育児の内容

栄養（食事）

　乳児期は母乳または哺乳びんでミルクを与える（**図1**）．その際，首がすわっていない頭を支えて安定させる．ミルクの場合は粉ミルクの量を正確にはかり，合わせるお湯の量，温度に注意する．哺乳びんと乳首はきれいに洗って消毒し清潔にしておく．

　歯が生え始める6か月頃から（ミルクと併用しながら）離乳食を始めていく．どろどろのパンやおかゆ，すりつぶしやポタージュ状にした野菜などから始め，離乳後期の9か月頃からは歯茎でつぶせる程度の硬さにして噛む練習をしていく．大きさや硬さなどの調整をしながら1～1歳半くらいで離乳食を完了していく．

　はじめはスプーンなどで量の調整をしながら与えていく（**図2**）が，食べたい意欲を削がないよう満たしてやるために，食具をうまく使えるようになるまでは手づかみ食べを経験させることも必要である（**図3**）．

衛　生

① おむつの交換

　準備：おむつ，おしりふき

　おむつかぶれを防ぐためにも，おむつは汚れたらまめに交換する．赤ちゃんのおしりを持ち上げて，新しいおむつをおしりの下に敷

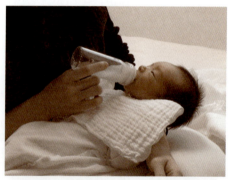

図1　哺乳びんでミルクを与える

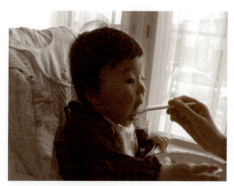

図2　離乳食を与える

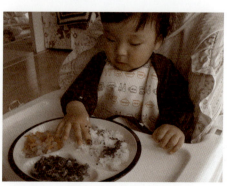

図3　手づかみ食べ

いてから汚れたおむつを開く．特にうんちの場合はおしりふきなどで汚れをきれいに拭き取り，乾燥させてから新しいおむつを当てる．

② おむつはずし（トイレットトレーニング）

おしっこの感覚が2時間くらい空き，「おしっこ」「トイレ」の意味を理解できるようになる2歳頃を目安に始めるといわれている[1]が，季節や個人差などもあり一様ではない．おむつ替え（**図4**）のときから「おむつを替えるとさっぱりして気持ちいいね」などと声かけをして，「気持ちいい」を実感させてあげることが大切である．焦らず，偶然であってもおまるやトイレで排泄できたときにはしっかりほめてあげることで子どもは成功体験を実感する．

③ 入　浴[2,3]

準備：ベビーバス，沐浴布，ガーゼ，湯温計，ベビーせっけん，洗面器（上がり湯を入れておく），バスタオル，着替え・おむつ

細菌などによる感染を防ぐため1か月を過ぎる頃までは大人と一緒のお風呂ではなく，ベビーバスで沐浴させる（**図5**）．授乳直後や空腹時は避け，できるだけ毎日同じ時間帯にいれる（夕方～夜）．湯温は38度（冬は40度）くらい，室温は20度以上にして，時間は10分程度を目安にする．湯温を確認し，片手で頭と首を支え沐浴布をかけて足から少しずつお湯に入れる．顔・頭から洗い，上から下に洗っていく．お湯から上げたらバスタオルに包んで押し拭きする．特に首や脇の下，股間などくびれの中もしっかりと水分を拭き取る．

衣服の調整や着脱

赤ちゃんは体温調節が未発達なため気候や気温，体温，発汗の様子をみながら衣類での調整が必要である．汗をよくかくため素材は通気性がよく吸収性の高いものを選ぶことが大切である．

1歳頃までは楽しく声をかけながら大人が脱ぎ着させる（**図6**）．自分でやりたい気持ちが芽生えてきたら，「着る」より簡単な「脱ぐ」から自分で始める．難しい部分は大人がそっと手伝いながら「できた！」を積み重ねていく．

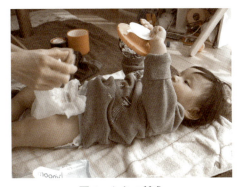

図4　おむつ替え

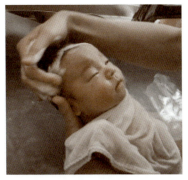

図5　沐浴

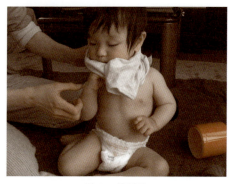
図6　着替え

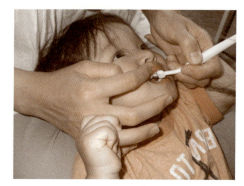
図7　仕上げ磨き

清　潔

　沐浴や入浴後は，体の各部（へそ，目，耳，鼻など）を清潔に保つよう，ガーゼや綿棒などで手入れをする．また自分の爪でひっかき傷を作らないよう，深爪に気をつけて爪切りをする．

　歯が生え始める6か月頃から，離乳食のあとにはお茶や水を飲ませたり口のまわりを拭いたりしてさっぱりすることを感じさせる．また歯固めの歯ブラシなどを持たせて歯磨きに慣れさせる．歯が生えてきたら大人が仕上げ磨きを行う（**図7**）．

　椅子に座ってごはんを食べるようになったら，濡れたタオルで手を拭くことから始め，歩けるようになったら後ろから手を添えて洗面台などで手を洗う習慣をつける．

安　全

環　境

　自分で動けるようになると，世界が広がることで危険も生じてくる．興味をもった物を手にして引っ張ったり，口に入れたり，すき間などに手や物を突っ込んだりする．子どもにとっては好奇心からの探索行動だが，危険防止のための環境づくりや注意が必要となる．例えば，子どもが触ってもよい物以外は子どもの手の届くところには置かない，口に入れると危険な物が落ちていないか，ストーブや扇風機，アイロン，ポット，コード，コンセントに注意する，などである．また，風呂場やベランダへの扉は閉めておく，台所や階段など危険な場所に行かないように柵（**図8**）を設置するなどの配慮が必要である．よじ登れるようになると椅子やテーブル，ソファなどからの転落に注意する．

健　康

　子どもは言葉で体調不良を訴えることができないので機嫌や食欲，排泄などの様子から異変に気づくことが大切である．暑さ・寒さなど気候の変化への対応，外出時の対策，午睡をとるなど日頃の健康管理に気をつける．また各自治体で設定されている健診や予防接種についても把握して対応していく．

24 家事（育児）

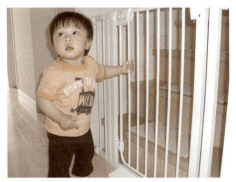

図8　危険がある場所には柵を取りつける

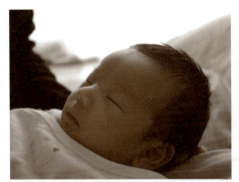 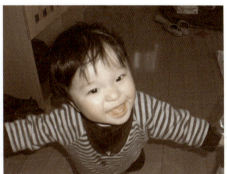

図9, 10　愛情をもって慈しみ育てることが，子どもの安心と笑顔につながる

活動の特徴

　育児は生まれてすぐは何もできない赤ちゃんの食事，排泄，お風呂などの世話に始まり，安全に健やかに育つための環境を整え，生活習慣や人とのかかわり方，社会のルールを身につけさせるまで至る．その過程すべてが育児である．育児は内容も幅広く，また親の価値観や各家庭での習慣，兄弟の有無など，環境や子どもの発達状況の個人差もあり，個別性が大きい．

　育児は子どもの日々の体調や機嫌などに注意を向けることに始まり，その変化や一人ひとりの子どもの性格・体質などの特性も含め，その時々で適切な判断，対応をしていかなければならない．育児は子どもに対する愛情を基盤に，慈しみ守り育てていくという意思，責任感，そしてそれを果たそうとする強い精神力がなくしてはなしえないことである．

工　夫

　上肢切断者や上肢欠損者の場合は，授乳時にクッションを用いて子どもを支えたり，片手切断の場合は，おむつ替えの際に片手で子どもの両足を保持して，自分の両足で新しいおむつをお尻に敷き込んだりするなど，足を積極的に利用する[4]．沐浴も台所のシンクにたらいを置いたり洗面台を使ったり，床上にたらいを置くなど，入れやすい高さで行う．

> **症　例**
>
> 　25歳の女性．脳性麻痺（痙直型両麻痺）．事務員として勤めていた会社の社員と結婚し出産．独歩可能で身辺動作は自立しているが，立位など不安定な姿勢での細かな作業や長時間の作業は疲労から姿勢を保ちにくくなり，手が使いにくくなる．そのため授乳時はソファにもたれてリラックスした姿勢で行う．腰痛がある際は子どもを寝かせ本人も側臥位になって授乳（母乳）する．立位に比べ床上のほうが安定して手が使いやすいため，沐浴は床にシートを敷いてベビーバスを置き，バスネットを使用して赤ちゃんを支えることで過剰な力が入らず，赤ちゃんを洗いやすくなる．屋外も杖なしで歩行可能で，さらにベビーカーが支えになって安定性が得られるため，近くの散歩や買い物，電車での外出はベビーカーを押して出かけている．

文献
1) 松井　潔：月齢ごとに「見てわかる！」育児新百科．pp192-193, ベネッセコーポレーション，2010.
2) 住友眞佐美（監修）：よくわかる育児．pp24-25, 主婦の友社，2010.
3) 細谷亮太（監修）：はじめての育児．pp70-71, 学研，2010.
4) 松本琢麿：女性上腕切断者への相談支援．作業療法ジャーナル，44（7）：661-663, 2010.

（加藤雅子）

25 ブランコ・トランポリン（感じる遊び）

　感じる遊びは，発達の初期段階での遊びといえる．赤ちゃんが泣いていると，お母さんは抱っこしてゆっくりと揺さぶる．また赤ちゃんは「たかいたかい」やおんぶをとても喜ぶ．ときには歌や音楽を聴き，絵本を見て楽しむ．少し大きくなると，滑り台やシーソー，鉄棒などで体を動かして遊ぶ．これらはすべて，「感じる遊び」である．
　ここでは感じる遊びの例として，「ブランコ」と「トランポリン」の活動を紹介する．

ブランコ

道具の特徴と使用方法

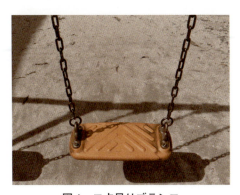

図1　二点吊りブランコ

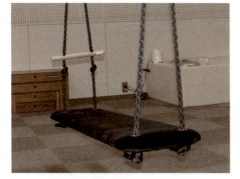

図2　四点吊りブランコ

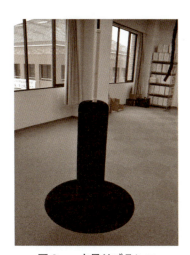

図3　一点吊りブランコ

　ブランコにはいろいろな形状がある．
・二点吊りブランコ（図1）：公園で見かける一般的なブランコの形状である．基本的に前後方向に揺れる．
・四点吊りブランコ（図2）：ブランコの四隅から吊られている．二点吊りブランコに比べて安定感がある．
・一点吊りブランコ（図3）：ブランコ中央部から吊られている．四方八方どの方向にも揺れることができ，回転も可能である．二点吊りブランコに比べ動きの自由度が高く，不安定になりやすい．
　通常の二点吊りのブランコでは前後方向への揺れが主であるが，ブランコの形態や吊り方によって他方向の揺れや回転も可能である．またその揺れの大きさや速さも随時調整することができる．一般的にゆったりとした単調な揺れは抑制的で，

強く速い揺れほど促通的になる傾向がある．子どもが過度に興奮気味であるときは抑制・鎮静的効果をねらって使用し，逆に子どもの覚醒レベルが低くぼーっとしているときは促通効果をねらって使用する．

なお，感覚には慣れがつきまとうので，感覚刺激が刺激として感じられるためには，それが変化する必要がある[1]．ブランコでは，揺れの大きさや方向，ブランコの高さ，乗る姿勢などを変化させることで感覚刺激に変化を与えることができる．

作業活動手順

一般的な手順は，以下のとおりである．
① ブランコに乗る
② ブランコを動かす
③ ブランコを止める
④ ブランコを降りる

作業分析

ブランコはさまざまな姿勢で乗ることができる．ここでは，座位・立位・臥位で乗る場合のそれぞれの作業分析について，**表1**に示す．

表1 ブランコの作業分析（座位・立位・臥位）

	座位の場合	立位の場合	臥位の場合
ブランコに乗る	ブランコの前に立つ．両手で鎖部分を把持してブランコを止めながら身体を支え，下部体幹，股関節，膝関節を屈曲し，ブランコ座面に向かって殿部を落としていきながら座る．座面に接する殿部の支持面を変化させながら，最も安定する支持面を探す．	ブランコの後ろに立つ．両手で鎖部分を把持し，ブランコ座面に片方の足底をついて，他方の足底で地面を蹴り，座面に登って立つ．足底の支持面を変化させながら，安定する支持面を探す．	座位もしくは立位で乗りブランコ座面上で姿勢変換して臥位になる場合もあれば，ブランコ座面に直接もたれかかるようにして乗り背臥位もしくは腹臥位になる場合もある．
ブランコを動かす	座位のまま後方へ歩いてブランコを後ろに持っていき，もしくは前方へ歩いてブランコを前に持っていき，両下肢同時に地面を蹴ることで揺れ始める．こぐ際は，ブランコの動きに合わせた全身の協調運動が必要である．	立位のまま両下肢と体幹の屈伸運動でブランコ座面を踏みこみ，少しずつブランコを動かす．揺れ始めたらブランコの動きに合わせた全身の協調運動で徐々に揺れを強める．	近くに壁面がある場合は，足底で壁面を蹴ることで揺らすことができる．ブランコが壁面に最も近くなった瞬間をねらって蹴ると効率よく揺れを大きくすることができる．
ブランコを止める※身体を動かさずにそのまま待っていると自然に止まるが，ここでは自発的に止める場合について記載する	タイミングよく足底を地面に接地して止める．	両下肢・体幹の屈伸運動にて揺れを止め，片方の下肢を座面から後方に下ろし，足底を地面について止める．	近くに壁面がある場合，足底が壁面に当たった際にクッションとなるように膝・股関節で衝撃を吸収することで，揺れを止めることができる．
ブランコを降りる	揺れが止まったところで鎖を支えに立ち上がる．	揺れが止まったところで鎖を支えにしながら下肢を地面に下ろして降りる．	揺れが止まったところで座位や立位に姿勢変換した後降りる場合もあれば，そのまま両足底を接地して降りる場合もある．

遊具の工夫

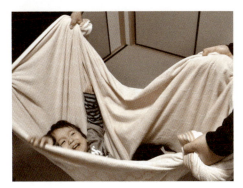

図4 毛布（シーツ）ブランコ

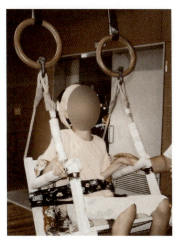

図5 椅子ブランコ

- 毛布（シーツ）ブランコ（**図4**）

　子どもが毛布やシーツに寝ころび，大人がその端を持って揺らす遊びである．姿勢を保てない子どもでも毛布やシーツにくるまれることで安定した姿勢になり，揺れそのものの感覚を心地よく楽しめる[2]．

- 座面や背面を工夫したブランコ

　図5は，椅子ブランコである．座面に内転防止パッドや滑り止めシートを付けると，骨盤のすべりを防止することができる．また背面に体幹ベルトをつけると，姿勢が安定しやすい．椅子ブランコを使用すれば，自分で体幹を支えられない子どもも1人で乗ることができる．

治療効果

感　覚

　子どもたちのなかには，ブランコの動きに対する反応が乏しかったり，逆にちょっとした動きでも過敏に反応したりする子どもがいる．作業療法士が感覚刺激に対する子どもの反応を観察し，それぞれの子どもの状態に応じて感覚刺激を与え援助することで，子ども自身がその刺激をうまく調整できるようになる．

姿　勢

　子どもたちは，ブランコの動きを感じとり，それに合わせて姿勢を保持しなければならない．身体の支持性が高まるにつれて，次第に支持面は狭くなり変化させやすくなる．子どものブランコ上での姿勢も，背臥位・腹臥位→座位→立位へと変化する．

運　動

　ブランコで遊ぶには，自分の身体を動かして，上手にブランコを操作することが必要である．ブランコ操作の様子，すなわち，ブランコをこいだり止めたりする際に両上下肢を

協調して動かすこと（両側運動協調）や，ブランコの動きに合わせて両上下肢をタイミングよく動かすこと（運動の順序立て）などに効果が期待できる．

段階づけ

安定感と安心感

身体の傾きやスピードの変化を感じとり調整する機能が未熟であると，不安定な足場に大きな不安を感じる場合がある．そういう場合は安定感を確保し，小さな揺れから少しずつ段階づけて揺らすことが大事である．例えば大人の膝に座らせて一緒に乗り小さな揺れから始めると，大人と乗ることによる安定感と安心感が得られる[2]．1人で乗る場合は，広い支持面が確保できるブランコをできるだけ低い位置に吊り下げると，子どもにより安定感を提供できる．慣れてきたら徐々にブランコを高くし，揺れの方向や強さを調整していくようにする．

動作の予測

私たちがブランコに乗るときは無意識のうちに揺れを予測して姿勢を調整するが，姿勢の変化を予測することが難しかったり一連の動作のイメージをもちにくかったりすると，不意に揺らされることや動かされることに対応できない．揺らすときには，正面から声をかけながら身体（膝や足など）を押すことで，子どもが揺れやスピードの変化を予測しやすいようにすると，身体の反応もスムーズになってくる[2]．

受動的な関わりから能動的な関わりへ

人に揺らされることで揺れを快として感じると，それに能動的に応答しようとする働きが芽生える[1]．ちょっと揺れを止めてみると，子どもは再び揺らしてくれることを期待する表情をしたり，声を出したり，身体を揺さぶったりして「揺らしてほしい」というサインを出す．そのサインを作業療法士が読みとり，再び揺らすことを何回か繰り返すうちに，子どもは揺れという刺激の変化が自発的な行動（サイン）の結果として起こることを実感する．子どもはサインを出すことでしだいに揺れを制御しはじめ，能動的に揺れをつくり出すようになり，やがて揺すられることから揺することに楽しみを覚えるようになる．

安全管理への配慮

ブランコからの転落・転倒に注意する．万が一の場合に備えてブランコの下は軟らかい地面にしたりマットなどを敷いておいたりすると安全である．また周囲の子どもに当たらないように，周囲はある一定の広さを確保する必要がある．公園などブランコ周囲に柵がある場所では，乗る人以外は柵の中に入らないようにする．

ブランコが適さない症例（疾患・症状）

① 姿勢のコントロールが難しい子どもの場合，座面が不安定である一点吊りや二点吊りのブランコに乗ることは難しい．座位で乗せたい場合は椅子ブランコ，臥位で乗せたい

場合は毛布ブランコや四点吊りブランコの使用をお勧めする．

②　わずかな揺れにも過敏に反応して怖がる子どもの場合は，子どもが安心して乗れるようにブランコの安定性を高めながらゆっくり揺らしたり，まずは大人と一緒に乗ったりするところから始めるなどの配慮が必要である．

トランポリン

道具の特徴と使用方法

道具はトランポリン（図6）である．使用するのは大きめのトランポリンがお勧めであるが，最近では家庭でも気軽に楽しめる小さなトランポリンも販売されている．トランポリンで跳ぶと強い前庭・固有感覚が入力されるが，単調に跳び続けるとしだいに慣れが生じる．したがって子どもの姿勢を変化させたり，休憩をはさみながら跳んだり，「1, 2, 3！」の3だけ高く跳んだり，他の感覚刺激も組み合わせながら提供するなどの工夫が必要である．

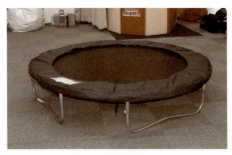

図6　トランポリン

作業活動手順

一般的なトランポリンの手順は，以下のとおりである．
1　トランポリンに乗る
2　トランポリン上で跳ねる
3　トランポリンから降りる

作業分析

トランポリンに乗る

トランポリンに乗るには，片方の下肢で体重を支持しながら他方の足底をトランポリン上につき，重心を前方に移しながら地面を蹴りトランポリン上へあがる．

トランポリン上で跳ねる

トランポリン上で跳ねるには，両股関節・膝関節を屈曲し，次にすばやく伸展しながらジャンプする．跳びあがりと次の踏みとの間を同一間隔にとるようにすると，上手に跳び続けることができる．

トランポリンから降りる

そのままジャンプして降りる，ジャンプをやめてゆっくりトランポリンの淵まで移動してから降りるなど，いくつかの降り方が考えられる．

治療効果

感　覚
　トランポリンでは，上下に跳ねることで上下方向の前庭刺激が入力される．またジャンプするたびに足底からの固有感覚が強く入力される．これらにより，子どもの「sensory needs（感覚的欲求）」を適切に満たすことができる．

姿　勢
　ジャンプによる感覚入力により次第に身体の支持性が高まり，姿勢が安定しやすくなる．トランポリン上の姿勢は，背臥位・腹臥位→座位→立位へと変化し，支持面が狭くても安定するようになる．

運　動
　ジャンプの高さや，どのように身体を動かせばよいのかイメージして実際に身体を動かすこと，ジャンプのタイミング，両下肢同時にジャンプすることなど，姿勢筋緊張や運動企画，全身の運動協調性について効果が期待できる．

段階づけ

跳び始めのポーズ
　跳ぶという運動は，「膝を屈曲し」→「膝を伸展しながら」→「踏み切り」→「両足で着地」といくつかの動作が組み合わさって成り立っている．多くの人が無意識にこなす一連の流れを，直感ではわかりにくい子どもたちもいる．このような子どもたちには，まず跳ぶ前の準備としてしっかり膝を曲げてしゃがむことを教える[2]．作業療法士が子どもの身体を直接触りながら一緒にポーズを作ったり，モデルとしてやってみせたりするとわかりやすい．

跳ぶタイミング
　跳ぶタイミングがうまく合わない子どもたちには，ジャンプするタイミングを合図する[3]．例えば手拍子をしたり太鼓をたたいたり，「1，2の3！」と跳ぶタイミングを声かけするとわかりやすい．

別の要素を加える
　繰り返しジャンプができる子どもたちには，別の要素を加えてみる[2]．例えば，「1，2，3」の3で高く跳ぶ設定にしたり，トランポリンで跳びながらキャッチボールをしたりするなどが考えられる．前者では，運動の順序性やタイミングが要求される．後者では，眼球運動の調整や目と手の協調，立ち直りや平衡反応を促通することができる．

安全管理への配慮

　転倒・転落時に備えて，下にマットを敷きつめる．また締め具に手足がはさまらないよう注意する．複数で使用する場合は，大勢が一緒に乗らないようにする[3]．1人で跳ぶ場合も，いつも大人がトランポリンのそばにいてすぐ補助できる態勢をとる．

トランポリンが適さない症例（疾患・症状）

わずかな揺れにも過敏に反応して怖がる子どもの場合，すぐトランポリンの揺れに対応して遊ぶことは難しい．いったん揺れを止めてトランポリン上を安定させ，子どものペースに合わせてゆっくりと少しずつ揺らし始めるようにする．

症例

10歳の男児，アンジェルマン症候群．母親からの主訴は，「1人で歩けるようになってほしい」「スプーンを使って上手にごはんを食べるようになってほしい」であった．

作業療法初期評価

① **感覚**：ごはんなどべたべたしたものに触れるのを拒む．スプーンは右上肢前腕回内位での全指握りで把持ができるが，1回すくって口に入れるとスプーンを手離し，持続した把持は難しい．前庭系や固有感覚系などの感覚の閾値は高い．体育館の天井からぶら下げたブランコの大きな揺れやトランポリンのジャンプを繰り返すと快反応がみられる．

② **姿勢**：学校では学童机と手すりつきの学童椅子を使用しているが，下部体幹が低緊張のため，体幹を屈曲して背中をまるめたまま背もたれにもたれ，骨盤を後傾して浅く腰かけていることが多い．姿勢の立ち直りや平衡反応がとても鈍く転倒しそうになることが多いため，歩行時は常に頭部保護帽を装着している．立位から座位，座位から立位の姿勢変換には，両手から支える介助が必要である．

③ **運動**：伝い歩きや片手引きでの歩行は可能であるが，立脚時には足関節を外反し膝関節を過伸展し，ワイドベースで歩いている．日頃はだらんと床上に座っていることが多いが，特定の大好きなおもちゃを見つけると，四つ這いで取りに行く．

④ **その他**：日中，急に眠ることがある．活動中もぼーっとしていることが多い．

作業活動（ブランコ・トランポリン）導入の目的

全身の筋緊張を高めることと，自分の姿勢の変化に気づいてコントロールすること，覚醒レベルのコントロールを主な目的として導入した．

作業活動の様子

① **ブランコ**：椅子の形になったブランコを使用した．最初椅子の不安定さから乗るのを躊躇したが，作業療法士が椅子をしっかり保持したことで安定し，それを見て安心したのか，やがて腰をおろして乗ることができた．揺らし始めるとしだいに姿勢の不安定さに気づいたようで，吊られているロープを両手で把持した．揺れが小さいときはぼーっとしていたが，揺れが大きくなると「きゃああ！」と声をあげて喜んだ．

② **トランポリン**：最初は立位で跳び続けることができず，作業療法士と一緒に2〜3回跳んでは座ってしばらく休憩することを繰り返していたが，踏み込む際に両

肩からしっかり押さえて固有感覚刺激を入れながらしばらく跳び続けたことで，全身の筋緊張が高まり，立位を維持，もしくはいったん座ってもすぐに作業療法士と一緒に立ち上がって跳べるようになった．

　自分でジャンプすることは難しいが，作業療法士のジャンプで揺れるトランポリンに合わせて姿勢をコントロールできるようになってきたので，次は他児も一緒に跳んでもらうことにした．作業療法士は対象者に合わせて揺れを変化させるが，他児は対象者に合わせて跳ばないため，対象者にとっては他児のジャンプに対応することが要求され，なおいっそうの姿勢コントロールが求められる．最初は他児のジャンプに圧倒され怖がって「んんん！」と怒っていたが，作業療法士と他児と3人で輪になり手をつなぐことで安定して跳べるようになった．そして一緒に跳べる楽しさがわかるとうれしそうな笑顔がみられた．20～30回跳んだところで，本児はへっぴり腰のまま膝の屈伸をし始めた．ジャンプには至らなかったが，自分でジャンプしようとする意志が感じられ，遊具に対する能動的なかかわりが認められた．

文献

1) 岩崎清隆：発達障害と作業療法［基礎編］．pp142-146，三輪書店，2001．
2) 日原信彦，中山　修：発達障がいと子育てを考える本1　はじめてみようからだの療育．pp22-25, pp34-37, ミネルヴァ書房，2010．
3) 三宅照子：幼児の体育あそび3　保育実技シリーズ6. pp82-107, フレーベル館，1978．

（中島　綾）

26 ごっこ遊び（演じる遊び）

　ごっこ遊びとは，子どもが興味や関心を抱く対象を模倣することで行われ，何かになったつもりで遊ぶものである．ごっこ遊びには，ままごと，乗り物ごっこ，お店やさんごっこ，劇遊びなどがある．

　ここでは，ごっこ遊びの一つである「ままごと」を例にあげながら述べる．

道具について

- 実物に見立てた物品すべてが材料・用具・道具になりうる．
- ままごとでは「ままごとセット」（図1）が販売されている．一般的なままごとセットには，木製やプラスチック製の食べ物模型，包丁，まな板，お皿などが入っている．

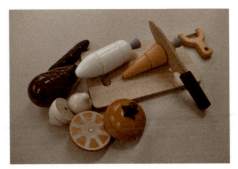

図1　ままごとセット

作業活動手順

　横山[1]は，ままごと遊びの要素として次の4つの手順をあげている．

1 場をつくる

2 役になる

3 物を作る

4 演じる

作業分析

場をつくる

　生活の場を現実とは異なる場につくり変える．

- 遊ぶ場所を発見する．

例）「ここで遊ぼう！」（保育室の一角が空いているのを見つける）

- その場所（現実）と自分のイメージ（虚構）を照らし合わせる．

例）「ここをおうちにしよう！」（保育室の一角を家に見立てる）

- 自分のイメージに即した場所につくり変える．

例）「玄関はここね！」（マットを敷いて玄関を設定する）

役になる

対象となるものの特徴を理解したうえで，架空の存在を想像（イメージ）し再現する．

- 演じる対象を決定する（役決め）．
  例）「私お母さん役する！」（母親役に決定する）
- 自己の経験をもとに，対象をイメージする．
  例）日頃の母親の動作や言葉などをもとに，母親をイメージする．
- イメージした対象を再現する．
  例）母親のふりをする．

物を作る

- 実物，もしくはイメージに近い道具や材料を揃える．
- 道具や材料を，テーマに即した具体的な物に見立てる．
  例）毛糸をスパゲッティに見立てる．
- 道具や材料を用いて，演じるのに必要な物をつくる．
  例）スパゲッティに見立てた毛糸を皿に盛る．

演じる

- 役割に適した行動をとる．
- 一定のテーマを共有しながら，役を通してほかの子どもとかかわる．
- 時々現実の世界に戻り，虚構の世界と現実の世界を行き来する．
  例）母親役の子がペットの犬役の子に「犬なんだからワンワン以外言っちゃだめ！」と言う．

治療効果

動作の様子

実際役を演じるうえでの一連の動作の流れと手順の理解や，実際に動作している際の身体運動面（姿勢，身体の動き，目と手の協調など）に効果が期待できる．

見立て遊び

例えば，積木を「パクパクッ」と言いながら食べる真似をする場合，その子どもは積木をパンなどに見立てて遊んでいると考えられる．現実として直接には結びついていない積木（シンボル）とパン（指示対象）を結びつけることは，想像力（イメージ力）の最初の表れと考えることができる[2]．

役のイメージを持ち再現する（現実世界と虚構世界）

ふりをする対象はありのままに模倣されるわけではない．「ふり」は，子どもの「〇〇とはこういうものだ」という理解に基づくイメージの再現である[3]．また，ごっこ遊びでは，始める前に現実世界で役決めをしてから虚構世界で遊び，遊んでいる最中に現実世界に戻って注意（赤ちゃん役の子がお母さん役の子に向かって「お母さんなんだからもっとしっかり言わないとだめ」と言うなど）してまた遊びの虚構世界に戻ることができる．4歳以後，両者を関連づけて意図的に2つの世界を行き来できるようになる[2]．子どもは現

実世界とは異なる虚構世界を想像し，やがて現実世界と虚構世界を区別しながら意図的に2つの世界を関連づけ行き来できるようになる．

対人関係

　ごっこ遊びでは，役になりきってほかの役の子どもたちとやりとりを楽しむ．ほかの子どもたちとのかかわり方や，コミュニケーション面，社会性，情緒面などに効果が期待できる．

安全管理への配慮

　①安全面の配慮から本物の包丁や割れる食器など危険な道具はできるだけ用いないよう注意する．

　②ごっこ遊びは，見立て遊び（物を見立てて使うこと）が難しい子どもには適していない．活動を提供する前に，子どもの遊びの発達段階を見きわめる必要がある．

文献
1) 横山文樹：ままごと遊びの再考 1．学苑・初等教育学科紀要（776），pp114-123，2005．
2) 子安増生（編）：よくわかる認知発達とその支援．pp118-119，ミネルヴァ書房，2005．
3) 岩崎清隆：発達障害と作業療法［基礎編］．pp142-146，三輪書店，2001．
4) 福田恵美子（編）：標準作業療法学　発達過程作業療法学．pp231-237，医学書院，2006．
5) 佐藤　剛・他：みんなの感覚統合　第8版．p52，パシフィックサプライ，2008．

　　　　　　　　　　　　　　　　　　　　　　　　　　　　　　　　　　　（中島　綾）

27 年中行事

年中行事を行う対象

　医療・福祉分野では，さまざまな領域の施設において季節に応じた年中行事が実施されている．そのなかでも，介護を必要とする高齢者人口の増加に伴い，高齢者関連の施設で勤務する作業療法士が増えており，施設での年中行事の企画・運営に携わるケースも多くなっている．本項では，介護老人保健施設や通所リハビリテーションなどの高齢者施設で実施されていることの多い年中行事について紹介する．

年中行事を実施する意味

　介護老人保健施設などの入所系施設では，かなり長期間にわたり入所している人が多い．学校に通っていたり働いていたりすると，「今日が○月○日○曜日で，明日は○○をしなければならない」と日々のスケジュールを意識しながら生活しているが，施設入所中は，施設職員が声かけをしてくれるため，自分でスケジュールを管理する必要性が薄れてしまう．また，外出する機会も少なく，一定の温度に空調管理された施設内で長く生活していると，季節感を感じることがなくなっていく．

　季節感ということに関していうと，現在の高齢者が育ってきた時代と今の時代では少しずつ変化してきている．例えば現在では，栽培・保管技術の発達により野菜や魚などは季節を問わず味わうことができ，いわゆる「旬」というものを強く意識することがあまりない．また地域にもよるが，お正月に餅つきをする人やおせち料理を手作りして食べる人の割合が減少するなど，以前は日常生活の流れのなかで自然に行われてきた風習や年中行事が現在の社会では形骸化してきているといえる．そう考えると，高齢者の方たちは今の若い世代の人よりも季節ごとの年中行事についてなじみ深く，経験も豊富であると考えられる．

　高齢者に対して年中行事を実施する一つの意義としては，季節感を感じにくい施設内での生活において，昔ながらの行事を体験することで少しでも季節感を感じてもらうことがあげられる．認知症の症状が進行してくると，今がどの季節であるかという認識さえも失ってしまうこともあるが，「お盆に同じ地区の人たちと盆踊りをして楽しかった」など，昔の記憶はいきいきとした思い出とともに保持されていることも少なくない．行事の実施とともに，それにまつわる話を傾聴することで，季節感覚という見当識を高めることに加え，回想法と同様の効果も期待することができる．

　また，年中行事を実施するうえで目標としなければならないのは，「利用者に楽しんでもらうこと」である．楽しむことは，生活の質を高め維持していくうえで不可欠な要素である．しかし，高齢者施設の入所者といっても，年齢層も幅広く，また身体に麻痺があったり認知症を患っていたりと，心身機能のレベルについても個人差が非常に大きい．このような状況で，安全に楽しんでもらうためには，まず対象者個人の心身の状態と能力を正確に評価し把握しておくことが重要である．その情報をもとにして，行事を実施する際に

は，個人の能力レベルに応じた役割を用意しておき，それとともにリスク管理を徹底しておかなければならない．そのためには，医学的な知識や技術をもった医療専門職のかかわりが必要であり，対象者を評価したうえで，その人の能力に応じた参加をしてもらうというプロセスは，特に作業療法士の専門とするところであるといえる．

年間行事の実施例

1 初詣（図1）

一般の参拝者が多いと，混雑して移動が困難であるため，人が少なくなった時期をみはからって初詣に出かけるほうが無難である．神社は階段，砂利道，トイレなど，身体障害者に対応していない設備しかない場合も多いので，事前の下見を行ったうえで，その対応を考えておくことが必要である．

2 書き初め（図2）

高齢者のなかには書道を趣味としていた人も少なくない．中等度以上の認知症であっても，手続き記憶により非常にきれいな字を書くことができる人もおり，日常生活のなかでは見落とされていた優れた能力に気づくこともある．書き上げた作品は施設の壁などに展示しておくと，対象者の満足感の向上に役立つ．書道は，年始の書き初めだけでなく，グループを作って定期的に実施されていることも多い．

書道を行う際は，半紙・下敷きの下に新聞紙を敷くなどして，墨による机の汚れを防止する．また，衣服に墨がついてしまうと洗濯しても落ちにくいので，配慮が必要である．

3 お花見（図3）

お花見は高齢者にとってなじみ深い行事の一つであり，桜を見れば春の訪れを強く意識することができる．利用者にとって屋外で食事をする機会はお花見以外ではほとんどないため，桜を眺めながら食べるお弁当の味は格別なものとなるであろう．心身状態によっては，長時間屋外で過ごすことが困難な人もいるため，そのような場合は車で出かけ，車内

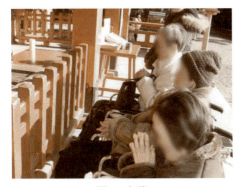

図1 初詣

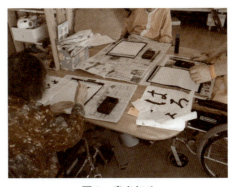

図2 書き初め

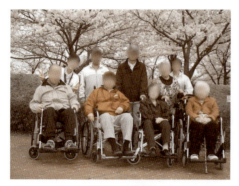
図3 お花見

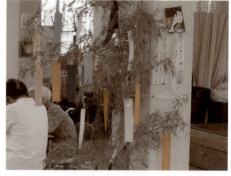
図4 七夕飾り

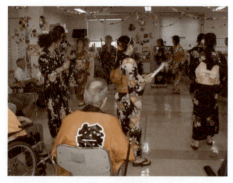
図5 盆踊り

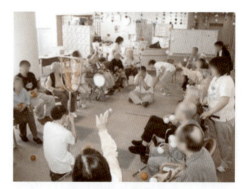
図6 運動会での玉入れ

から桜を見るだけでも，利用者にとっては非日常的な出来事であり，意味のある刺激となりうる．

　出かける前には，お花見をする場所の下見が不可欠である．どの道を通って移動するか，どこでお弁当を食べるか，トイレまでの距離はどうかなど，事前に詳細な計画を立て，同行スタッフ間で確認しておくことが重要である．また，お花見に限らず，外出プログラムは予想以上に利用者の心身に負担となることもあるため，無理のない余裕をもったタイムスケジュールにしておかなければならない．

4 七夕（図4）

　短冊に願いごとを書いてもらい，笹に結びつけて飾る．短冊とともに笹につける飾りを，折り紙や画用紙を使って利用者に作ってもらう．

　高齢者の願いごとは，「健康に関すること」「家族に関すること」が多い．その内容について詳しく話を聞いてみたり，ほかの人の前で紹介したりするなどしてもよい．

5 盆踊り・夏祭り（図5）

　盆踊りは，お盆の時期に各地で行われている民族芸能であり，古くから伝わる伝統行事の一つといえる．現在では，学校の校庭や公園などの広場で行われていることも多く，各

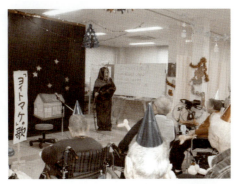

図7　クリスマス会での職員の出し物

地方によってさまざまな種類の歌と踊りがある．

　高齢者施設においても，お盆の時期に盆踊り大会などを開催しているところも多く，施設によっては敷地内にやぐらを組んで，地域の方々も参加するような大規模なお祭りを行っているところもある．地域の方々とまではいかなくとも，利用者の家族の方を招待すると，家族での交流の機会となり非常に喜ばれる．

　いわゆる「お祭り」なので，まず雰囲気作りが重要である．会場の飾りつけは利用者にも手伝ってもらいながら行い，はっぴを着てもらったり，はちまきをつけてもらったりして気分を盛り上げるとよい．

　内容としては，盆踊りをしたり，食べ物・ゲームの屋台を出したりすることが中心となるが，利用者には単なる見物ではなく，参加できそうな役割をみつけて積極的に参加してもらうことが望ましい．

6　運動会（図6）

　利用者を紅白に分けて，玉入れなどのレクリエーションゲームを実施する．利用者の心身機能のレベルはさまざまであるため，ゲームのルールは単純なものとし，できるだけ多くの利用者が一緒に参加できるものが望ましい．

　特に制限時間を決めて何かを行うようなゲームにおいては，熱中しすぎてしまう人もいるので，血圧や疲労状態の確認などの管理を行い，適宜休憩を入れる．また，立位で行うようなゲームでは，転倒しないように十分な配慮が必要である．

7　クリスマス会（図7）

　現在の日本において，クリスマスは冬を代表する一大イベントとなっている．多くの高齢者施設でも，年末の行事としてクリスマス会を実施している．クリスマス会では特に決まって何かをするということはないが，施設職員が歌やダンスをしたり，一芸を披露したり，プレゼントを渡したりしていることが多い．利用者にも一緒に歌ってもらったり，ゲームに参加してもらったりと，できるだけ能動的なかかわりがもてるようにプログラムを工

2章　作業活動各論—基本的作業活動種目

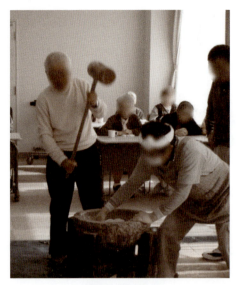

図8　餅つき

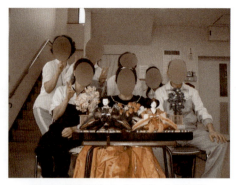

図9　誕生日会のプレゼント用写真
3月の誕生日会なので，ひなかざりと一緒に写真を撮っている．

夫することが望ましい．

　盆踊りなどと同様に，見た目の雰囲気作りも重要であるので，利用者とともに室内の飾り付けを行ったり，サンタクロースの帽子をかぶってもらったりするとよい．

8 餅つき（図8）

　餅つきは古くから行われていた行事であるが，現在では一般家庭において実施されることは少なくなった．たいていの場合，餅つきは年に1回しか実施しないため，大型で保管しにくい臼や杵などはレンタルで対応するのも一つの手段である．

　杵で餅をつくには，杵を握り振り上げることのできる筋力，また立位で行う場合は重心の動揺を制御できるバランス能力が必要である．餅つきには，餅をつく，丸める，餅取り粉（片栗粉）やきなこをつけるなど，いくつかの工程があるため，その人の能力に見合った役割を考えて参加してもらう．

　餅を気道に詰まらせることによる窒息死の危険があるため，餅を食べるときは，嚥下機能を正確に把握したうえで餅の大きさなどに配慮し，万一のために，医師や看護師に待機してもらうことが望ましい．また，使い捨て手袋を使用するなど，食中毒が発生しないように衛生管理には十分に留意する．

9 誕生日会（図9）

　誕生月の利用者をお祝いするために，毎月一回開催する．手作り品でもよいので，誕生日プレゼントを贈ると利用者に喜ばれる．筆者らは，誕生月の利用者と職員が一緒に写真を撮り，現像したものを額に入れて，お祝いメッセージを添えてプレゼントしていた（図9）．

まとめ

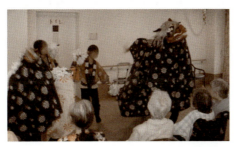

図10　ボランティアによる獅子舞の演舞

　施設に入所している人たちは，日々あまり変化のない生活を送っている場合も多いので，いろいろな行事を行うことは利用者によい刺激を与えることにつながる．しかし，行事を行うためには事前にさまざまな準備が必要であり，日常業務と並行して行っていくことは，職員に過度の負担がかかってしまうことにもなりうる．そういうときには，地域のボランティアを活用するのも一つの手段である（図10）．市町村や社会福祉協議会が演芸ボランティアを募集しているところもあるので，問い合わせるとボランティアを紹介してもらえる場合もある．

文献
1) 竹垣幸子・他：高齢者のための年中行事とレクリエーション．ひかりのくに，2001．

（梶田博之）

国家試験過去問題

問題

1
作業療法で提供する課題の難易度を上げる段階付けとして適切なのはどれか.
1. 工程数が多い課題から少ない課題へ段階付ける.
2. 作業時間が長い課題から短い課題へ段階付ける.
3. 意思決定が少ない課題から多い課題へ段階付ける.
4. 姿勢が不安定となる課題から安定した課題へ段階付ける.
5. 運動の際に用いる関節の数が多い課題から少ない課題へ段階付ける.

(第53回国試 OT 午前26)

2
作業における段階付けと目標機能の組合せで正しいのはどれか.
1. 塗り絵の色の多さ――遂行機能
2. 織物の模様の複雑さ――注意機能
3. ビーズの指輪のビーズの大きさ――記憶機能
4. 陶芸の粘土の硬さ――手指巧緻性
5. 革細工の革の厚さ――視覚運動協応

(第53回国試 OT 午後24)

3
構成的作業としての特徴を最も有している描画方法はどれか.
1. 屋外の風景を写生する.
2. モデルを見ながら描く.
3. 与えられたテーマで描く.
4. 想像したものを自由に描く.
5. 見本を見ながら塗り絵をする.

(第53回国試 OT 午後39)

4
疾患と作業種目の組合せで適切なのはどれか.
1. Parkinson病――毛糸のかぎ針編み
2. 関節リウマチ――タイルモザイク
3. 脊髄小脳変性症――彫　刻
4. 慢性閉塞性肺疾患――木　工
5. 筋萎縮性側索硬化症――パソコン操作

(第52回国試 OT 午前31)

5
陶芸の作業工程において粘土の水分量を均一にするために行うのはどれか.
1. 荒練り
2. 菊練り
3. 施　釉
4. 手びねり
5. 天日干し

(第51回国試 OT 午後23)

6

器具の写真（①〜⑤）を下に示す．名称で正しいのはどれか．**2つ選べ**．

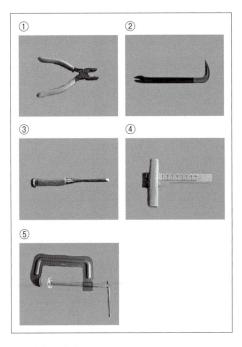

1. ①くいきり
2. ②釘抜き
3. ③かんな
4. ④さしがね
5. ⑤Cクランプ

（第46回国試　OT午前1）

7

疾患と作業種目との組合せで適切なのはどれか．
1. 呼吸器疾患――木　工
2. 関節リウマチ――タイルモザイク
3. Parkinson病――毛糸のかぎ針編み
4. 脊髄小脳変性症――卓　球
5. 筋萎縮性側索硬化症――パソコン

（第45回国試　OT午後21）

8

革細工について正しいのはどれか．
1. 切り口がほつれにくい．
2. 古いほど細工がしやすい．
3. 一度形を作ると修正できない．
4. 水に濡らすと染料が染みこみやすい．
5. スタンピングにはスーベルカッターを使う．

（第44回国試　OT73）

9

手指のピンチ力強化に適切なのはどれか．**2つ選べ**．
1. 木工の鋸引き
2. 籐細工の編み込み
3. 革細工のレーシング
4. 陶芸の粘土手びねり
5. モザイクのタイル貼り

（第44回国試　OT74）

10

籐細工の素編みで図のような所見がみられた．作業療法評価項目で**適切でない**のはどれか．

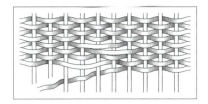

1. 手指筋力
2. 手指巧緻性
3. 視知覚機能
4. 構成能力
5. 注意機能

（第43回国試　OT24）

11

各作業における段階付けと目標機能との組合せで適切なのはどれか．**2つ選べ**．
1. ビーズ細工のビーズの大きさ――手指巧緻性
2. マクラメの糸の太さ――手指筋力
3. 織物の模様の複雑さ――注意機能
4. 革細工の革の厚さ――視覚運動協応
5. ぬり絵の色の多さ――構成能力

（第43回国試　OT72）

223

12

ネット手芸で図のようなティッシュボックスを作製する．目的とする段階付けで**適切でない**のはどれか．

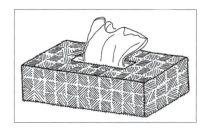

1. 作業時間の調整――全身の耐久性
2. ネットの細かさ――手指の巧緻性
3. 編む方向――手指の可動域
4. 糸と針の太さ――手指の筋力
5. 図案の複雑さ――構成能力

（第42回国試　OT24）

13

作業の難易度の段階付けで**適切でない**のはどれか．

1. 編　物――編み方の種類
2. 木　工――作品の形
3. 籐細工――籐の色
4. 絵　画――作品の大きさ
5. キーボード演奏――曲の種類

（第41回国試　OT43）

14

作業活動の一般的特徴で適切な組合せはどれか．

1. マクラメ――押し動作
2. 革細工のスタンピング――片手動作
3. 陶芸の菊ねり――つまみ動作
4. モザイク用のタイル割り――握り動作
5. プラモデルの組立て――繰り返し動作

（第41回国試　OT44）

15

陶芸のひも作りによる成形作業で**誤っている**のはどれか．

1. つまみ，離し動作は少ない．
2. 前腕の回旋は中間位が維持される．
3. 表在覚によって粘土の乾燥を確認する．
4. 固有覚によって厚みを調整する．
5. 成形は視覚障害があっても可能である．

（第40回国試　OT73）

解答と解説

1　3

1（×）：工程数が多い課題（大きい作品，立体の作品，複雑な作品）から工程数の少ない課題（小さい作品，平面の作品，簡単な作品にすると，難易度は下がる．
2（×）：作業時間が長い課題は，それだけ座位を保持する時間，注意集中を維持する時間も長くなり心身に与える負担が大きい．作業時間を短くすることにより難易度は下がる．
3（○）：意思決定が少ない課題で具体的な計画性，構成能力，遂行能力を練習し効率よくその技能を習得してから意志決定の多い課題へと進むのは，難易度を上げる段階付けとして適切である．
4（×）：上肢を上手にコントロールするためには，座位の安定性が重要である．姿勢が不安定となる課題から安定した課題へ段階付けると，難易度は下がる．
5（×）：運動の際に用いる関節が多い課題では，上肢の近位関節を使うため姿勢やバランスが不安定になりやすい．関節保持等に肩，肘の関節を使って上肢をコントロールする必要があるため，難易度は高くなる．一方，関節の数が少ない課題では上肢のコントロールが安定しているので難易度が下がる．

2　2

1（×）：塗り絵の色の多さは，注意機能の段階付けとして利用できる．色の選択や判断も含まれる．
2（○）：織物の模様の複雑さは，視覚運動協応の段階付けとして利用できる．
3（×）：ビーズ細工のビーズの大きさを変えることは，手指巧緻性の向上の段階付けとして利用できる．
4（×）：陶芸の粘土の硬さは，筋持久力や筋力の強化の段階付けとして利用できる．
5（×）：革細工の革の厚さは，スタンピングや革をカットする際の筋力増強の段階付けとして利用できる．

3　5

1（×）：屋外風景の写生は，風景のどの部分を写生するか・構図や色の選択など自由度が高い作業である．
2（×）：モデルを見ながら描くことは，モデルの表情，身体の部分の構図や色の選択で自由度が高く作者の個性が出る．
3（×）：与えられたテーマで描くことは，テーマの解釈，どのように描くかと自由度が高く個性が出る．
4（×）：想像したものを自由に描くことは，作者独自の想像・構想を描くため，非常に自由度の高い作業である．
5（○）：見本を見ながらの塗り絵は，下絵が決まっている構成的要素が高い作業であり，作業工程や使用する道具，製作するものも決まっている．自由度の低い構成的作業である．

4　5

1（×）：毛糸のかぎ針編みは細かな作業の繰り返しであり，緊張から振戦を招きやすいため Parkinson 病の作業種目には適さない．
2（×）：タイルを切断するときに手指・手関節の筋力・把持力を使う．関節変形や炎症を助長するおそれがあるため，関節リウマチの作業種目には適さない．
3（×）：彫刻刀を使い指先に力を入れて行う細かな作業は，歩行時のふらつきや手指の振戦を症状とする脊髄小脳変性症の作業種目としては危険である．
4（×）：木くずや粉塵の浮遊物，揮発性塗料を吸引することで症状の誘発・悪化が懸念されるため，慢性閉塞性肺疾患には適さない．
5（○）：筋委縮性側索硬化症では，知的機能や

手指機能が比較的残存するため，パソコン操作は作業種目として適する．

5　1

1（○）：荒練りは，粘土の水分量を均一にして硬さが均一になるまで練りこむ作業である．
2（×）：菊練りは，荒練り後の気泡（空気）をなくすために行う．粘土の真中あたりを内側に織り込むように作業台に押し付ける練り方である（菊の花のような形になる）．
3（×）：施釉は，釉薬を塗る工程で，素焼きの後に行う．
4（×）：手びねりは，よく練られた粘土を成形するために行う．
5（×）：天日干しは，成形後の作品を乾燥させるために行う．

6　2，5

1（×）：ペンチである．くいきりは太いワイヤーやチェーンを切る工具である．
2（○）：釘抜きである．
3（×）：ノミである．
4（×）：けびきである．さしがねは，木材等を加工するときに直角などを正確に表す工具である．
5（○）：Cクランプである．

7　5

1（×）：木工では粉塵や接着剤による刺激臭などを生じるため，呼吸疾患には適さない．
2（×）：タイルモザイクでは，タイル切りで強力な把持力を必要とするため関節リウマチには適さない．
3（×）：毛糸のかぎ針編みは，細かな作業と繰り返し作業のためParkinson病には適さない．
4（×）：卓球は，小さな玉を素早く打ち返す動作，身体の前後左右の素早い移動などが必要なため，脊髄小脳変性症には困

難（不適切）である．
5（○）：パソコンは，主に知的機能や手指機能を必要とするため，知的機能や手指機能が比較的残存する筋萎縮性側索硬化症には適用可能である．

8　1

1（○）：革の切り口は線維が集まっているためほつれにくい．
2（×）：革は古くなるほど硬化しやすく，日焼けなどにより変色もしやすくなるため，スタンピングや色づけといった加工は難しくなる．
3（×）：一度刻印したり染色をしたりすると，革の性質上修正することはできない．
4（×）：革を水に濡らすとスタンピングはしやすいが，染料はしみこみにくい．
5（×）：スタンピングでは刻印棒を，カービングではスーベルカッターを用いる．

9　2，3

1（×）：木工の鋸引きは，柄の把握に握力を必要とし，鋸引きに主に肘関節と肩関節の屈筋群および伸筋群を必要とするため手指ピンチ力強化にはつながらない．
2（○）：籐細工の編み込みは，籐の太さや硬さおよび編み込み方法によりその程度は異なるが，籐の把持や固定に手指ピンチ力を要する．
3（○）：革細工のレーシングは，作品のデザインや革や革紐の硬さなどによりその程度は異なるが，基本的に革・革紐・針の固定や操作に手指ピンチ力を要する．
4（×）：陶芸の粘土手びねりは，手指および手掌を用いて行う．しかし主に肘や肩の筋力などを活かして行い，手指ピンチ力（つまむ動作）は必要としないため手指ピンチ力強化にはつながらない．
5（×）：モザイクのタイル貼りは，手指を使用することはあるが，一般的にタイルのつまみや移動に負荷のかかる作業では

ないため，手指ピンチ力強化にはつながらない．

10　1

図を見ると，下から4列目までは問題なく行えているが，5列目以降編み目を飛ばし，粗雑になっている．このことより，手指巧緻性，視知覚機能，構成能力，注意機能になんらかの問題があることが示唆される．5列目から問題はあるものの，それまでの編み目を見ると，全体的に均整のとれた編み方をしていることから，手指筋力に問題があるとは考えられない．

11　1，3

1（○）：ビーズ細工のビーズの大きさを変えることで手指巧緻性の向上の段階付けとして利用できる．
2（×）：マクラメの糸の太さは細くなるほど巧緻性が必要となる．
3（○）：織物の模様の複雑さは視覚運動協応の段階付けとして利用できる．
4（×）：革の厚さはスタンピングや革をカットする際の筋力増強の段階付けとして利用できる．
5（×）：塗り絵の色の多さは注意機能の段階付けとして利用することができる．

12　3

1（○）：その日の作業時間を調整することで全身の耐久性の向上を目的とした段階付けに利用できる．
2（○）：編むネットの細かさを調整することにより，手指の巧緻性の向上に利用できる．
3（×）：編む方向を変えても，材料の向きを非利き手で一定の向きに統一するため，手指の可動域拡大とは関連がない．また，針を持つ手指の関節はほとんど固定されている．
4（○）：糸と針の太さを変えることで，編む際の針を通す，糸を抜く時の抵抗が変わってくるため，手指筋力の段階付けとして利用できる．
5（○）：図案の複雑さを変えることで，構成能力の段階付けとして利用できる．

13　3

3（×）：籐細工は編み方や編む量により段階付けを行う．色の選択は難易度や作業量による段階付けとはできず，適切ではない．

14　4

1（×）：マクラメは両手を使用する結び動作である．
2（×）：革細工のスタンピングは両手を使用する繰り返し動作である．
3（×）：陶芸の菊練りは，粘土を手掌で押さえていく押し動作である．
4（○）：モザイク用のタイル割りは，タイルニッパーを握って行うため握り動作である．
5（×）：プラモデルの組み立ては，さまざまな動作を用いる複合動作である．

15　2

2（×）：陶芸のひも作りは，作業台の上で手のひらを使用して，粘土を前後に回転させる作業である．このため，前腕回内位が維持される．

索　引

あ
アームレスト　166
編み芯　87
編み物　138
　　──，作業分析　141
　　──，治療効果　141
アメ豚革　42
洗いもの　197
荒練り　75
アンジェルマン症候群　211
アンデルセンコート液　110, 112
アンデルセン手芸　97, 110
　　──，作業分析　113
　　──，段階づけ　114

い
イーゼル　127
育児　200
井桁組み　88
椅子ブランコ　207
板作り　79
板杼　143, 144
一輪車　173
一回止め　89
一点吊りブランコ　205
一本目打ち　43
いぶし液　58
色鉛筆画　126

う
うつ病　130
畝づくり　175
うろこ止め　90
釉はがし刷毛　74
運動会　219
運動技能　20
運動失調症　96

え
柄ゴテ　74
園芸　173
　　──，作業分析　177

お
筬　143
お花見　217
おむつ替え　201
おもり付け　152
織物　143
　　──，作業分析　144
　　──，治療効果　144
音楽　131

　　──鑑賞　131
　　──鑑賞，作業分析　132
　　──鑑賞，段階づけ　132
　　──鑑賞，治療効果　132

か
カービング法　34
絵画　126
　　──，作業分析　128
　　──，段階づけ　129
　　──，治療効果　129
外傷　85, 96
化学肥料　173
書き初め　217
かぎ針　138
学習理論　9
角底　88
画材　127
カシメ　44
歌唱活動　133
片手での皮むき　198
カッターナイフ　175
活動分析　13, 15
　　──と作業分析のフォーマット　16
金切りばさみ　121
カナダ作業遂行測定　2
かなづち　116
金槌　52
曲尺　35, 52
鎌　175
紙細工　97
紙やすり　52
カムフラージ　40
革細工　34
　　──，作業分析　48, 49
　　──，段階づけ　50
　　──，治療効果　50
皮籐　86
感覚障害　120, 125
関節リウマチ　51, 69, 85, 96, 114, 120, 145
缶詰切り　197
カンナ　74
鉋　52

き
着替え　202
菊練り　76
木ゴテ　74
木槌　39, 44, 59
木鋏　175
キャンバス　127

ギランバレー症候群　85
切り糸　74
切り絵　101
　　──，作業分析　103
　　──，段階づけ　103
筋萎縮性側索硬化症　145
金工やすり　121
筋ジストロフィー　85, 96
筋力低下　120

く
くいきり　116
釘　59
草掻　175
くさり角八つ組　152
クシ　74
組みひも　149
　　──，作業分析　153
　　──，治療効果　153
　　──の効用と段階づけ　154
　　──用ディスク　150
クリスマス会　219
グループワーク　26
車いすバスケットボール　186
　　──，作業分析　188, 190
　　──，治療効果　189

け
頸髄損傷　85, 96, 155, 161
ゲーム　168
血中酸素飽和度　183

こ
誤飲　171
高血圧　183
高次脳機能低下　69
構成能力　96
呼吸器疾患　57, 120
刻印　38, 44
個人作業　24
ごっこ遊び　213
米字組み　87

さ
裁革刀　36
細工ベラ　74
材料の選択　8
作業　2
　　──の編成分析　13, 21, 22
作業活動　4
　　──実習　4
　　──終了時に行うこと　11
　　──の"味見"　7

228

──の支援 6
作業遂行 13
　　──過程における評価 13
　　──プロセスモデル 3
　　──分析 14
作業分析 13, 17
作業療法 2
　　──の定義 4
　　──学の構造について 4
さしがね 52
刺し子 146
　　──，作業分析 147
　　──，治療効果 147
左右障害 96
散歩・ハイキング 181
三本鍬 173, 175

し
仕上げ磨き 202
時間的制約 11
視空間認知 96
刺繍 146
　　──，作業分析 147
　　──，治療効果 147
自傷行為 57, 62
支柱竹 173
失調症 57, 62
失調症状 155
七宝焼，作業分析 124
七宝焼，段階づけ 125
七宝焼，治療効果 125
指導法 9
十字組み 87
集団作業 24, 26
　　──療法 31
集団の作り方 31
手指腱損傷 114
手指巧緻運動 114
手指振戦 148
手指の関節疾患 161
手指ピンチ力低下 125
小搔 175
将棋 168
上肢欠損者 203
上肢切断者 203
じょうろ 173
視力 69
　　──障害 120, 125
進行性疾患 51
芯材 110
振戦 51
真鍮ブラシ 121

す
スーベルナイフ 38, 44
スカラップ止め 90
スクリーンキーボード 165
スコップ 173, 174
スタンピング法 34
ステンレス金網 121
ステンレス板 121
スプールウィービング 138
　　──，作業分析 141
　　──，治療効果 141

スポーツ 186
すりおろし 197

せ
生活行為向上マネジメント 6
成形 73
整経台 143, 144

そ
象嵌 81
綜絖通し 143, 144

た
対象者と作業活動のマッチング 6
対象者への説明と同意 8
堆肥 173
タイルニッパー 116
タイルモザイク 116
　　──，段階づけ 119
　　──，治療効果 119
だ円底 88
高台 80
鏨 59
卓上織機 143
竹串 121
たたら板 74
経糸 143
たて芯 87
七夕 218
タブレット端末 167
玉 149
玉糸つけ 151
玉つけ 151
段階づけ 8
誕生日会 220

ち
ちぎり絵 104
　　──，作業分析 105
　　──，段階づけ 106
チャイムバー 134
彫刻刀 64
挑戦感 10
調理 193
治療効果 3
治療的集団作業 31

て
デコレーションカット 40
デザインナイフ 101
手づかみ食べ 200
鉄べら 121
手ろくろ 74
てんかん 178
電動ろくろ 74

と
動機づけ 8
陶芸 71
　　──，作業分析 84
　　──，段階づけ 84
統合失調症 130, 177
籘細工 86
　　──，作業分析 95

　　──，段階づけ 95
陶彫ナイフ 74
銅板 58, 121
　　──工芸用仕上げ液 58
銅板細工 58
　　──，作業分析 60
　　──，段階づけ 61
動揺性 120, 125
トラックボール 165
トランプ 169
トランポリン 205, 209
　　──，段階づけ 210
　　──，治療効果 210
トレースモデラ 37

な
夏祭り 218
なめし革 74

に
二回止め 89
ニス 58
二点吊りブランコ 205
人間作業モデル 21
認知機能低下 85
認知症 171

ぬ
布タンポ 41
ぬり絵 106
　　──，作業分析 107
　　──，段階づけ 108

ね
根締め 91, 151
熱傷 85
年中行事 216

の
脳血管障害 96
脳性麻痺 96, 204
能力 10
のこぎり 52
のし棒 74

は
パーキンソン病 114
バイタルチェック 183, 187
刷毛 64
鋏 175
パソコン 162
機織機 143
パッキング 34
発達段階 215
初詣 217
ハトメ抜き 43
針 74
はり絵 104
　　──，作業分析 105
　　──，段階づけ 106
バレン 64
版下 65
半芯 86
パンチ 43

229

万能カフ＋スティック　165

ひ
杯　143, 144
ピーラー　197
備中鍬　173, 174
ビニールフィルム　173
ひねり出し　77
ひも作り　78
百人一首　170
平鍬　173, 175
平線カキベラ　74
平結び　157
ピンセット　121

ふ
不潔恐怖症　178
房　153
不随意運動　51
不整脈　183
縁止め　92
ブランコ　205
　　──, 作業分析　206
　　──, 段階づけ　208
フロー　10
プロセス技能　20

へ
ペアシェーダー　40
ベイナー　40
ペーパーマッシュ　97
ベベラー　39
ペンチ　86
片麻痺　115

ほ
棒針　138
ホース　173
ホック　44
哺乳びん　200

盆踊り　218
ポンス　74

ま
まきまき棒　110, 111
巻結び　158
マクラメ　156
　　──の効用と段階づけ　159
　　──バー　156
　　──ピン　156, 157
　　──ボード　156
　　──リング　156
ままごとセット　213
丸芯　86
丸台　149
丸籐　86
丸四つ組　152

み
見立て遊び　214
ミュールフット　40

め
目打ち　86
目地材　116
メタ認知経験　10
メタ認知的知識　10

も
毛布（シーツ）ブランコ　207
木版画　63
　　──, 作業分析　67
　　──, 自助具の工夫　67
沐浴　201
餅つき　220
木工　52
　　──, 作業分析　56
　　──, 段階づけ　56
モデラ　37, 39, 44
モデリング法　34

紋切り　97
　　──, 段階づけ　100

ゆ
有能感　10
釉薬　72, 122
床上織機　143
釉がけ　73
ユニバーサルカフ　50
弓　74

よ
緯糸　143
四点吊りブランコ　205

ら
ライター　86

り
離乳食　200
リバーシ　169

れ
レーシング　43

ろ
ろうけつ染め　34
ろうと　74

A
AMPS　20

C
COPM　3

M
MTDLP　6

O
OPPM　3

【監修者略歴】
古川 宏
ふる かわ ひろし

1945年	埼玉県川越市で出生	2000年	博士号（医学）取得
1968年	国立療養所東京病院附属リハビリテーション学院作業療法学科卒業，作業療法士免許証取得	2001年	神戸大学大学院医学系研究科保健学専攻教授（博士課程）
同 年	整肢療護園医務部勤務（～1970年）	2007年	神戸大学退職，神戸大学名誉教授
1970年	東京都心身障害者福祉センター肢体不自由科勤務（～1982年）	同 年	神戸学院大学総合リハビリテーション学部医療リハビリテーション学科教授
1975年	早稲田大学第二文学部社会専修卒業（文学士）	2009年	神戸学院大学総合リハビリテーション学部学部長
1982年	神戸大学医療技術短期大学部作業療法学科助教授	同 年	神戸学院大学大学院総合リハビリテーション学研究科教授・研究科長（修士課程）
1986年	神戸大学医療技術短期大学部作業療法学科教授	2011年	神戸学院大学大学院総合リハビリテーション学研究科教授・研究科長（博士後期課程）
1993年	東京大学医学部研究生（～1995年）	2015年	神戸学院大学退職．神戸学院大学名誉教授．第49回日本作業療法学会学会長
同 年	第9回日本義肢装具学会学術大会長	2020年	大阪人間科学大学保健医療学部作業療法学科特任教授
1994年	神戸大学医学部教授		
1999年	神戸大学大学院医学系研究科保健学専攻教授（修士課程）		

著書・分担執筆
『義肢学 第3版』（医歯薬出版，2015年）
『図解作業療法技術ガイド 第4版』（文光堂，2021年）
『義肢装具学 第4版』（医学書院，2009年）
『作業療法学全書 改訂第3版 作業療法技術学1 義肢装具学』（協同医書出版社，2009年）』
ほか多数

つくる・あそぶを治療にいかす
作業活動実習マニュアル 第2版　　ISBN978-4-263-26580-2

2012年3月20日　第1版第1刷発行
2018年1月10日　第1版第8刷発行
2018年11月15日　第2版第1刷発行
2023年1月10日　第2版第5刷発行

監修　古川　　宏
発行者　白石　泰夫
発行所　医歯薬出版株式会社

〒113-8612　東京都文京区本駒込1-7-10
TEL．（03）5395-7628（編集）・7616（販売）
FAX．（03）5395-7609（編集）・8563（販売）
https://www.ishiyaku.co.jp/
郵便振替番号 00190-5-13816

乱丁，落丁の際はお取り替えいたします．　　印刷・木元省美堂／製本・明光社
© Ishiyaku Publishers, Inc., 2012, 2018. Printed in Japan

本書の複製権・翻訳権・翻案権・上映権・譲渡権・貸与権・公衆送信権（送信可能化権を含む）・口述権は，医歯薬出版(株)が保有します．
本書を無断で複製する行為（コピー，スキャン，デジタルデータ化など）は，「私的使用のための複製」などの著作権法上の限られた例外を除き禁じられています．また私的使用に該当する場合であっても，請負業者等の第三者に依頼し上記の行為を行うことは違法となります．

JCOPY <出版者著作権管理機構 委託出版物>
本書をコピーやスキャン等により複製される場合は，そのつど事前に出版者著作権管理機構（電話 03-5244-5088，FAX 03-5244-5089，e-mail：info@jcopy.or.jp）の許諾を得てください．